"十三五"高等职业教育医药院校规划教材/多媒体融合创新教材

供护理、助产、相关医学技术类等专业使用

精神障碍护理

JINGSHEN ZHANGAI HULI

主编◎ 曲振瑞

郑州大学出版社

郑　州

图书在版编目(CIP)数据

精神障碍护理/曲振瑞主编. —郑州:郑州大学出版社,
2017.7(2022.1 重印)

ISBN 978-7-5645-4551-2

Ⅰ.①精…　Ⅱ.①曲…　Ⅲ.①精神障碍-护理学

Ⅳ.①R473.74

中国版本图书馆 CIP 数据核字（2017）第 146631 号

郑州大学出版社出版发行

郑州市大学路 40 号　　　　　　　　　　邮政编码:450052

出版人:孙保营　　　　　　　　　　　　发行电话:0371-66966070

全国新华书店经销

郑州龙洋印务有限公司印制

开本:850 mm×1 168 mm　1/16

印张:15.75

字数:383 千字

版次:2017 年 7 月第 1 版　　　　　　　印次:2022 年 1 月第 2 次印刷

书号:ISBN 978-7-5645-4551-2　　　　　定价:38.00 元

作者名单

主　编　曲振瑞

副主编　吕文艳　严　芳　曲亚丽
　　　　张凌芳　王　娟

编　委　(按姓氏笔画排序)
　　　　王　娟　吕文艳　严　芳
　　　　李春兰　曲亚丽　曲伟峰
　　　　曲振瑞　张凌芳　孟令娜
　　　　黄　晶

"十三五"高等教育医药院校规划教材/多媒体融合创新教材

建设单位

（以单位名称首字拼音排序）

安徽医学高等专科学校	漯河医学高等专科学校
安徽中医药高等专科学校	南阳医学高等专科学校
安阳职业技术学院	平顶山学院
宝鸡职业技术学院	濮阳医学高等专科学校
达州职业技术学院	三门峡职业技术学院
广东嘉应学院	山东医学高等专科学校
汉中职业技术学院	山西老区职业技术学院
河南护理职业学院	邵阳学院
河南医学高等专科学校	渭南职业技术学院
鹤壁职业技术学院	襄阳职业技术学院
湖北职业技术学院	新乡学院
湖南环境生物职业技术学院	新乡医学院三全学院
湖南医药学院	信阳职业技术学院
黄河科技学院	邢台医学高等专科学校
黄淮学院	许昌学院
吉林医药学院	雅安职业技术学院
济源职业技术学院	永州职业技术学院
金华职业技术学院	运城护理职业学院
开封大学	郑州工业应用技术学院
乐山职业技术学院	郑州澍青医学高等专科学校
临汾职业技术学院	郑州铁路职业技术学院
洛阳职业技术学院	周口职业技术学院

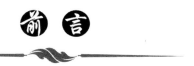

前 言

随着社会的快速发展,社会竞争的不断加剧,人们的生活压力越来越大,精神疾病的患病率呈逐年增高趋势,已成为当今社会严重影响人们身体健康的突出问题,加强精神疾病预防和护理已成为当今社会的首要任务。

本教材紧紧围绕全国高职高专护理人才培养目标,以"三基"为原则,以"必需、够用"为度,突出基本技能的"实用性""创新性""前沿性",编写内容结合近年来护士资格考试大纲的要求和最新《中国精神障碍分类与诊断标准(第3版)》(CCMD-3)的指导思想,编写中以护理程序为框架,充分体现以"人"为本的整体护理理念,突出精神科护理的学科特点,精选大量的临床真实案例,通过案例的引入,来激发学生的学习兴趣,拓展学生视野,巩固、强化所学知识,提高学生发现问题和解决实际问题的能力,为走向临床打下良好的基础。

本教材内容共十八章。第一章至第四章主要介绍了精神障碍护理的基本知识和常用的检查方法,这部分内容是学习精神障碍护理的基础知识;第五章至第七章介绍了精神科护理人员应具备的专科护理技能和精神障碍的治疗与社区护理;第八章至第十七章详细介绍了临床上各种精神障碍疾病的护理及童年和少年期精神障碍患者的护理;第十八章简单介绍了司法精神病学鉴定与相关护理。每章后面均附有同步练习,以便于学生复习与巩固。

本教材在编写过程中,参阅了国内外的文献资料,在此向所有作者、译者、出版者表示感谢!由于编者水平有限,书中难免存在不足或错误之处,恳请使用本教材的师生提出宝贵意见,以便再版时予以改进和提高。

编者

2017 年 3 月

目 录

第一章

绪 论

学习目标

1. 说出精神障碍护理学的发展简史。
2. 熟记精神障碍护理学的基本工作任务与范畴。
3. 理解精神障碍护理学的意义。

第一节　精神障碍护理的概念与精神科护理工作的基本任务

一、精神障碍护理的基本概念

1. **精神**　精神是人脑对客观事物的主观能动反映,也称为心理。人的心理包括心理过程和个性心理两个方面:前者包括感觉、知觉、记忆、思维等内在的认识过程以及情绪与意志等心理活动;后者是指人在心理活动过程中表现出的能力、气质、性格等个性特征以及需要、动机、兴趣、理想与信念等个性倾向。

2. **精神障碍**　精神障碍是指精神活动失调所导致的认识、情绪、情感、意志、行为和人格等精神活动出现的异常表现,严重时会损害个体的生物及社会功能,例如,影响正常的生活、工作、学习及人际交往等,临床上则称为精神疾病。

3. **精神障碍护理**　精神障碍护理是对精神障碍患者实施特殊护理的一门学科。它是精神医学的一个重要组成部分,是护理学的分支,也是建立在一般护理学基础上的一门专科护理学。

美国护理学会(American Nursing Association,ANA)精神障碍护理委员会发表的精神障碍护理的定义指出:"精神障碍护理是一门有目标地研究人类行为理论的科学,也是一门艺术。目的在于预防及治疗精神方面的障碍,以提升社会、社区及个人的精神心理状态至最佳境界。"

国内某些护理学者认为:"精神障碍护理学是包含生物、心理、社会三个层面的护理学科。"同时也体现了五个观点:①强调了人是生物、心理、社会整体的人,生物、心理、社会因素可影响人的疾病和健康。②重视环境与人的健康关系,包括自然环境和社会环境。③护理的职能不只是护士单方面地照顾患者,同时还要"研究和帮助患者恢复健康",其中一层含义是"研究",即是评估、了解患者的情况,确立诊断,制订计划的过程;另一方面是"帮助",这是护士与精神障碍患者互动的过程,即指护士要教育和指导患者矫正病态行为,更重要的是让患者领悟并主动参与。④精神障碍护理工作应扩展到社区,达到预防疾病、保持心理健康的目的。⑤为了达到最佳护理目标,不仅靠护理工作者,同时要与医生、心理工作者、社会工作者协作,共同为提高精神障碍患者和健康人群的生活质量做出贡献。

二、精神科护理工作的基本任务和范畴

(一)精神科护理工作的基本任务

(1)对临床精神障碍患者实施良好的服务和科学的管理;确保精神障碍患者在安全、舒适、愉快的环境中生活;维护精神障碍患者的利益和尊严,防止不良因素给精神障碍患者带来的身心痛苦。

(2)探索精神障碍患者的心理状态,建立良好的护患关系,找出护理问题,实施有效的护理措施,开展针对性心理护理。

(3)积极实施对各种精神障碍患者的特殊护理和各种治疗的护理,帮助精神障碍患者恢复正常的生活能力和社会功能。

(4)密切观察病情,详细记录,以便协助诊断治疗,防止意外事件发生。

(5)积极开展各种康复活动,恢复精神障碍患者生活自理能力及社交功能,促进精神障碍患者回归社会。

(6)积极开展精神卫生知识宣教工作,对精神障碍患者及其亲属、社区群众等开展宣传、教育及精神障碍的预防工作。包括普查、培训、随访、家庭护理等。

(7)研究和实施与精神障碍患者护理过程相关的伦理和法律问题,尊重精神障碍患者的人格和尊严,维护精神障碍患者的利益和权利。

(8)研究如何提高护理人员的教学和科研能力,并为医疗、科研、教学积累资料,以及为司法和劳动鉴定提供参考。

(二)精神科护理工作范畴

目前精神病医院护理工作一般包括保健、治疗、心理护理、健康教育、康复护理等。

1. 保健　心理卫生工作是预防与治疗人们心理问题、促进心理健康的活动。

2. 治疗　主要是在医院中进行,提供给精神障碍患者一个治疗环境,原则上是缩短病程、减轻痛苦、回归社会。

3. 心理护理　由于精神障碍患者心理问题的不同,护理人员要掌握丰富的心理知识和护理技巧,以协助解决各种不同的心理问题,增进心理健康,提高生活质量。

4. 健康教育　精神障碍护理的工作范围除上述工作外,对精神障碍患者及家属等社会人群的健康教育极为重要,而且应贯穿于整个护理过程中,如有关身心健康常识、对疾病的认识、对药物不良反应的了解、压力舒缓的指导、社区资源的认识与利用、人际关系互动的重要性以及个别案例处理与咨询等,起到有助于精神障碍患者的康复和适应社会的功能。

5.康复护理　可概括为院内和院外康复两种。院内康复机构是有一定床位的康复区,收治对象主要是前期治疗病房转至慢性恢复期精神障碍患者,院内可设有康复基地,包括工疗和娱疗。院外康复有街道医疗站、居委会监护组、农村康复站等。精神障碍患者的康复训练主要包括环境适应能力、生活行为技能、学习行为技能、劳动职业行为技能、社会交往能力、面对压力等技能训练。

第二节　精神障碍护理发展简史

从有人类历史以来,精神疾病就一直困扰着人类,并且对人类造成了极大的伤害。早在古希腊医学中,著名的医学家希波克拉底被认为是医学奠基人,也被称为"精神病学之父"。他认为脑是思维活动的器官,并认为人体存在四种基本体液:血液、黏液、黄胆汁和黑胆汁,同时也提出了精神疾病是由构成人体的四种体液失衡所致。

1890 年以前精神医学曾在迷信无知中徘徊很长时间,精神障碍患者长期处于铁链和枷锁监禁的残酷管理中。因此,很多精神障碍患者因误诊和各种并发症而丧失生命。

18 世纪末,法国精神病院的第一位院长比奈尔首次提出了用人道主义态度对待精神障碍患者,大胆地去掉精神障碍患者身上的锁链,使之能与大自然接触和与他人交往,精神障碍患者参加劳动治疗和得到人道主义的待遇,并重视培训医护人员,传授护理知识与技术,成为欧洲精神病学的一个转折点,此后逐渐开始有了对精神障碍患者的护理。

1882 年,美国马萨诸塞州马克林医院成立,该院开办了培养精神科护理人员的学校,主要学习保护和管理技巧。由此,开始以照顾精神障碍患者身体和改善生活环境为主的护理。

20 世纪中期,随着精神医学的发展,精神科护理的角色功能已由协助精神障碍患者日常生活及一般身体照顾,扩展为协助观察精神障碍患者的精神症状和行为,并详细描述记录,以提供医疗诊治精神障碍患者的参考依据。精神科临床治疗学的快速发展,如睡眠治疗、胰岛素休克治疗、电休克治疗(电抽搐治疗)、精神外科疗法及心理治疗等治疗方法的出现,对精神科护理人员提出了新的要求,强调专科护理、心理护理技能的学习和提高。

新中国成立后我国精神科护理事业才逐渐受到重视,并在全国各地相继建立了精神病医院,且不断改善设施,制定了规章制度,加强了技术力量,招收护校毕业生从事精神科护理。医护人员本着人道主义精神把精神障碍患者从关闭的房间和约束的管理中解放出来,开展和组织精神障碍患者参加工娱治疗和文体活动,实行了定期回家看望亲人的外出制度。

1958 年广大精神科医护人员更新观念,进一步让精神障碍患者过正常化生活,实行了开放和半开放管理制度,如让精神障碍患者参与病房管理,让精神障碍患者定期回家探望亲友,组织精神障碍患者参加适宜的社会活动、外出旅游等。护理人员做到尊重、爱护、关心体贴精神障碍患者,指导帮助他们战胜疾病,使精神障碍患者认识到自己是社会、家庭中不可缺少的一员,体现了整体护理的内涵。

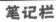

20世纪90年代初成立了中华护理学会精神科护理专业委员会,并进行了护理改革,将以疾病为中心的功能制护理转变为以人为中心的整体护理,围绕人的健康诸方面,帮助人们认识自身的健康问题以及预防、治疗、护理等知识,满足人的多元需求,达到维护健康、促进健康的目标。

第三节　精神障碍护理的学科地位

精神障碍护理是由护理学和精神病学发展而来的,早在1860年弗罗伦斯·南丁格尔(Florence Nightingale)在英国开办了第一所护士学校。她在《人口卫生与卫生管理原则》一书中强调注意精神障碍患者的睡眠和对患者的态度,以及防止精神障碍患者伤人、自伤,采用了看护式护理。1873年毕业于英国护理学校的理查兹在美国提出了要以对内科疾病患者护理的同等水平来护理精神障碍患者,重视精神障碍患者身体方面的护理和生活环境的改善。1890—1940年,随着精神医学的发展,精神疾病的护理职能开始拓宽,如协助医生观察症状,运用基础护理技术协助医生对患者实施治疗等。20世纪中期,心理和社会科学有所发展。1954年苏联医生编写了《精神病护理》一书,详细阐述了精神疾病患者的症状护理和基础护理,强调对患者应亲切、体贴、爱护、尊重,改善患者生活条件,废除约束,恢复患者的权利,组织患者参加工娱和劳动治疗,并详细观察记录患者症状,由此开始了以对症护理为主的护理工作。我国的精神疾病护理自新中国成立以后,护理技术力量逐渐增强,精神疾病护理工作也由过去的整体护理转变为优质服务。由于人们对精神健康概念的理解加深与实际需要增加,以及社区对精神卫生服务的要求提高,精神科护理工作者承担着人们精神健康的保健及精神疾病的预防、治疗、康复的重任。同时精神障碍疾病的心理护理理念广泛应用到临床护理中。所以说,精神障碍护理学在护理学科中占有非常重要的地位。

第四节　精神障碍护理的现状与发展趋势

一、护理与研究工作

随着人们生活水平的提高,对心理健康的需求也在不断提高,精神障碍护理的工作内容也发生了重要转变,由过去的仅仅承担患者的安全护理、生活护理及治疗方面的护理,延伸到为提高精神障碍患者生活质量而进行的心理护理、健康教育、康复护理、社区护理等。在原来的责任制护理的基础上,也形成了系统化整体护理,在精神障碍患者的管理上现仍大部分实行的是封闭式管理,仅有少部分是半开放管理。为更好适应我国人口老龄化和精神疾病发展的需要,精神障碍护理发展已呈现如下趋势:①社区-家庭化护理发展趋势。发展社区精神卫生,使精神障碍患者回归社会、回归家庭已成为必然趋势。②精神科会诊-联络护理发展趋势。这是一种护理业务模式,指由具有专业的护理人员对有特殊需要的单位提供协助,以解决该单位所面临的问题。③实行开放型护理发展趋势。开放型护理即指精神障碍患者在住院期间根据病情状态不同,可自由进出病区,或周末度假(周末回家),或节假日回家等,与社会接触、与家人团聚,以达到促进精神障碍患者社会功能的恢复。医学模式的转变,强调人与周围环境的协调和社会适应。④实行康复护理发展趋势。训练精神障碍患者的生活、学习、工作、社交技能是减少精神残疾的重要方法,护士在精神障碍患者康复过程中发挥着重要作用。⑤综合性临床护理发展趋势。从健康的定义上看,人是一个完整的个体,其生理、心理和社会的健康处在同等重要的位置。目前国内也趋向两个方面的发展,一是在精神科机构内设立多种学科,如神经科、内外科等;二是精神科临床管理模式多样性,如开放化、家庭化、整体化相结合。⑥精神障碍护理发展成为一门独立学科的趋势。精神医学和现代护理的发展进步,以及人们对精神健康的重视和社会需求的增加,促进了精神障碍护理的发展。虽然临床护理方面已拓展到心理护理及健康教育,心理康复护理已从医院内走向家庭与社区,但这些工作还刚刚起步,仍然需要护理人员做好大量的研究和实践工作才能使精神障碍护理得到更好的发展和不断完善。

二、学术团体与学术交流

1996 年世界卫生组织总干事中岛宏在第十届精神病学大会开幕式上说:全世界共有 15 亿人患有某种程度的精神病、精神紊乱症和行为紊乱症。而在我国 2009 年初公布的数据显示,我国各类精神障碍患者人数在 1 亿以上。针对如此严重的情况,自 20 世纪 90 年代开始中华护理学会精神科护理专业委员会成立,曾多次组织全国性精神护理工作的学术交流和国际学术交流。2016 年中华护理学会精神科护理学术交流会以"精神科磁性管理与护理文化""精神科护士规范化培训""精神疾病认知障碍及康复""面向综合医院的精神心理卫生服务模式"等为主题,从管理层面多角度地分析并探讨了护理管理和持续质量控制的方向;紧紧围绕促进精神科护理专业发展、提高护理质量、保障患者安全的主题进行了深入的交流和探讨。这为进一步丰富精神科护理内涵及专业发展提供了新的思路和方向,为促进精神卫生事业的健康发展奠定了良好的基础。

三、人才培养

随着精神医学和现代护理的进步和发展,以及人们对精神健康的重视和社会需求的增加,早在 2000 年首都医科大学率先成立了全国第一所精神卫生学院。由于学术团体的成立及相关精神科杂志书籍的出版,增加了区域间与国际的学术交流,精神科护理人员的知识层次和业务水平正在迅速提高,护士大专学历得到普及,不少护理人员又在攻读学士、硕士、博士学位,对我国精神科护理的发展起到了促进和推动作用。

第五节　学习精神障碍护理的意义

随着人们生活压力的增加,精神疾病逐渐成为 21 世纪的主要疾病,据统计在15 ~ 59 岁的普通人群中,城乡精神疾病的患病率为 1.05% ,而各种神经症的患病率将远远高于这一数据。近年来,酒精依赖的问题也日渐严重,由于人民生活水平的提高和社会医疗保健制度的完善,我国人民的平均寿命显著延长,老年人口逐渐增加,许多患有精神疾病的患者,首次到综合性医院就诊而不是到精神病院就医。研究表明,在综合性医院反复就诊的患者,6% ~17%所患的是精神障碍疾病,由于一般医护人员对于精神病学的知识了解甚少,造成漏诊或误诊,使得患有精神疾病的患者得不到及时有效的治疗。

精神障碍护理在精神疾病的治疗中起着重要的作用,精神科护理人员是精神病医院中与患者接触时间最长、接触机会最多的工作人员,他们对患者的生活情况、病情变化、治疗反应最为了解。所以,承担着与医生交流患者的病情变化,为治疗提供参考意见的角色。精神障碍患者出院后的治疗和康复离不开精神科护理人员的帮助。在西方发达国家,社区精神病护理人员负责社区内精神障碍患者的定期随访;维持治疗;服药监测和家庭支持治疗。同时,在患者和医生之间架起一座桥梁。因此,护理人员必须学习和掌握精神障碍护理的知识和技能,加强精神疾病的防治,预防心理及行为问题的发生。这是医护工作者的一项重要而十分紧迫的任务,也是我国医学护理事业发展的重要组成部分。

案例分析

某男,28岁,研究生学历,汉族,某部门经理,未婚,经济状况良好,从小性格内向,不爱说话,生长在很传统家庭,父母是中学教师,感情融洽,但对他管教较严,从小要求他做一个懂事规矩的孩子,做任何事都要做得最好,养成了做事按部就班、追求完美的习惯。遇到做不好的事情,都要重新再做,直到做好为止,兴趣爱好较少,很少与同伴玩耍。

近一年来,上述症状加重,还出现反复检查门窗是否关好、担心事情没有做好而反复检查、因怕别人知道而减少与他人接触的现象。睡眠差,注意力不集中。记忆力减退,爱发脾气,严重影响了工作和生活。

分析:请问该患者的精神状态是否正常? 为什么?

同步练习

一、选择题

1. 下列说法正确的是 （　　）
　　A. 精神障碍都是精神刺激的结果
　　B. 精神障碍的发生与性格没有关系
　　C. 躯体性器质性疾病不能导致精神障碍的发生
　　D. 精神障碍是在外在因素和内在因素相互作用下发生的
　　E. 精神障碍都是遗传性疾病

2. 下列哪项不属于精神科护理工作的任务 （　　）
　　A. 研究精神病学原理
　　B. 研究和实施严密的护理观察和记录工作
　　C. 研究和实施对精神障碍患者的有效沟通途径和技巧
　　D. 研究和实施对临床精神障碍患者科学的和人性化的组织管理方法
　　E. 研究和参加社区精神卫生预防保健的护理工作

3. 下列关于精神活动的说法,哪项是错误的 （　　）

A. 精神活动是大脑功能的产物

B. 精神活动是以客观现实为基础的

C. 病态精神活动与客观现实脱离，因此与客观现实无关

D. 精神活动包括认知、情感、意志等过程

E. 一般认为，人类是具有精神活动的唯一动物

4. 以下精神障碍在全球疾病中排首位的是　　　　　　　　　　　　　　　（　　）

A. 酒精依赖　　　　　　　　　　B. 双相情感障碍

C. 药物依赖　　　　　　　　　　D. 精神分裂症及相关障碍

E. 单相抑郁

二、填空题

《中华人民共和国精神卫生法》从_____年启动，到_____年终获通过，整整走过了27个年头，终于在_____年5月1日起正式施行。

三、名词解释

1. 精神　　2. 精神障碍　　3. 精神障碍护理

四、简答题

1. 简述精神障碍护理的任务。

2. 简述精神障碍护理的工作范畴。

3. 简述精神障碍护理的发展趋势。

（南阳医学高等专科学校　　曲振瑞）

第二章
精神障碍的病因与分类系统

学习目标

1. 说出精神障碍的病因。
2. 识别精神障碍的分类系统。

第一节　精神障碍的病因

【议一议】
精神疾病的发生是由哪几种因素导致的?

大多数功能性精神障碍至今未找到确切的病因,也无敏感、特异的体征,应用目前实验技术或手段也不能发现明显异常改变。但现代研究发现,精神疾病的发生是生物、心理、社会三种因素相互作用所导致。

一、生物因素

导致精神障碍的生物学因素包括遗传、神经生物化学、神经发育、内分泌、感染、躯体疾病、创伤、中毒等。

(一)遗传因素

研究证实,精神分裂症、情感性精神病、精神发育迟滞等疾病的患者亲属中同类功能性精神疾病的发病率比正常人群有明显增高的趋势,是基因将疾病的易患性代代相传。从遗传学的角度来研究精神障碍的病因,其目标是鉴定罹患精神障碍的易感基因,阐明遗传变异对罹患精神障碍风险的影响及其神经机制。在多基因遗传中,遗传和环境因素共同作用,最终决定个体是否患病。其中,遗传因素在发病中所产生的影响程度称为遗传度(heritability),一般用百分比表示。遗传度说明了遗传和环境两方面因素作用的相对大小,将遗传作用与环境作用的相对重要性给以量化。同卵双生子发生精神分裂症的同病率为50%,而异卵双生子仅为10%,研究发现具有精神分裂症父(母)亲的寄养子患病率明显高于无家族史的寄养子。需要强调的是,即使有较高的遗传度,环境因素(社会心理、营养、健康保健等)在疾病的发生、发展、严重程度、表现特点、病程和预后等方面仍起着非常重要的作用。

精神障碍与遗传有相当密切的关系,但是,目前研究结果显示绝大多数的精神障碍都不能用单基因遗传来解释,而是多个基因的相互作用,同时还有环境因素的参与。但对于多数障碍而言,遗传性能否显现,与当时社会环境对患者的影响,即精神障碍的遗传性是基因将疾病的易感性传给下一代,是否发病还与环境有密切的关系。

（二）神经生物化学因素

研究证明,神经生物化学改变与精神障碍有一定的关系,如精神分裂症患者的多巴胺有过度活动,抑郁症患者可能与脑内去甲肾上腺素及 5－羟色胺（5－hydroxytryptamine,5-HT）缺乏有关,而躁狂发作患者去甲肾上腺素过高,超过 30% 的孤独症患儿全血中 5-HT 水平升高。目前精神障碍的药物治疗原理多是通过改变神经生物化学递质的活性或量而达到缓解症状的作用,这也充分证明神经生物化学改变与发病的关系。

（三）器质性因素

1. 感染　各种病原体感染所引起的高热以及其代谢产物的蓄积和吸收,均可导致脑功能紊乱,从而引起各种精神障碍。常见的感染有脑炎、肺炎等。引起精神障碍的感染还包括单纯疱疹性脑炎、麻疹性脑脊髓膜炎、慢性脑膜炎、亚急性硬化性全脑炎等。近年来还发现,有些儿童在链球菌性咽炎后突然出现强迫症的表现。

2. 躯体疾病　各种躯体疾病均可引起精神障碍和脑功能障碍,如肝性脑病、肺性脑病、糖尿病、系统性红斑狼疮、白血病等均可导致精神方面的症状。

3. 精神活性物质　外源性物质进入人体,可导致中毒或成瘾,如医用的镇静药、催眠药、阿托品等,容易成瘾的有大麻、鸦片等,均可影响中枢神经系统,导致精神障碍。

4. 颅脑损伤　各种原因导致的颅脑的组织结构改变,均可导致短暂或持续的精神障碍。

二、心理因素

心理分析理论认为,精神障碍与人格特征、心理活动特点有密切关系。

（一）人格特征

人格是个体比较稳定的心理特征,面对压力时,如何对待、理解和处理事件,都受到人格特征的影响。尽管人格类型各异,但总体来讲外向型的人善于表达自己的情感,喜欢与人交往,缓解压力的途径与方式较多,不易患精神障碍;内向型的人则相反。另外,完美倾向的人感知到的压力更大,更容易出现精神障碍。通常宽容、大度的人格特征有利于人的心理健康;而多疑、嫉妒、自责、悔恨、怨恨等人格特征容易导致精神障碍。

（二）心理活动特点

1. 心理活动强度　是指对较突然与强大的精神刺激的抵抗能力。不同的人在遭遇同样的精神刺激时,反应各不相同,抵抗力低的人往往反应强烈,并容易遗留后患,最终导致精神障碍;抵抗力强的人虽有反应,但不强烈,不会致病。

2. 心理活动耐受力　是指对慢性的、长期的精神刺激的耐受力。耐受力差的人处在慢性精神折磨（生活中的挫折）下出现心理异常,个性改变,精神不振;耐受力强的人对慢性折磨虽有某种程度的痛苦,但不影响其正常的社会功能,甚至把不断克服困

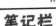

难当作强者的象征,最终不会导致精神障碍。

三、社会因素

社会环境的急剧变化如战争、灾害等,生活事件如丧偶、丧子、离异等,工作和学习过度紧张、社会压力等均可影响心理健康而成为致病原因。

1. 环境因素 不断恶化的自然环境,空气污染、交通拥挤、噪声等,可增加心理和躯体的应激。同时,社会环境中的人际关系紧张、就业压力、物价上涨等因素也增加人的心理负担。自然环境与社会环境中的不良因素均可导致心身疾病、神经症等精神障碍。

2. 负性生活事件 人在生活中由于人际关系、职业特点、爱情婚姻等会出现一些生活事件,这些事件中对人带来消极情绪的称为负性生活事件。研究结果显示,日常生活积累的困难等负性生活事件更能影响健康。

3. 灾害事故 灾难性事故通常直接危及人的生命、自尊或使人失去生活与情感支柱等,如地震、洪水、火灾、车祸、亲人猝死等,这些强烈而急剧的应激事件,会引起人的短暂或持久的精神障碍。

4. 社会支持系统 指的是个人在自己的社会关系网络中所能获得的、来自他人的物质和精神上的帮助和支援。一个完备的支持系统包括亲人、朋友、同学、同事、邻里、老师、上下级、合作伙伴等,有时还包括由陌生人组成的各种社会服务机构。每一种系统都承担着不同功能,亲人更多的可能是物质和精神上的帮助,朋友较多承担着情感支持,而同事及合作伙伴则是业务方面交流。每个人都有局限性,没有一个人能独自解决所有的麻烦,良好的社会支持系统,可以使压力事件的强度相对降低,减少患精神障碍的概率;不好的支持系统,可以使压力增强,增加患精神障碍的概率。

5. 社会文化 社会风俗、民族文化、宗教信仰、生活习惯等也与精神障碍的症状密切相关,会导致与文化相关的精神障碍,如印度尼西亚、马来西亚等东南亚国家的缩阳症,日本冲绳岛的矮奴症,加拿大森林地区的冰神附体症等都与当地文化有密切关系。

第二节 精神障碍的分类系统

大多数精神障碍的发生尚未找到明确的原因,也有各种复杂的精神症状和临床表现,造成了诊断不一致、学派之间沟通不畅等问题,限制了学术的发展。许多国家的学者都认识到必须改变过去分类上的混乱状态,他们迫切要求制定一个为多数人所能接受的和统一的分类系统,并认为这样一个分类系统将对比较不同地区精神疾病的流行情况、提高诊疗和科研水平、加强国际的学术交流起到积极的推动作用。精神障碍分类与诊断标准的制定是精神病学领域中重大进展之一。现今国际上影响最大且为很多国家所采用的有世界卫生组织(World Health Organization,WHO)《疾病及有关健康问题的国际分类》中的第五章和美国精神病学会的《精神障碍诊断与统计手册》。

现今在中国精神病学界使用的精神障碍分类系统有三种,分别介绍如下:

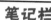

一、世界卫生组织精神障碍分类系统

WHO 公布的《疾病及有关健康问题的国际分类》（*International Statistical Classification of Diseases and Related Health Problems*,ICD），简称《国际疾病分类》，目前已出版到第 10 版（1992 年），简称 ICD-10,包括各科疾病,第五章是关于精神障碍的分类,为欧亚多数国家采用。主要类别如下：

F00～F09：器质性（包括症状性）精神障碍（含痴呆）；

F10～F19：使用精神活性物质所致的精神及行为障碍（含酒、药物依赖）；

F20～F29：精神分裂症、分裂型及妄想性障碍；

F30～F39：心境（情感性）障碍；

F40～F49：神经症性、应激性及躯体形式障碍（含焦虑、强迫和分离性障碍等）；

F50～F59：伴有生理障碍及躯体因素的行为综合征（含进食障碍、睡眠障碍、性功能障碍）；

F60～F69：成人的人格与行为障碍；

F70～F79：精神发育迟滞（智力障碍）；

F80～F89：心理发育障碍［弥漫性发育障碍（含孤独症）、言语和语言发育障碍、学习技能障碍等］；

F90～F98：通常发生于儿童及少年期的行为及精神障碍（多动性障碍、品行障碍、抽动障碍等）；

F99：待分类的精神障碍。

二、美国精神障碍分类系统

美国的精神障碍分类系统称为《精神障碍诊断与统计手册》（*Diagnostic and Statistical Manual of Mental Disorders*,DSM）,1994 年出版了第 4 版（DSM-Ⅳ）。DSM-Ⅳ系统将精神障碍分为十七大类：①通常在儿童和少年期首次诊断的障碍；②谵妄、痴呆、遗忘及其他认知障碍；③由躯体情况引起、未在他处提及的精神障碍；④与成瘾物质使用有关的障碍；⑤精神分裂症及其他精神病性障碍；⑥心境障碍；⑦焦虑障碍；⑧躯体形式障碍；⑨做作性障碍；⑩分离性障碍；⑪性及性身份障碍；⑫进食障碍；⑬睡眠障碍；⑭未在他处分类的冲动控制障碍；⑮适应障碍；⑯人格障碍；⑰可能成为临床注意焦点的其他情况。

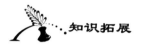

美国 DSM-Ⅳ诊断系统提出了五轴诊断,从生物、心理、社会三个方面整体地做出判断。

第Ⅰ轴：精神症状,可能为临床关注焦点的其他状况。用来报告各种疾患或状况,但人格疾患及智能低下除外。常见的第Ⅰ轴通常包括抑郁、焦虑、双相障碍、多动症、精神分裂症等。

第Ⅱ轴：人格障碍及智力障碍。第Ⅱ轴通常有偏执型人格障碍、分裂型人格障碍、反社会型人格障碍、精神发育迟滞。

第Ⅲ轴：躯体状况，以多种方式与精神障碍具有相关性。

第Ⅳ轴：可能影响精神障碍的诊断、治疗及预后的心理、社会或环境问题。

第Ⅴ轴：对患者社会功能之整体评估。使用的工具为功能大体评定量表，1～100分，分数越高表示功能越好。

三、中国精神障碍分类系统

《中国精神疾病分类及诊断标准》（*Chinese Classification and Diagnostic Criteria of Mental Disorders*，CCMD）2001年出版了第3版（CCMD-3）。CCMD-3兼用症状分类和病因病理分类方向，例如器质性精神障碍、精神活性物质和非成瘾物质所致精神障碍、应激相关障碍中的某些精神障碍按病因病理分类，而"功能性精神障碍"则采用症状学的分类。CCMD-3采用0～9位编码进行分类，分类原则上是参照ICD-10的标准，又考虑中国的实际情况，将常见的精神障碍分为十大类（详见附录：CCMD-3分类）：

0. 器质性精神障碍；

1. 精神活性物质与非成瘾物质所致精神障碍；

2. 精神分裂症和其他精神病性障碍；

3. 情感性精神障碍（心境障碍）；

4. 癔症、严重应激障碍和适应障碍、神经症；

5. 心理因素相关生理障碍；

6. 人格障碍、习惯与冲动控制障碍、性心理障碍；

7. 精神发育迟滞与童年和少年期心理发育障碍；

8. 童年和少年期的多动障碍、品行障碍、情绪障碍；

9. 其他精神障碍和心理卫生情况。

案例分析

刘某，女，46岁，8个月前无原因地担心、紧张、出汗、坐立不安，以"广泛性焦虑"收住院。与丈夫结婚近20年，原来丈夫有份工作，10年前下岗，丈夫找工作挑三拣四，好的工作找不到，差的工作看不上，曾做过许多小生意均以赔钱而告终，1年前又把家里改装成棋牌室，家具等无法放置，自己看到心里就烦，结果仍是经营不好。近10来家里所有开支均由患者的工资支付。儿子刚刚从部队退伍，工作还无着落。患者不敢跟自己的亲人讲这些情况，当初与丈夫结婚家人强烈反对。并且为了面子，在外强装幸福，自己的痛苦从来不向任何人诉说。患者性格敏感、要求完美，总是担心别人看不起自己。患者2年前被诊断为"风湿性关节炎"，经治疗后疼痛减轻，现时而疼痛，认为看病花销太大，尽量不用药，经常忍受疼痛。

分析：1. 该患者罹患精神障碍的原因？

2. 根据美国五轴诊断系统，分析该患者各轴的表现。

同步练习

一、选择题

1. 精神疾病分类的目的主要是 （　　）

A. 找出具有相似临床特征的患者群体

B. 有利于相互交流

C. 有助于合理的治疗与预防

D. 有助于预测疾病的转归

E. 以上都对

2. 关于 CCMD-3，下列描述哪项不对 （　　）

A. CCMD-3 以前瞻性现场测试结果为编制的依据

B. 兼用症状分类和病因病理分类的方向

C. 向 ICD-10 靠拢，取消了神经症、反复发作躁狂症、同性恋等精神障碍或亚型

D. 根据我国的社会文化特点和传统，对某些精神障碍暂不纳入 CCMD-3

E. CCMD-3 将癔症和抑郁性神经症从神经症中分离出来

二、填空题

1. 目前在我国使用的精神疾病诊断分类系统有＿＿＿＿＿＿、＿＿＿＿＿＿、＿＿＿＿＿＿。

2. 我国的 CCMD-3 制定于＿＿＿＿＿年。CCMD-3 兼用＿＿＿＿＿分类和＿＿＿＿＿分类方向。

三、名词解释

负性生活事件

四、简答题

简述精神障碍的病因。

（郑州铁路职业技术学院　王　娟）

第三章

精神障碍症状学

学习目标

1. 说出精神症状的概念及精神障碍的常见症状。
2. 归纳精神症状的分类、常见精神症状的临床表现及其诊断意义。
3. 学会识别常见的精神障碍综合征。

第一节　精神症状概述

精神症状是一组异常的精神活动,它源于大脑功能的障碍,通过个体的外显行为如言谈、书写、表情、动作行为等表现出来。由于目前对精神障碍的病因和发病机制还没有更深入的认识,所以精神障碍的诊断和分类主要根据症状学的特点。因此,学习正确地识别和分析精神障碍的症状,在临床护理工作中有非常重要的意义。

精神症状一般具有以下特点:①症状的出现不受患者意识的控制;②症状一旦出现,难以通过转移令其消失;③症状的内容与周围客观环境不相称;④症状多带给患者痛苦的体验和不同程度的社会功能损害。

判定某一种精神活动是否正常,一般应从三个方面进行对比分析。①纵向比较,即与其过去一贯表现相比较,精神状态的改变是否明显。②横向比较,即与大多数正常人的精神状态相比较,差别是否明显,持续时间是否超出了一般限度。例如,一位患者说:"看到自己家的房顶上有一闪光的十字架及一具可怕的骷髅,他们在寻找死亡女神和希望女神。"而正常人在他家则不会观看到此种景象。③分析判断,应注意结合当事人的心理背景和当时的处境进行具体分析和判断。

精神症状受个体因素和环境因素的影响,都可能表现得不典型或出现特定的表现,另外精神症状也不是随时随地都表现出来的,因此必须进行仔细观察、反复检查及分析综合才能做出正确的判断。

第二节　常见的精神症状

人的正常精神活动按心理学概念分为认知、情感、意志行为和意识等心理过程。按精神活动的各个心理过程叙述,常见精神症状分为认知障碍、情感障碍、意志行为障碍和意识障碍四个方面。

一、认知和认知障碍

人对客观事物的认知是各种精神活动的基础。认知过程将从感知觉、思维注意、记忆、智能、定向力、自知力等方面加以讨论。

(一)感知觉障碍

1. 感觉障碍　感觉(sensation)是大脑对直接作用于感觉器官的客观事物个别属性的反映,如某物体的颜色、大小、气味、冷热、软硬等个体属性。人们的认知活动首先是从感觉开始的。常见的感觉障碍有:

(1)感觉过敏　是由于感觉阈值降低导致机体对外界一般强度的刺激感受性增高,如感到室内灯光特别刺眼、正常的关门声特别震耳、轻触皮肤感到疼痛难忍等。多见于神经症、癔症、更年期综合征等。

(2)感觉减退　是由于感觉阈值增高导致机体对外界一般强度的刺激感受性降低,严重时完全不能感知,称为感觉消失(anesthesia)。如强烈的刺激只有轻微的感觉。常见于抑郁状态、木僵状态、癔症、意识障碍等。多见于癔症。

(3)感觉倒错　对外界刺激产生不同于正常人或相反的异常感觉,如对冷刺激产生热的感觉、用棉絮轻触皮肤却感觉麻木或疼痛感觉。多见于癔症。

(4)内感性不适(体感异常)　是躯体内部产生的各种不舒适或难以忍受的异样感觉,如牵拉、挤压、游走、蚁爬感等。其特点是患者不能明确指出不适的具体部位,可继发疑病观念。此特点应注意与知觉障碍的内脏性幻觉相区别。多见于神经症、精神分裂症、颅脑损伤所致精神障碍、抑郁状态等。

2. 知觉障碍　知觉(perception)是客观事物的各种属性作为一个整体的综合映像在头脑中的反映。如看到一个红苹果,红苹果就是一个知觉,它是对红色、圆形、质硬等个别属性综合后形成的整体映像。知觉障碍主要包括错觉、幻觉和感知觉综合障碍。

(1)错觉　是对客观事物的歪曲知觉。以错听和错视最常见,正常人在昏暗的光线下或恐惧、暗示的心理状态下,也可以产生生理性错觉,但这种错觉是偶然出现的,经过验证,可很快纠正和消除。例如"杯弓蛇影""风声鹤唳""草木皆兵"等。病理性错觉常在意识障碍时出现,带有恐怖色彩。如谵妄状态患者把输液瓶上的标签看成是爬动的蜈蚣、把护士手里的针管看成是手术刀等。

(2)幻觉　指在缺乏现实刺激作用于感官时发生的虚幻的知觉体验。也就是某种事物不存在,但患者却能感知其存在的体验。幻觉是精神患者常见而重要的精神症状,常与妄想合并存在。根据知觉体验所涉及的感官分为幻听、幻视、幻嗅、幻味、幻触、内脏性幻觉。

1）幻听　是临床上最常见的幻觉。患者可听到单调的或复杂的声音。根据幻听的结构性质可分为言语性幻听和非言语性幻听。非言语性幻听属原始性幻听，如机器轰鸣声、流水声、鸟叫声，多见于脑局灶性病变。

幻听最多见的是言语性幻听，具有诊断意义，言语性幻听声音常比较清晰，可以是个别人也可以是一群人进行谈论，内容复杂多样而不易理解，通常是对患者的斥责、讽刺、嘲笑、赞扬、命令、辱骂等。因此患者常为之极端苦恼和不安，甚至产生兴奋、激动、自伤或伤人行为。言语性幻听所用的人称也表现不同，有时"声音"把患者作为第三者，较多的为第二人称，即直接对患者的讲述。幻听的内容是命令患者做某件事情，如杀人、自伤、打人等，患者常无法违背而遵照执行，为命令性幻听；对患者的行为进行评论，为评论性幻听；也有两个或两个以上的声音在争论，为议论性幻听。幻听常影响思维、情感和行为，如侧耳倾听，甚至与幻听对话，破口大骂，也可能出现自杀以及冲动毁物的行为。言语性幻听最常见于精神分裂症。

2）幻视　也是常见的幻觉形式，幻视内容多种多样，从单调的光、色、各种形象到人物、景象、场面等。在意识障碍时，幻视多为生动鲜明的形象，并常具有恐怖性质，多见于躯体疾病伴发精神障碍的谵妄状态。意识清晰状态时出现的幻视常见于精神分裂症。

3）幻嗅　患者可闻到一些难闻的、另人不愉快的气味，如腐败的尸体气味、化学物品烧焦味、浓烈刺鼻让人窒息的气味以及躯体内发出的臭味等。患者坚信所闻到气味是坏人故意放出的，因而会加强被害妄想，多见于精神分裂症；单一出现的幻嗅，需考虑颞叶癫痫和颞叶器质性损害。

4）幻味　常和其他的幻觉妄想合并出现。如患者尝到食物内有某种特殊的或奇怪的味道，因而拒食，常继发于被害妄想，主要见于精神分裂症。

5）幻触　也称皮肤与黏膜幻觉。患者感到皮肤或黏膜上有某种异常的感觉，如刀刺感、虫爬感、麻木感等，也可有性接触感，可见于精神分裂症或器质性精神障碍。

6）内脏性幻觉　也称本体幻觉，患者感到躯体某一固定部位或某一脏器产生异常体验，患者能清楚准确地描述这类体验的感受，如感到自己躯体内出现肠扭转、肺扇动、肝破裂、心脏穿孔等。常与虚无妄想、疑病妄想或被害妄想伴随出现，见于精神分裂症、抑郁发作等。

按照幻觉体验的来源分为真性幻觉和假性幻觉。

真性幻觉：患者体验到的幻觉形象鲜明，如同外界客观事物形象一样，存在于外部客观空间，是通过感觉器官而获得的。患者常叙述这是他亲眼看到的、亲耳听到的，因而常常坚信不疑，并对幻觉做出相应的情感与行为反应。

假性幻觉：产生于患者的主观空间，不需要通过感觉器官获得，幻觉形象较真性幻觉模糊，不够鲜明生动。患者往往描述为脑子里听到的声音，捂住耳朵也能听到，或者不用眼睛就能看到脑袋里有人像等。虽然假性幻觉的形象与一般知觉不同，但是患者却往往非常肯定地认为他的确是听到了或看到了，因而对此坚信不疑。临床上假性幻觉较真性幻觉少见。

除上述幻觉外，临床上还可见到一些特殊类型的幻觉，常见的有以下几种：

功能性幻觉：又称机能性幻觉，是一种伴随现实刺激而出现的幻觉。即当某种感觉器官处于功能活动状态同时出现涉及该器官的幻觉,特点是正常知觉与幻觉并存。例如,患者在听到钟表的嘀嗒声时,同时听到"打你,打你"的声音。前者是真实存在的声音,后者是幻听,两者同时为患者感知,互不融合。多见于精神分裂症或应激性精神障碍等。

反射性幻觉:当某一感官受到现实刺激时,出现涉及另一感官的幻觉。如听到广播声音的同时就看到播音员的人像站在面前等。多见于精神分裂症。

心因性幻觉:是在强烈心理因素影响下出现的幻觉,幻觉内容与心理因素有密切联系。多见于心因性精神病、癔症等。

3.感知觉综合障碍 感知觉综合障碍指对事物的整体感知是正确的,但对个别属性,如形状、颜色、大小、距离等产生了歪曲的知觉。临床常见的类型有:

(1)视物变形症 患者感到周围的人或物体在大小、形状、颜色和体积等方面发生了变化。看到物体的形象比实际增大称作视物显大症,如某患者看见护士的鼻子特别大,且呈黑色;视物比实际缩小称为视物显小症,如某成年男性患者感到自己睡的床只有童床那么大小,认为容纳不下自己的身体而坐着睡觉。

(2)空间知觉障碍 患者感到周围事物的距离发生改变,似乎变得接近了或离远了,如视物显近、视物显远。

(3)时间感知综合障碍 患者对时间的快慢出现不正确的知觉体验。如感到时间在飞逝,似乎身处于"时空隧道"之中,外界事物的变化异乎寻常得快;或者感到时间凝固了,岁月不再流逝。

(4)非真实感 患者感到周围事物和环境变得不真实,犹如隔着窗纱看事物,感到周围的一切影像变得不清晰、不鲜明、不生动。例如,患者说:"我感到周围的东西似乎都变化了,好像隔了一层纱。"多见于神经症、精神分裂症和中毒性或颅脑创伤伴发的精神障碍等。

【思一思】
　　错觉、幻觉和感知觉综合障碍有什么不同?

(5)自身体形感知综合障碍 患者感到自己的躯体或个别部分发生了明显的改变。如感到自己的额头一边高一边低,因而不断地照镜子,称为窥镜症。

(二)思维障碍

思维是人脑对客观事物间接和概括的反映,是人类认知活动的高级阶段。它是由感知所获得的材料,经过大脑的分析、比较、综合、抽象和概括而形成概念,在概念的基础上进行判断和推理,这个过程称为思维。思维通过言语、文字或行动来表达,正常的思维活动同实践相关,具有以下几个特征:①目的性,即思维有一定的目标指向;②逻辑性,指思维过程符合固有的思维逻辑规律;③连贯性,指思维过程中的概念之间前后衔接,相互联系;④具体性,是指思维具有与客观事实相符的具体内容,并且详细;⑤实践性,指思维是能通过客观实践检验的。

思维障碍临床表现多种多样,主要包括思维形式障碍和思维内容障碍两大类。

1.思维形式障碍 包括思维联想障碍和思维逻辑障碍。

(1)思维奔逸 又称观念飘忽。表现为联想数量增多、速度加快、内容丰富生动。虽内容丰富,但不能恒定地指向一定的目的。表现为说话滔滔不绝,出口成章,口若悬河。患者自诉脑子反应快,特别灵活,变得聪明,但往往给人缺乏深思熟虑或信口开河之感。话题极易随环境的变化而快速转换(随境转移),按意义相近的词句转换内容(意联,同义词之间的类似联想或反义词之间的对比联想),或者以同音押韵的词句进

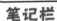

行主题变化(音联,相同音韵的词间联想)。多见于躁狂发作。

(2)思维迟缓　是指联想抑制。联想困难、速度减慢、数量减少。表现为言语缓慢、话少声低,反应迟缓。患者感觉脑袋生锈,思考困难,自诉"脑子不灵了",并为此苦恼、着急,但思维内容能够正确反映现实,多见于抑郁发作。

(3)思维散漫　也称思维松弛,指思维的目的性、连贯性和逻辑性障碍。思维活动缺乏主题,东拉西扯,让听者难以理解,不知所云,致使交谈困难,见于精神分裂症早期,严重时出现思维破裂。

(4)思维破裂　指在意识清楚的情况下,患者思维联想过程破裂,缺乏内在意义上的连贯性和逻辑性,严重时言语支离破碎,成了词的杂乱堆积(语词杂拌)。如医生问患者:"你叫什么名字?"患者答:"我妈叫我来的,冻死空气,你滚掉,睡觉,水流哗哗响,人们都兴高采烈……"患者丝毫不觉察其错误,或给予更荒谬的解释。思维破裂见于精神分裂症,是具有特征性的思维障碍之一。

(5)思维贫乏　思维内容减少,词汇贫乏。表现为缺少主动性语言,词穷句短,多为被动、简单的回答,类似电报式语言,如回答"是""不知道"等,常伴情感淡漠、意志缺乏,构成精神分裂症的三项基本症状,也见于脑器质性精神障碍及精神发育迟滞。

(6)病理性赘述　即思路障碍,思维活动停滞不前,迂回曲折,联想枝节过多,做不必要过分详尽的描述,即使在提醒患者注意简明扼要的前提下,也无法使他讲得扼要一点,最终也能达到预期目的。常见于癫痫、脑器质性及老年性精神障碍。

(7)思维中断和思维被夺　思维中断又称思维阻滞,在无意识障碍、无外界干扰的情况下,患者思维过程突然中断。表现为说话时突然停顿,片刻之后谈话恢复,但往往主题已不是原来的内容。若患者有当时的思维被某种外力抽走的感觉,则称作思维被夺。均为诊断精神分裂症的重要症状。

(8)思维插入和强制性思维　指患者在思维过程中感到脑子里插入了别人的思想,不受自己意志支配。若患者体验到强制进入的思想是大量涌现,称为强制性思维(思维云集)。插入的内容往往杂乱无章,且出乎患者意料,并迅速消失,对诊断精神分裂症有重要意义。

(9)思维扩散和思维被广播　患者体验到自己的思想一出现,即尽人皆知,毫无隐私可言,感到自己的思想与人共享,为思维扩散。如果认为自己的思想是通过广播而扩散出去,称为思维被广播。为诊断精神分裂症的重要症状。

(10)思维化声和思维鸣响　患者思考时体验到自己的思维同时变成了言语声,自己和他人均能听到。例如,患者想喝水即出现"喝水!喝水!"的声音。如果患者体验声音来自心灵或脑内为思维化声,如果体验声音来自外界为思维鸣响。常见于精神分裂症。

(11)病理象征性思维　属于概念混淆,以无关的具体概念代替某一抽象概念,替代后不经患者解释,旁人无法理解。例如,把衣服反穿解释为"表里如一",混淆了"反穿衣服"的具体概念与"表里如一"的抽象概念,见于精神分裂症。正常人亦有象征性思维,例如白鸽象征"和平",毛主席是我们心中的"红太阳",红太阳象征毛主席,是大家公认,可以理解的,而不是病态。

(12)语词新作　患者自创一些符号、文字或图形,并赋予特殊的概念。如用"%"代表离婚,用"狐"代表狼心狗肺。多见于精神分裂症青春型。

（13）逻辑倒错性思维　主要特点为推理缺乏逻辑性,既无前提也无根据,或因果倒置,让人感到离奇古怪,违反常理。

2.思维内容障碍　包括妄想、强迫观念和超价观念。

（1）妄想　是患者在意识清晰状态下出现的病理性歪曲信念,是病态的推理和判断。特点是既没有事实依据,但患者却坚信不疑,难以说服;也不能以亲身体验和经历加以纠正。妄想的内容均涉及患者本人,与个人利害有关;常有浓厚的时代背景色彩,内容因文化背景和个人经历而有所不同。

妄想按其发生的背景可分为原发性妄想（primary delusion）和继发性妄想（secondary delusion）。①原发性妄想:是突然发生,内容不可理解,找不到任何心理原因的妄想。原发性妄想多见于急性起病的精神分裂症,是重要的诊断依据。②继发性妄想:是指继发于其他心理过程障碍的妄想,如继发于错觉、幻觉、情绪低落或高涨时出现的妄想,或在某些妄想基础上产生另一种妄想等。见于多种精神障碍。妄想按其涉及的内容分为:

1）被害妄想　临床上最常见的妄想,患者无中生有地坚信自己被某人或某个集团进行了跟踪、监视、诽谤、陷害,对自己或者其家人产生了威胁和伤害。如饭里下毒、身体植入了电子芯片等。见于精神分裂症偏执型。

2）关系妄想　又称牵连观念,患者认为环境中与他无关的事物都与他本人有关。例如,坚信周围人谈话的内容是针对他,甚至广播、报纸上的文章,都是别有用心地对他做的,常与被害妄想交织在一起。见于精神分裂症。

3）夸大妄想　多发生在情绪高涨的背景上,患者对自己各方面的能力均给予过高的评价,如认为自己是伟大的发明家,有至高无上的权利和大量的财富,是名人后裔等。内容常受患者生活环境、文化及经历的影响而不同。多见于躁狂发作和精神分裂症。

4）罪恶妄想　又称自罪妄想,患者毫无根据地坚信自己犯了某种严重的错误和罪行,且不可饶恕,死有余辜,应受到严厉的惩罚。因而多次到公安机关自首,要求劳动改造或罪孽深重甚至求立即给予死刑,但又说不出自己犯罪内容。多见于抑郁发作和精神分裂症。

5）疑病妄想　患者毫无根据地坚信自己患了某种严重疾病或不治之症,四处求医,即使通过一系列的详细检查和医学验证都不能纠正。此类妄想可在幻触或内感性不适的基础上产生。例如,患者认为"脑内长有肿瘤,拍片子虽然没有拍到,但是已经转移到全身"等。严重时认为"自己内脏腐烂了""脑子变空了""肺已经不存在了",称之为虚无妄想（nihilistic delusion）。多见于精神分裂症、更年期及老年期精神障碍。

6）钟情妄想　患者坚信某异性对自己产生了爱情,因此会采取相应的行为去追求对方,即使遭到对方严词拒绝,也深信不疑,而认为对方在考验自己对爱情的忠诚,仍旧反复纠缠。多见于精神分裂症。

7）嫉妒妄想　患者在没有任何事实根据的情况下坚信自己的配偶有外遇。因此采取跟踪、监视配偶,私自查看配偶的信息,检查配偶的衣服等方式寻找对方出轨的证据,甚至出现伤害配偶的行为。多见于精神分裂症、老年痴呆症等。

笔记栏

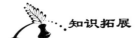

"奥赛罗综合征"(Othello syndrome)又称为"病理性嫉妒综合征"。它是怀疑配偶对自己不忠的一种以嫉妒妄想为特征(中心症状)的精神障碍(精神科综合征)。典型的病例见于病态人格者,个性固执多疑,家族中可能有类似而较轻的患者。好发年龄为30~40岁,患者以许多似是而非的证据试图证明其配偶另有新欢,但往往说不出具体的对象,因此会采取盘问、跟踪、侦察、拷打等手段(这些是其主要表现出的症状),甚至杀死配偶。症状可持续数年,犹如莎士比亚描述的奥赛罗(Othello)一样。

8)物理影响妄想 也称被控妄想,患者觉得自己的精神活动(言语、思维、情感、意志行为等)受到某种外界力量的干扰、控制、操纵(如电脑、电磁波等)或认为由外力刺激自己的躯体,产生了种种不舒服的感觉,甚至认为自己血压、呼吸、睡眠等都是受外力操纵或控制的。多见于精神分裂症。

9)思维被洞悉感 又称内心被揭露、读心症,患者认为自己心中所想的事未经语言文字表达就被人知道了。虽然患者不能描述别人是通过什么方式知道的,但确信已经尽人皆知。该症状常与关系妄想或其他幻觉等同时存在,对诊断精神分裂症具有重要意义。

(2)强迫观念 指在患者脑中反复出现的某一概念或相同内容的思维,明知没有必要,但又无法摆脱。包括:①反复回忆(强迫性回忆);②反复思索无意义的问题(强迫性穷思竭虑);③脑中总是出现一些对立的思想(强迫性对立思维);④总是怀疑自己的行动是否正确(强迫性怀疑);⑤反复联想一系列不会发生的不幸事件(强迫联想)。强迫性思维常伴有强迫动作,见于强迫症。它与强制性思维不同,前者明确是自己的思想,反复出现,内容重复;后者体验到思维是异己的。

(3)超价观念 是指由某种强烈情绪加强了的,并在意识中占主导地位的观念。其发生一般均有事实根据,由于有强烈的情感色彩,患者对某些事实做出超过寻常的评价,因而明显地影响患者的行为。超价观念的形成有一定的性格基础和现实基础,内容与切身利益有关,比较符合客观实际,往往出于强烈的情感需要。如坚信已故子女并未死去的观念等,多见于人格障碍和心因性障碍。

(三)注意障碍

注意是指个体的心理活动集中地指向于一定对象的过程。注意的指向性表现出人的心理活动具有选择性和保持性。注意的集中性使注意的对象鲜明和清晰。注意过程与感知觉、记忆、思维和意识等活动密切相关。

注意有被动注意和主动注意。主动注意又称随意注意,是由外界刺激引起的定向反射。需要主观努力才能完成,与个人的思想、情感、兴趣和既往体验有关。被动注意也称作不随意注意,它是由外界刺激被动引起的注意,不需要主观努力,没有自觉的目标,如听到飞机轰鸣声,就会抬头看天空。通常所谓注意是指主动注意而言。常见的注意障碍有：

1. **注意增强**　为主动注意增强,如存在被害妄想的患者过分注意别人一举一动和周围环境。

2. **注意减弱**　为主动及被动注意的兴奋性减弱,注意的广度缩小,稳定性也显著下降。多见于神经衰弱、脑器质性精神障碍。

3. **注意涣散**　为主动注意力不集中。如即使看了很长时间的书,就像没读过一样,不知所云。多见于神经衰弱、精神分裂症以及儿童多动综合征。

4. **注意转移**　主要表现为被动注意的显著增强而使主动注意不能持久,注意稳定性降低,很容易受外界环境的影响而注意的对象不断转换。可见于躁狂发作。

5. **注意狭窄**　指注意范围的显著缩小,当注意集中于某一事物时,不能再注意与之有关的其他事物。见于意识障碍或智能障碍患者。

（四）记忆障碍

记忆是在感知觉和思维基础上建立起来的精神活动,是既往事物和经验在头脑中的表现,包括识记、保持、认知（再认）和回忆（再现）四个过程。识记是事物或经验在脑子里留下痕迹的过程,是反复感知的过程；保持是使这些痕迹免于消失的过程；再认是现实刺激与以往痕迹的联系过程；回忆是痕迹的重新活跃或复现。识记是记忆保存的前提,再认和回忆是某种客体在记忆中保存下来的结果和显示。对既往感知的事物不能回忆称作遗忘。记忆的发展总是由近事记忆发展到远事记忆,所以越是新近的事物越是遗忘的快。常见的记忆障碍有：

1. **记忆增强**　是病理性记忆增强,表现为对病前很久的事件或体验,甚至极其微小的事件也能回忆起来。多见于躁狂发作和偏执状态的患者。

2. **记忆减退**　较多见,可见记忆的四个基本过程普遍减退。轻度记忆减退,表现为近记忆减退,记不起刚见过面的人、刚吃过的饭,严重时远记忆也减退,如忘记了自己的经历。轻者见于神经衰弱和正常的老年人；较重的记忆减退,见于重度痴呆患者。

3. **遗忘**　也称为"回忆的空白",指以往的经历部分或全部不能回忆。遗忘不是记忆的减弱,而是记忆的丧失,一段时间的经历全部丧失称作完全性遗忘,仅是部分经历或部分事件不能回忆称作部分性遗忘。

根据遗忘所涉及的时间段可分为：①顺行性遗忘,即紧接着疾病发生以后一段时间的经历不能回忆,遗忘的时间和疾病同时开始,如脑震荡、脑挫伤的患者；②逆行性遗忘,指回忆不起疾病发生之前某一阶段的事件,多见于急性脑外伤、脑卒中发作后；③心因性遗忘,是由沉重的创伤性情感体验引起,通常与这一阶段发生的不愉快事件有关。多见于癔症,又称为癔症性遗忘。

4. **错构**　是记忆的错误,患者对过去曾经经历过的事件,在发生的时间、地点、情节等细节,特别是在时间上出现错误回忆,并坚信不疑,并予以相应的情感反应。多见于老年性、动脉硬化性、脑外伤性痴呆和酒精中毒性精神障碍。

5. **虚构**　是指由于遗忘,对不能回忆的缺损部分患者用想象的、未曾亲身经历过的事件来填补。虚构的内容常常变化、生动、带有荒诞色彩,且容易受暗示的影响。多见于各种原因引起的痴呆。

（五）智能障碍

智能是既往获得的知识、经验,以及运用这些知识和经验来解决新问题、形成新概念的能力。智能可表现为理解力、分析能力、判断力、计算力、创造力等。在检查智能时,须考虑患者年龄、文化程度、职业及职位等因素。

智能障碍是指由于致病因素导致的智能损害,可分为精神发育迟滞和痴呆两大类。

1. 精神发育迟滞　指先天、围生期、生长发育成熟(18岁)以前,由于各种致病因素致使大脑发育不良或受阻碍,智能发育停滞在一定阶段,随年龄增长其智力水平明显低于正常的同龄人。

2. 痴呆　是各种致病因素引起脑器质性病变,从而导致记忆、智力和人格障碍的一组综合征。主要表现为创造性思维受损,抽象、理解、判断推理能力下降,记忆力、计算力下降,后天获得的知识丧失,因此往往做出错误的判断和推理,工作和学习能力下降或丧失,甚至生活不能自理,并伴有精神症状,如情感淡漠、行为幼稚及本能意向亢进等。根据大脑病理变化严重程度的不同,痴呆可分为全面性痴呆和部分性痴呆。①全面性痴呆:智能全面减退,并有人格改变、定向力障碍、自知力缺乏,如阿尔茨海默病。②部分性痴呆:只产生记忆力减退、理解力削弱、分析综合困难等,人格保持良好,定向力完整,有一定自知力。如脑外伤及血管性痴呆的早期。

临床上在强烈的精神创伤后可产生一种类似痴呆的表现,而大脑组织结构无任何器质性损害,称之为假性痴呆。预后较好,可见于癔症及反应性精神障碍。

（1）甘瑟综合征（Ganser syndrome）　又称心因性假性痴呆,即对简单问题给予近似而错误的回答,给人以故意做作或开玩笑的感觉。如 $3+1=7$,可以看出患者的回答并未超出问题性质的范围,还是以加法计算的。但对复杂的问题反而能正确解决,如下象棋、打牌等,生活能够自理。多见于癔症或遭受强烈精神压力、创伤作用下产生的精神障碍。

（2）童样痴呆（puerilism）　成年患者表现为如儿童一般稚气,学幼童说话的声调,模拟儿童的言行。多见于癔症。

（六）定向力障碍

定向力是指一个人对周围环境(时间、地点、人物)以及对自己本身的状态(姓名、年龄、职业)的认识能力。定向力障碍是意识障碍的一个重要标志,但定向力障碍时不一定有意识障碍。

（七）自知力障碍

自知力又称领悟力或内省力,是指患者对自己精神疾病的认识和判断能力。即能否察觉或认识自己是否有精神异常,能否正确分析和判断。神经症患者一般自知力完整,认识到自己的精神异常,并主动求医治疗。重症精神障碍患者在疾病发展阶段一般否认自己有精神障碍、拒绝住院和治疗,此时自知力缺乏或自知力不完全;随着治疗的进展及病情的好转,自知力可逐渐恢复,而具有部分自知力;经治疗病情缓解后,自知力可完全恢复。有的患者在患病初期尚有自知力,随病情加重逐渐丧失,经过治疗,病情好转后患者的自知力恢复。因此,临床上将有无自知力及自知力恢复的程度作为判定病情轻重和疾病好转程度的重要指标。

二、情感和情感障碍

情感(affection)是指个体对客观事物的主观态度相应的内心体验,如喜、怒、哀、乐、爱、憎等体验和表情。情感和情绪(emotion)在精神医学中常作为同义词。心境(mood)是指一段时间内持续保持的某种情感状态。情感障碍是指情感活动的变态与失常。

情感障碍通常表现为三种形式,即情感性质的改变、情感波动性的改变及情感协调性的改变。

1. 情感性质的改变

(1)情感高涨　是一种病态喜悦,表现为不分场合过分的快乐。如表情丰富生动、动作增多、语音高昂、眉飞色舞,对一切事物都非常乐观、感兴趣,这种喜悦与周围环境和患者的内心体验协调一致,易引起周围人共鸣,往往与思维奔逸、活动增多同时出现。多见于躁狂发作。

(2)情感低落　指负性情感的增强,表现为与处境不相称的表情忧愁、情绪低沉。言语动作减少,整日愁眉苦脸,甚至自罪自责、大有度日如年、生不如死之感,严重时可导致自杀,常伴有思维迟缓、言语及动作减少。多见于抑郁发作。

(3)欣快　欣快表面上与情感高涨非常相似,患者也经常表现为乐呵呵的,似乎很满足和幸福,但这种情绪与周围环境不协调,缺乏内心体验,表现为呆傻、愚蠢的感觉,患者自己也说不清高兴的原因,难以引起周围人的共鸣。多见于脑动脉硬化性精神病、阿尔茨海默病及醉酒状态。

(4)焦虑　是指在缺乏相应的客观因素或充分依据下,患者表现为顾虑重重、紧张恐惧,以至搓手顿足,惶惶不可终日,似有大祸临头,伴有心悸、出汗、手抖、尿频等自主神经功能紊乱症状。严重的急性焦虑发作,称惊恐发作,常出现濒死感、失控感,伴有呼吸困难、心跳加快等自主神经功能紊乱症状,一般发作持续数分钟至十几分钟。多见于焦虑症、恐惧症及更年期精神障碍。

(5)恐惧　是指面临不利的或危险处境时出现的情绪反应,临床表现为紧张、害怕、提心吊胆,伴有明显的自主神经功能紊乱症状,如心悸、气急、出汗、发抖,大小便失禁等。恐惧的内容很多,如怕锐利物件、怕空旷的广场、怕脏、怕感染、怕动物甚至怕动物皮毛等,可见于恐怖性神经症、儿童情绪障碍等。

2. 情感波动性的改变

(1)情感不稳　表现为情感反应极易变化,从一个极端波动至另一极端,显得喜怒无常,变幻莫测,多见于癔症、脑器质性精神障碍。

(2)情感淡漠　指对外界任何刺激缺乏相应的情感反应,即使能引起正常人极大悲伤或高度愉快的事件,如生离死别、久别重逢等也无动于衷。对周围发生的事物漠不关心,面部表情呆板,声调平淡,内心体验缺乏,与周围环境失去情感上的联系。见于慢性精神分裂症、脑器质性精神障碍。

(3)易激惹　表现为极易因小事而引起较强烈的情感反应,主要表现为易怒,持续时间一般较短暂。常见于人格障碍、神经症、躯体性(如甲状腺功能亢进)精神病。

3. 情感协调性的改变

(1)情感倒错　患者对于外界刺激产生的情感反应与思想内容不相协调,如遇到伤心的事反而表现喜悦,遇到高兴的事反而痛哭流涕,多见于精神分裂症。

(2)情感幼稚　指成人的情感反应如同小孩,变得幼稚,缺乏理性控制,反应迅速、强烈而鲜明。多见于癔症、人格障碍或痴呆患者。

三、意志行为和意志行为障碍

(一)意志障碍

意志是指人们自觉地确定目标,并克服困难用行动去实现目标的心理过程。意志与认识活动、情感活动及行为紧密相连而又相互影响。认识过程是意志的基础,而情感活动则可能成为意志行动的动力或阻力。在意志过程中,受意志支配和控制的行为称作意志行为。常见的意志障碍有:

1.意志增强　病理性意志活动增多。在病态情感或妄想的支配下,患者持续坚持某些行为,表现出极大的顽固性。如躁狂患者对其周围的一切都感兴趣,因而什么都去参加或进行干涉,或夜以继日地从事无效的发明创造;精神分裂症患者,受到被害妄想的驱使,坚持反复上诉、控告。

2.意志减弱　病理性意志活动减少,患者表现出动机不足,对任何事不感兴趣,意志消沉、工作学习非常困难、生活懒散、做事不能持久或觉得做什么都没意义,患者还能意识到自身的这些变化,与思维迟缓、情感低落构成抑郁发作的"三主症"。

3.意志缺乏　患者对任何活动缺乏动机,呈现"无欲"的状态。生活处于被动状态,处处需要别人督促和管理。严重时本能的要求也没有,行为孤僻、退缩,整日呆坐或卧床,而患者意识不到自己是不正常的。临床上常与思维贫乏、情感淡漠同时出现,构成精神分裂症的常见基本症状之一。

4.意向倒错　患者的意向要求与一般常情相违背或为常人所不允许,以致患者的某些活动使人感到难以理解。如吃常人不吃的东西,如肥皂、草木、虫粪等(又称异食症);无故伤害自己的身体;患者对此常做出一些荒谬的解释,多在幻觉和妄想的支配下产生。多见于精神分裂症青春型和偏执型。

5.矛盾意向　表现为对同一事物,却同时出现两种完全相反的意志活动,患者对此不能察觉,因而从不主动纠正。如碰到朋友时,一面想去握手,一面却把手马上缩回来。多见于精神分裂症。

(二)动作与行为障碍

简单的随意和不随意行动称为动作。有动机、有目的而进行的复杂随意运动称为行为。动作行为障碍又称为精神运动性障碍。由于病态的思维、言语和情感,可由此产生动作及行为的异常。

1.精神运动性兴奋　主要表现为动作和行为的明显增多,依据动作和行为与精神活动和环境的协调性分为协调性精神运动性兴奋与不协调性精神运动性兴奋。

(1)协调性精神运动性兴奋　指患者言语动作的增加与其思维、情感活动一致,与现实不脱节,容易理解,而引起他人的共鸣。常见于躁狂发作。

(2)不协调性精神运动性兴奋　指患者的言语动作的增加与其思维、情感活动不一致,动作无目的,与现实脱节,因而令人难以理解,常有突然冲动行为。多见于精神分裂症青春型、紧张型以及谵妄患者。

2. 精神运动性抑制　指整个的精神活动减少,表现为患者的言语动作迟缓和减少。

（1）木僵　是患者言语、动作和行为完全抑制或显著减少并经常保持一种固定姿势。轻度木僵称作亚木僵状态,表现为问之不答、唤之不动、表情呆滞,但在无人时能自动进食,能自动大小便,见于严重抑郁发作、反应性精神障碍及脑器质性精神障碍。严重时不语、不动、不吃、不喝、不吐唾液、不排二便,面部表情固定,对外界刺激无任何反应的"八不"状态,外表如同泥塑木雕的塑像,称为紧张性木僵。如不予治疗,可维持很长时间,多见于精神分裂症。

（2）蜡样屈曲　是在木僵的基础上出现的,患者的肢体任人摆布,即使是不舒服的姿势,也可维持很长时间,似蜡塑一样。如将患者头部抬高,患者也不动,可维持很长时间,好似枕着枕头的姿势,称之为"空气枕头"。此时患者意识清楚,对外界变化能感知,病好后能回忆,只是不能抗拒。多见于精神分裂症紧张型。

【思一思】
　　木僵患者是否伴有意识障碍?

3. 违拗症　患者对别人给他提出的要求没有相应的反应,甚至加以抗拒。若患者的行为反应与他人的要求完全相反时称作主动违拗,例如让其张嘴时患者反倒将嘴紧闭。若患者对他人的要求一概加以拒绝,称作被动违拗。多见于精神分裂症紧张型。

4. 刻板动作　指患者机械刻板地反复重复某一单调的动作,常与刻板言语同时出现。多见于精神分裂症紧张型。

5. 模仿动作　指患者无目的地模仿别人的动作,常与模仿言语同时存在。多见于精神分裂症紧张型。

四、意识和意识障碍

意识是指人们对客观环境及自身的认识和反应能力。意识障碍即患者出现对客观环境和自身认识和反应能力发生障碍,精神活动普遍抑制,表现为:①感知觉清晰度降低、迟钝、感觉阈值升高;②注意难以集中,记忆减退,出现遗忘或部分遗忘;③思维变得迟钝、不连贯;④理解困难,判断能力降低;⑤情感反应迟钝,茫然;⑥动作行为迟钝,缺乏目的性和指向性;⑦出现定向障碍,对时间、地点、人物定向不能辨别。意识障碍可表现为对周围环境的意识障碍和自身意识障碍两种。

1. 对周围环境的意识障碍

（1）嗜睡　意识清晰度轻微下降,在安静环境中处于嗜睡状态,刺激后可立即清醒,能正确简单交谈或做动作,可在刺激消失后又睡去。浅反射存在,如吞咽、角膜反射等。

（2）意识混浊　意识清晰度轻度受损,患者反应迟钝、思维缓慢,注意、记忆、理解都有困难,有周围环境定向障碍,能回答简单问题,但对复杂问题则茫然不知所措。此时吞咽、角膜、对光反射尚存在,可出现原始动作如添唇、伸舌、强握、吸吮和病理反射等。

（3）昏睡　意识清晰度水平较前者更低,患者对一般刺激没有反应,只有强痛刺激才能引起防御性反射,如压眶时,可引起面肌防御反射。此时角膜、睫毛等反射减弱,对光反射仍存在,深反射亢进,病理反射阳性,可出现不自主运动及震颤。

（4）昏迷　意识完全丧失,对任何刺激均不能引起反应,吞咽、防御,甚至对光反射均消失,可引出病理反射。多见于严重的脑部疾病及躯体疾病的垂危期。

(5)梦样状态 指在意识清晰度降低的同时伴有梦样体验。患者外表看似清醒，可沉浸其中数日到数周，与周围环境丧失联系。可见于精神分裂症紧张型与感染中毒性精神病。

(6)梦游症 又称睡行症，指者处于一种睡眠到觉醒的过渡状态，在入睡后 1～2 h 出现表现为突然起床，进行一些简单、无目的动作，如拖地、到室外徘徊等，时间持续数分钟到数十分钟，再回到床上安静入睡，醒后无记忆。多见于癫痫、癔症。

(7)昼游症 旧称神游症，指患者在白天处于一种睡眠到觉醒的过渡状态，无目的地外出漫游或到外地旅行，进行简单的生活，一般持续数小时或数天，有时更长。常突然清醒，对发作中的经历有不同程度遗忘。多见于癔症。

2.自身意识障碍

(1)人格解体 是对自身的不真实体验，丧失了"自我"，不能察觉本人的精神活动或躯体的存在，认为自己是空虚的、不属于自己的，见于颞叶癫痫、精神分裂症、神经症等。

(2)双重人格和多重人格 患者在同一时间表现为两个或多个完全不同的人格，每个人格有各自的身份、言语、思想、行为。见于癔症或精神分裂症。

(3)交替人格 同一患者在不同时间内表现为两种完全不同的人格，在不同时间内交替出现。多见于分离性障碍，也见于精神分裂症。

五、常见的精神症状综合征

精神疾病的症状常常不是孤立存在的，而是相互联系，以一组症状组合成某些综合征或症候群同时出现的。这些症状对诊断多无特异性，同一状态可见于不同病因所致的疾病。在诊断尚未明确时，以某种状态来描述患者症状的主要特点，有助于诊断的深入探讨。常见精神障碍综合征如下：

1.兴奋状态 作为精神病理学术语，"兴奋"一词表示精神活动整体水平的过高或者过剩，主要表现为思维联想过程加快、情感活跃、意志行为增多。协调性精神运动性兴奋表现为思维奔逸、自我评价过高、情感高涨、意志增强，多见于躁狂状态；不协调性精神运动性兴奋表现为思维散漫甚至破裂、情感躁动不安、言语和行为杂乱无章，多见于精神分裂症青春型。

2.抑郁状态 抑郁状态表现为情感低落、兴趣缺乏、思维迟缓、自卑自责、悲观厌世、言语减少、动作缓慢。多见于抑郁发作。

3.妄想状态 妄想状态以妄想为主要表现，内容可以是被害、夸大、疑病、钟情等，可伴有幻听及相应的情感与行为变化。多见于妄想性障碍和精神分裂症。

4.奥赛罗综合征 又称病理性嫉妒综合征。以坚信配偶不贞的嫉妒妄想为核心症状，多具有偏执型人格障碍的基础。患者以许多似是而非的证据证明其配偶另有新欢，为此反复侦察、盘问、跟踪、拷打。症状可持续数年，可能发生攻击行为，甚至杀死配偶，就犹如莎士比亚描述的奥赛罗一样。多见于妄想性障碍。

5.精神自动症综合征 在意识清晰的状态下出现假性幻觉、被控制感、思维被洞悉感、强制性思维及系统化的被害妄想、影响妄想等。本综合征的典型表现是患者体验到自己的精神活动自己不能控制，而是由外力影响和控制。多见于精神分裂症偏执型。

6.**紧张症候群**　表现为木僵、违拗、被动服从、蜡样屈曲、作态,以及刻板言语、刻板动作等,有时又表现为突发的兴奋、冲动行为。见于精神分裂症紧张型。

7.**衰退状态**　以思维贫乏、情感淡漠、意志缺乏为核心症状,表现为言语简单、面无表情、生活懒散、无欲无求。认知功能可以有不同的缺陷,但不是痴呆,在临床相中也不占突出地位。见于精神分裂症单纯型或其他型的衰退期。

8.**强迫状态**　以强迫思维、强迫意向或强迫动作为主要表现,重复无意义的思想、要求和行动,内心痛苦,希望摆脱却欲罢不能。多见于强迫性障碍。

9.**科萨科夫综合征(Korsakoff syndrome)**　又称遗忘综合征,表现为近事遗忘、错构、虚构和定向障碍,多见于慢性酒精中毒性精神障碍、颅脑外伤后精神障碍及其他脑器质性精神障碍。

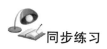
案例分析

患者,男,19岁,大学生。半年前开始睡眠差,头痛头胀,上课听课注意力不能集中,学习成绩下降,曾到神经内科求治,效果不明显。近3个月来,常常半夜起来,独自外跑,去向不明。多次在家打母亲,砸玻璃,不听劝说。有时在家裸体,乱蹦乱跳;常自言自语,言语极为不连贯。家人问话,问东答西,颠三倒四。进食不规律,有时一天只吃一顿饭。

精神检查:接触被动,衣着不整。对更衣检查不配合,睡眠差。经常独自发笑,自言自语,忽而大哭,时而高声骂:"老家伙,你不让我吃饭了,你要解剖我吗?"有时打自己的头,在床上翻滚或用被子蒙头,有时脱光衣服,在地上爬,学鸡、狗、猫叫,或拿起纸篓扣在自己头上。否认有病,对主管医生说:"父母不让我吃饭,医护人员要害我,所以把我关在这儿。"说这些话时表情平淡。患者常向主管医生要笔纸,但书写内容不易理解,如:"新华社社长,艺术家王某没有想我,假如那样死去,我的生活比牛马更悲惨,然而我们总是夸耀自己。"有时拉住病友听他说话,但是说了半天,大家也不明白他想要说的主题是什么。

分析:该患者的主要精神症状有哪些?

同步练习

一、选择题

1.错觉是指　　　　　　　　　　　　　　　　　　　　　　　　　　　　　(　　)

A.对客观事物歪曲的知觉

B.对已知的事物有未经历的陌生

C.对从未经历过的事物有熟悉感

D.对客观事物部分属性产生了错误的知觉感

E.没有客观事物作用于感官时出现的知觉体验

2.感知综合障碍是指　　　　　　　　　　　　　　　　　　　　　　　　　(　　)

A.对客观事物歪曲的知觉　　　　　　　　B.一种虚幻的知觉体验

C.对事物个别属性的错误感知　　　　　　D.对事物的整体属性的错误感知

E.意识障碍时出现的知觉障碍

3.关于思维奔逸的说法,正确的是　　　　　　　　　　　　　　　　　　　(　　)

A.精神分裂症的常见症状　　　　　　　　B.躁狂症的常见症状

C.抑郁症的常见症状　　　　　　　　　　D.神经症的常见症状

E.器质性精神障碍的常见症状

4.妄想是指 （ ）

　　A.大量涌现的不自主的观念　　　　　　B.用无关的具体概念代替某一抽象概念

　　C.无法说服的病理性歪曲信念,病态的推理判断

　　D.无法摆脱的重复出现的观念

　　E.在意识中占主导地位的观念

5.下列属于罪恶妄想的表现是 （ ）

　　A.认为自己被别人跟踪　　　　　　　　B.认为自己犯了滔天大罪

　　C.认为别人在家里安装了窃听器　　　　D.认为有人在饭中放了毒要害自己

　　E.认为环境中与他无关的事物都与他本人有关

6.刘某,女,45岁,3年以来经常感到胸前部不适和腹部不适,体内有一种"气"游走不定,怀疑患有"冠心病"和"胃癌",经心电图、胃镜检查均正常,此症状是 （ ）

　　A.感觉增强　　　　　　　　　　　　　B.感觉减退

　　C.人格解体　　　　　　　　　　　　　D.内脏性幻觉

　　E.内感性不适

7.肖某,女,23岁,近1个月来躺在床上常感到有人在给自己按摩,胃肠内有异物插入,非常难受,有时感到胃中有一个像乒乓球样的东西,该症状是 （ ）

　　A.妄想　　　　　　　　　　　　　　　B.错觉

　　C.内感性不适　　　　　　　　　　　　D.内脏性幻觉

　　E.感觉倒错

8.某男性患者认为自己的脸和肢体总在变化,一会变长了,一会变短了,腿一会变粗了,一会变细了,这症状是 （ ）

　　A.妄想　　　　　　　　　　　　　　　B.强迫观念

　　C.错觉　　　　　　　　　　　　　　　D.幻觉

　　E.感知综合障碍

9.患者某一次看电视时,突然坚信节目主持人在讲他,而他的生活经历与当时的节目内容没有明显联系。这个症状可能为 （ ）

　　A.错听　　　　　　　　　　　　　　　B.原发性妄想

　　C.幻听　　　　　　　　　　　　　　　D.继发性妄想

　　E.强迫观念

10.某患者毫无根据地坚信单位某同事打击迫害他,在水中放毒。此症状为 （ ）

　　A.被害妄想　　　　　　　　　　　　　B.夸大妄想

　　C.强迫观念　　　　　　　　　　　　　D.关系妄想

　　E.罪恶妄想

11.患者男性,36岁,一日起床后,悄声外出关门,即从窗缝中窥视尚在熟睡中的妻子,良久不动,旁人问其所为,其回答正在监视老婆是否与人有不轨行为。此患者的症状属于 （ ）

　　A.关系妄想　　　　　　　　　　　　　B.夸大妄想

　　C.嫉妒妄想　　　　　　　　　　　　　D.被害妄想

　　E.物理影响妄想

12.患者走路一定要走左边,声称自己是"左派"的症状是 （ ）

　　A.语词新作　　　　　　　　　　　　　B.破裂性思维

　　C.象征性思维　　　　　　　　　　　　D.思维奔逸

　　E.思维插入

13.患者女性,一看到男性即不能自控地想是否要和他谈恋爱、结婚,明知不对也无法自控。这

种症状是　　　　　　　　　　　　　　　　　　　　　　（　　）

A. 见人恐怖　　　　　　　　　　　　　B. 钟情妄想

C. 强迫观念　　　　　　　　　　　　　D. 焦虑状态

E. 孤独状态

14. 患者女性，22岁，近5个月来对家人亲友冷淡，对工作没有兴趣，对个人生活也不关心，对家里和周围的事情表现无所谓。这些表现是　　　　　　　　　　　　　（　　）

A. 情绪不稳　　　　　　　　　　　　　B. 情绪低落

C. 情感淡漠　　　　　　　　　　　　　D. 情感脆弱

E. 情感倒错

15. 患者女性，28岁，忽知爱人车祸身亡，突然时哭时笑。检查者问："您多大岁数了？"答："20岁。"问："2+3等于多少？"答："等于7。"以上患者的精神症状最大可能是　　（　　）

A. 记忆障碍　　　　　　　　　　　　　B. 情绪不稳

C. 意识障碍　　　　　　　　　　　　　D. 假性痴呆

E. 精神发育迟滞

16. 患者18岁之前，由于各种原因，造成大脑发育不良或受阻，智能发育停留在一定阶段，落后于同龄正常人群，社会适应不良，此症状是　　　　　　　　　　　　（　　）

A. 痴呆　　　　　　　　　　　　　　　B. 精神发育迟滞

C. 遗忘　　　　　　　　　　　　　　　D. 错构

E. 虚构

二、填空题

1. 按幻觉体验的来源，幻觉可分为_____和_____幻觉。按照感官可分为_____、_____、_____、_____、_____、_____。

2. 妄想按其起源可分为_____和_____妄想。

3. 思维内容障碍包括_____、_____和_____。

三、名词解释

1. 精神症状　2. 错觉　3. 幻觉　4. 思维奔逸　5. 妄想　6. 木僵　7. 自知力

四、简答题

1. 如何理解内感性不适和内脏性幻觉的区别？

2. 简述思维迟缓和思维贫乏的区别。

3. 什么是协调性精神运动性兴奋？举例说明。

4. 简述情感低落和情感淡漠的临床表现。

（南阳医学高等专科学校　吕文艳）

第四章
精神障碍的检查与诊断

学习目标

1. 了解面谈的目的和沟通技巧。
2. 熟悉采集病史的格式和内容。
3. 掌握精神状态检查包括的内容。

第一节　面谈检查与采集病史

精神障碍检查是通过观察和交谈来检查患者精神状态的一种方法。观察患者的一般表现、情感反应、动作与行为，也可以发现有无错觉或幻觉、自发言语等。通过交谈了解患者的接触、知觉、言语、思维、智力、定向力、自知力等。通过相应的躯体检查以了解患者有无抗拒、蜡样屈曲；交谈要在自由畅谈的气氛中进行，避免审问式。在交谈过程中的记录要有选择性、针对性(即有助于反映精神状态的内容)。谈话方式可灵活应用，但记录应按一定格式以便整理。谈话应由浅入深，从日常生活等逐渐过渡到与疾病有关的症状，可从姓名、年龄、工作单位、家庭住址、何人陪伴来院等问题谈起，逐步深入。若谈不下去时，也可根据病史中资料提问。

一、面谈检查与沟通技巧

对精神障碍患者进行精神状况检查，又称面谈检查。与其他临床学科不同，精神科医生与患者见面交谈，不仅要收集信息以便明确诊断，同时也意味着治疗的开始。大体上来说，面谈检查的目的包括：①获取必要的信息以便确立诊断；②从完整的人的角度了解患者；③了解患者所处的环境；④形成良好的医患治疗关系；⑤向患者进行初步的精神卫生知识宣教，让患者了解自己的病情。

好的沟通技巧是良好的医患关系的基础。它的重要性表现在以下几个方面：①有效的沟通是诊断中必不可少的组成部分；②有效的沟通可提高患者对治疗的依从性；③有效沟通有助于提高医生的临床技能和自信心；④有效的沟通有助于提高患者的满意度；⑤有效的沟通可以提高卫生资源的使用效益和改进卫生服务的质量。因此，广义上讲,沟通技巧应该是所有临床医生的必修课。

　　1.倾听　这是最重要也是最基本的一项技术,却最容易被繁忙的医生所忽视。医生必须尽可能花时间去倾听患者的倾诉。如果患者离题太远,医生可以通过提醒,帮助患者回到主题。医生应该允许患者有充裕的时间描述自己的身体症状和内心痛苦,唐突地打断可能在刹那间丧失患者的信任。可以说,倾听是发展医患良好关系最重要的第一步。

　　2.接受　这里指无条件地接受患者。患者无论是怎样的人,医生都必须如实地加以接受,不能有任何嫌弃和不耐烦的表现。

　　3.肯定　这里指肯定患者感受的真实性。我们并非是赞同患者的病态信念或幻觉体验,但可以向患者表明医生理解他所叙述的感觉,接纳而不是简单否定的态度,有助于医患间的沟通。

　　4.澄清　就是弄清楚事情的真实经过,以及整个事件过程中患者的情感体验和情绪反应。尽量不采用刨根问底的问话方式,以避免患者推卸责任或对医生的动机产生猜疑。最好让患者完整地叙述事件经过,并了解患者在事件中各个阶段的感受。

　　5.善于提问　面谈检查要杜绝连珠炮似步步紧逼的提问;提问内容也不可千人一律,首先可以就患者最关心、最重视的问题开展交流,随后自然地转入到深入交谈,一般尽量采用开放式交谈。

　　6.重构　把患者说的话用不同的措辞和句子加以复述或总结,但不改变患者说话的本义。重构可以突出重点话题,也向患者表明医生能够充分理解患者的感受。

　　7.代述　有些想法和感受患者不好意思说出来,或者是不愿明说,然而对患者又十分重要,这时,医生可以代述。例如对性功能障碍这样患者羞于启齿的话题,医生可以这样开始"我想别人处于您这样的状况,也会出现一些问题……"代述这一技巧可以大大促进医患之间的沟通。

　　8.鼓励患者表达　有多种方法。除了前文提到的非言语性交流方式外,医生可以用一些未完成句,意在鼓励患者接着说下去。用举例甚至可以用医生本人的亲身经历能引发患者的共鸣,从而得以与患者沟通。

二、采集病史

　　病史主要来源于患者和知情者,但患者自述的病史往往不够全面,或者是因为患者缺乏对疾病的认识因而隐瞒事实,或者因为患者紧张拘束,遗漏了对精神科诊断十分重要的事件,或者患者根本就不合作、缄默不语。因此,向知情者(包括与患者共同生活的亲属,如配偶、父母、子女,与之共同学习和工作的同学、同事、领导,与之关系密切的朋友、邻里,也包括既往曾为患者诊疗过的医务人员)了解情况常常是必要的。

　　(一)病史格式与内容

　　病史内容包括一般资料、主诉、现病史、既往史、个人史、家族史。

　　1.一般资料　包括姓名、性别、年龄、婚姻、民族、籍贯、职业、文化程度、兴趣爱好、不良嗜好、住址、电话号码或地址、入院日期、病史提供者及对病史资料可靠性的估计。

　　2.主诉　主要精神症状及病程就诊原因。

　　3.现病史　是病史的重要部分,按发病时间先后描述疾病的起始及其发展的临床

【思一思】
　精神障碍患者病史采集的内容有哪些?

31

表现。主要包括以下内容：

（1）发病条件及发病的相关因素　询问患者发病的环境背景及与患者有关的生物、心理、社会因素，以了解患者在什么情况下发病。如有社会心理因素，应了解其内容与精神症状的关系，应估计是发病原因还是诱因。有无感染、中毒、躯体疾病等因素的作用。

（2）起病缓急及早期症状表现　一般临床上将从精神状态大致正常到出现明显精神障碍，时间在2周之内者称为急性起病，2周到3个月为亚急性起病，3个月以上为慢性起病。如谵妄多为急性起病，而痴呆多为慢性起病。

（3）疾病发展及演变过程　可按时间先后进行描述。内容包括发病前的精神活动状况；疾病的首发症状、症状的具体表现及持续的时程、症状间的关系、症状的演变及其与生活事件、心理冲突、所用药物之间的关系；与既往社会功能的比较；病程特点，是进行性、发作性还是迁延性等。如病程较长，可重点对近一年社会功能、生活自理的情况进行详细了解。

（4）一般情况　如工作、学习、睡眠、饮食的情况，生活自理如何。与周围人相处接触情况和与周围环境适应的情况等，以及对疾病的认识态度等，都对疾病诊断有重大意义。病中有无消极厌世观念、自伤、自杀、伤人、冲动行为等，以便防范。

4. 既往史　询问有无发热、抽搐、昏迷、药物过敏史，有无感染、中毒及躯体疾病史，特别是有无中枢神经系统疾病如脑炎、脑外伤。应注意这些疾病与精神障碍之间在时间上有无关系。有无酗酒、吸毒、性病、自杀史及其他精神病史。

5. 个人史　一般指从母亲妊娠到发病前的整个生活经历。但应根据患者发病年龄或病种进行重点询问。如儿童及青少年应详问母亲怀孕时健康状况及分娩史，患者身体、精神发育史，学习和家庭教育情况以及与双亲的关系等；受教育的状况，学业成绩和学习能力、工作情况及表现有无改变，是否受过重大精神刺激；还应了解婚姻情况，夫妻关系和生活情况。对于女性患者应详细询问月经史、月经周期心理生理变化以及生育史，了解精神症状是否与月经、分娩、绝经有关。了解患者的性格特点、兴趣爱好、交友范围、宗教信仰等，了解患者的居住环境、经济状况、既往有无犯罪记录等。总之，个人史应反映患者的生活经历、健康状况及人格特点和目前社会地位等。对于青少年患者，应重点询问其儿童期的情况，如饮食、睡眠习惯的形成；有无挑食、厌食、梦呓、梦游、磨牙、尿床等现象；与他人的一般接触和行为特点；情绪是否稳定，有无害羞、恐惧等表现；与双亲的关系，有无与双亲分离的经历；在校学习成绩与品行。

6. 家族史　精神病家族史，包括家族中精神病性障碍者、人格障碍者、癫痫患者、酒精和药物依赖者、精神发育迟滞者、自杀者以及有无近亲婚配者。精神病家族史阳性，提示患者疾病的原因可能具有遗传性质。

（二）采集病史应注意的事项

1. 病史采集　应尽量客观、全面和准确，可从不同的知情者处了解患者不同时期、不同侧面的情况，相互核实，相互补充。事先应向知情者说明病史准确与否关系诊治结果，提醒供史者注意资料的真实性，并应了解供史者与患者接触是否密切，对病情了解程度，是否掺杂了个人的感情成分，或因种种原因有意无意地隐瞒了或夸大了一些重要情况，对可靠程度应给予适当的估计。

2. 询问　采集病史时，一般可以从以下几个方面加以询问：

（1）人际关系　与家人相处如何；有无异性或同性朋友,朋友多或少,关系疏远或密切;与同事和领导或同学、老师的关系如何等。

（2）习惯　有无饮食、睡眠、吸烟、饮酒、药物等习惯。

（3）兴趣爱好　业余或课余的闲暇活动,有无情趣和爱好,爱好是否广泛;有无特殊的偏好。

（4）占优势的心境　情绪是否稳定;是乐观高兴还是悲观沮丧;有无焦虑或烦恼;内向或情感外露;是否容易冲动或激惹。

（5）其他　是否过分自信或自卑,是否害羞或依赖;对外界事物的态度和评价。

此外询问患者对自己的看法和别人对他的评价。了解患者在特定情景下的行为和在工作与社会活动中的表现,亦有助于了解患者的人格特点。

3.采集病史时询问的顺序　在门诊由于患者和家属最关心的是现病史,且受时间限制,一般先从现病史问起。住院病史的采集则多从家族史、个人史、既往史谈起,在对发病背景有充分了解的情况下更有利于现病史的收集。但可根据具体情况灵活掌握。

4.记录病史　应如实描述,但应进行整理加工使其条理清楚、简明扼要,能清楚反映疾病的发生发展过程以及各种精神症状特点。对一些重要的症状可记录患者原话。记录时要避免用医学术语。对病史资料医护人员应保密,切勿作为闲谈资料,这也是医德的重要内容。

第二节　精神状态检查

一、精神状态检查的内容

（一）外表与行为

1.外表　包括体格、体质状况、发型、装束、衣饰等。严重的自我忽视如外表污秽、邋遢,提示精神分裂症、酒精或药物依赖及痴呆的可能。躁狂患者往往有过分招摇的外表。明显的消瘦除了考虑伴发严重的躯体疾病外,在年轻女性患者身上也应考虑神经性厌食的可能。

2.面部表情　从面部的表情变化可以推测一个人目前所处的情绪状态,如紧锁的眉头、哀怨的眼神提示抑郁的心情。

3.活动　注意活动的量和性质。躁狂患者总是活动过多,抑郁患者少动而迟缓;焦虑患者表现出运动性的不安,或伴有震颤。有些患者表现出不自主的运动如抽动、舞蹈样动作等。

4.社交行为　了解患者与周围环境的接触情况,是否关心周围的事物,是主动接触还是被动接触,合作程度如何。躁狂患者倾向于打破社会常规,给人际交往带来种种麻烦;而精神分裂症患者在社交行为上是退缩的;有的痴呆患者会出现显著的社交障碍。

5.日常生活能力　患者能否照顾自己的生活,如自行进食、更衣、清洁等。

(二) 言谈与思维

1. 言谈的速度和量 有无思维奔逸、思维迟缓、思维贫乏、思维中断等。

2. 言谈的形式与逻辑 思维逻辑结构如何，有无思维松弛、破裂、象征性思维、逻辑倒错或词语新作。患者的言谈是否属于病理性赘述，有无持续性言语等。

3. 言谈内容 是否存在妄想，妄想的种类、内容、性质、出现时间、是原发还是继发、发展趋势、涉及范围、是否成系统、内容是荒谬还是接近现实，与其他精神症状的关系等，是否存在强迫观念及强迫行为。

(三) 情绪状态

情感活动可通过主观询问与客观观察两个方面来评估。客观表现可以根据患者的面部表情、姿态、动作、讲话语气等来判定。主观的体验可以通过交谈，设法了解患者的内心世界，是否有情感高涨、情感低落、焦虑、恐惧、情感淡漠等；是否易激惹、易起伏变动、情感脆弱、情感倒错等。如果发现患者存在抑郁情绪，一定要询问患者是否有自杀观念，以便进行风险干预。

(四) 感知

有无错觉、幻觉，幻觉的种类、内容，是真性还是假性，出现的条件、时间与频率，以及对患者的影响。

(五) 认知功能

1. 定向力 包括自我定向如姓名、年龄、职业，以及对时间、人物及周围环境的定向能力。

2. 注意力 评定是否存在注意减退或注意涣散，有无注意力集中方面的困难。

3. 意识状态 根据定向力、注意力(特别是集中注意的能力)及其他精神状况，判断是否存在意识障碍及意识障碍的程度。

4. 记忆 评估即刻记忆、近记忆和远记忆的完好程度，是否存在遗忘、错构、虚构等症状。

5. 智能 根据患者的文化教育水平适当提问。包括一般常识、专业知识、计算力、理解力、分析综合能力及抽象概括能力。必要时可进行专门的智能测查。

(六) 自知力

了解患者对自身疾病的认识程度，可由此推断患者的自知力。

二、精神状态检查中应注意的问题

(一) 不合作的患者

1. 一般外貌 可观察患者的意识状态、仪表、接触情况、合作程度、饮食、睡眠及生活自理状况。

2. 言语 有无自发言语，是否完全处于缄默；有无模仿言语、持续言语。

【议一议】
　　在精神检查中需要注意哪些问题？

3. 面部表情 有无呆板、欣快、愉快、忧愁、焦虑等，有无凝视、倾听、闭目、恐惧表情。对医务人员、亲友的态度和反应。

4. 动作行为 有无特殊姿势，动作增多还是减少；有无刻板动作、模仿动作；有无违拗、被动服从；有无冲动、伤人、自伤等行为。对有攻击行为的患者，应避免正面

 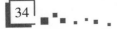

冲突。

（二）意识障碍的患者

如果一个患者呈现神情恍惚、言语无条理、行为无目的、睡眠觉醒节律紊乱，高度提示该患者存在意识障碍。应从定向力、即刻记忆、注意力等几个方面评估。要估计意识障碍的严重程度，并推测造成意识障碍的原因，以便紧急采取有可能挽救患者生命的措施。

（三）风险评估

在精神科只有两种情况需要做出紧急风险评估，一种是患者存在伤人行为，另一种是患者可能存在自伤的危险。风险评估的目的：①确定患者可能会出现的不良后果；②确定可能会诱发患者出现危险行为的因素；③确定可能会阻止患者出现危险行为的因素；④确定哪些措施可以立即采取。良好的风险评估是建立在全面的病史采集和认真的精神检查基础之上的，其他来源的信息，包括知情者提供的情况、既往的医疗记录、公安局档案等，都可作为重要的参考资料。一般来说，严重的抑郁症患者、老年男性、支持系统差、社会经济地位低、以往出现过自杀史等，都是自伤或自杀的高风险因素；而精神分裂症、命令性幻听、男性、既往暴力史等，提示伤人风险性较高。可针对不同情况采取相应措施降低风险，如事先警告患者的监护人，对患者可能出现的行为采取防备；在人身安全受到威胁时通知警察；入院前严格检查患者随身携带的物品；在紧急情况下强制患者住院治疗等。

第三节　体格检查及实验室检查

1. **躯体检查与神经系统检查**　许多躯体疾病会伴发精神症状，精神障碍患者也会发生躯体疾病。因此，无论是在门诊还是在急诊，都应对患者进行全面的躯体及神经系统检查。

2. **实验室检查**　在躯体疾病所致的精神障碍、精神活性物质所致的精神障碍及中毒所致的精神障碍中，实验室检查可以提供确诊的依据。随着对精神疾病病因学、发病机制研究的深入，许多过去被认为是"功能性"的精神疾病都发现存在有可以被客观手段检测到的病理改变。而这些实验室检查结果将有可能在不远的将来成为精神疾病诊断标准的一部分。

3. **脑影像学检查**　现代技术不仅提供了大脑形态学的检查手段，也可以对大脑不同区域的功能活动水平进行检查。CT、MRI等可以了解大脑的结构改变，功能性核磁共振成像、单光子发射计算机断层成像、正电子发射断层成像可以使我们对脑组织的功能水平进行定性甚至定量分析。这都有助于我们进一步了解精神障碍的神经生理基础。

4. **神经心理学评估**　神经心理学评估需要由经过专门训练的神经心理学家完成。评估内容包括对怀疑存在智能障碍的患者进行的智能检查，对学习困难儿童进行的阅读、书写方面的评估，以及对人格的评估。精心设计的神经心理学测验可对大脑的某些部位的功能进行专门评估，如评定额叶功能的测验。这些测验可以与神经影像学检查相结合，追踪大脑病变的演变。

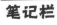

第四节　临床资料分析与诊断

在经过详尽的精神检查、躯体及神经系统检查、实验室检查、脑影像学检查和神经心理学评估后,医生可以对患者当前的精神状态做出初步判断,再进一步结合完整的病史资料,特别是个人生活史、发病史、相关社会心理因素,进行分析归纳,得出"目前诊断",这就是精神科诊断过程。

(一)诊断过程

1.横向诊断过程　横向诊断包括精神科现状检查与精神活动的动态观察两个方面。精神现状检查目的是要发现占优势的精神活动。一个抑郁症患者占优势的临床表现一般会是"情绪低落、兴趣减退、精力下降、快乐体验丧失",如果我们发现一个患者以此为主要临床综合征,"抑郁状态"的诊断就不难做出。同样,如果一个总是喋喋不休地对医师叙说遭受别人迫害的体验,但又毫无事实根据,且对任何不同意见都激烈反驳,甚至对不同意见者本人也产生怀疑,则应首先考虑"偏执状态"的诊断。然而,只是横断面、静态地观察患者的精神状态肯定是不够的。如一位患者在夜晚表现为行为紊乱、动作毫无目的性、目光茫然、应答不切题,而白天却表现相对正常,如果不了解谵妄本身就具有波动性,特别是夜间加重的特性,临床医生很可能会对这一患者的诊断产生困惑。又如,一个孩子在学校总是缄口不言,在家中却能有说有笑,因地点不同而呈现不同的临床相,会使我们较容易做出"选择性缄默症"的诊断。

2.纵向诊断过程　纵向诊断即要结合患者的年龄、性别、职业、生活环境、既往人格特点、疾病史、家族史以及起病形式、病程特点来考虑诊断。如年老的初发病例首先要考虑脑器质性精神障碍;接触有毒工种者应考虑是否为中毒性精神障碍;强迫症患者病前多有过于刻板迂腐、过分追求完美、行事谨小慎微等性格特点;阿尔茨海默病有较高的家族发病史等。前文讲起病有急性、亚急性和慢性,病程发展有发作性、周期性、间歇性、进行性等几种形式。急性起病常为感染、中毒所致的精神障碍以及分离性障碍和应激性障碍;精神分裂症多起病隐匿,进行性进展;阵发性或反复发作性的病程可见于心境障碍。

(二)诊断过程中应注意的问题

第一,诊断是医生认识疾病的过程,医生通过对患者进行病史采集、体格检查和必要的实验室检查,得到第一手资料,经过分析、综合、类比、判断、推理等思维活动,做出对疾病本质的、理性的、抽象的判断,得出对疾病诊断的理性认识,继而根据诊断采取相应的治疗措施,观察病程的发展与治疗的效果,反过来验证原来的诊断,进一步肯定或修改甚至否定原来的诊断。如此多次反复,使医生对疾病的认识逐步深化。这是一个从感性到理性、从理论到实践的认识过程。有些经验不足的医生只习惯于找证据证明自己的第一印象,就很容易陷入先入为主的地步。一般来说,诊断有这三个阶段:临床资料收集、分析资料做出诊断和通过观察病情的发展及治疗对诊断的应验或修正过程。

第二,诊断流程在诊断过程中要根据等级诊断,首先确定患者是否有器质性因素,只有排除了器质性问题,才考虑"功能"性精神障碍。在诊断"功能"性精神障碍的过程中,要考虑是精神病性(有幻觉、妄想、现实检验能力丧失等)的,还是非精神病性的神经症性(没有上述重性精神病性特征);同时还要考虑人格因素和心理应激因素与疾病的关系。

第五节　标准化精神检查和评定量表的应用

(一)标准化精神检查工具

WHO 曾在不同社会文化背景下对精神障碍诊断的可靠性、一致性进行研究,发现临床医生之间在疾病诊断上存在差异。分析差异产生的原因为:所收集的资料来源不同;医生所使用的术语和对术语含意的理解不同;交谈检查的方法不同以及所采用的疾病分类法和诊断标准不同。为提高疾病诊断水平和可靠性,国内外精神病专家在制定诊断标准的同时,还编制了标准化精神检查工具和计算机诊断系统用于临床诊断和研究。此种工具是由有临床经验的精神病专家根据诊断要点和(或)诊断标准所设计,它包括一系列条目,每一条目代表一个症状或临床变量;规定的检查程序;提问方式和评分标准;并附有本工具的词条解释。这是一种定式或半定式的面谈检查工具,医生或研究者严格按照规定进行询问和检查,遵循词条定义对所获结果进行评分编码,确定症状是否存在并判断其严重度。不同医生使用此种标准化检查工具检查患者,可以获得同样的诊断结果,大大提高了诊断的一致性。

(二)评定量表

心理测量学中,评定量表是用来量化观察中所得印象的一种测量工具。它根据一定的原则,将用标准化检查所获得的资料用数字表示,以使主观成分减到最小,这样可以使同一个量表适用于不同社会文化背景下的不同检查者,并可适用于不同的群体。目前,评定量表在心理卫生和精神病学的研究与临床实践中发挥着越来越重要的作用,国际性专业杂志很少发表不应用评定量表的研究性论文。评定量表的种类从量表项目编排方式上可分为数字评定量表如症状自评量表、描述评定量表等。按评定者性质可分为自评量表(量表的填表人为受评者自己)和他评量表(量表填表人为评定者)。按内容可分为一般性心理卫生评定量表和精神科症状量表,前者主要用于一般人群,可以是健康群体,也可以是在情绪、个性上出现偏差或环境适应方面有一定困难的群体,评定者主要是心理学家、心理卫生工作者;后者一般用于精神科患者,评定者主要是受过专门训练的精神科医生。常用的心理卫生评定量表有:

1. 症状自评量表　此表包括90个项目,可以全面评定受评者的精神状态如思维、情感、行为、人际关系、生活习惯及精神病性症状等。有9个因子,包括躯体化、强迫、人际敏感、抑郁、焦虑、敌对、恐怖、偏执、精神病性因子。该量表被广泛用于评定不同群体的心理卫生水平,如老年痴呆患者家属的心理健康状况、考试应激对学生心理状态的影响等。从躯体功能、心理功能、社会功能、物质生活状态四个维度来评定受评者与健康相关的生活质量。

【思一思】
临床常用心理评定量表有哪些?

2. 明尼苏达多相人格调查表　是世界上应用最为广泛的心理测验,共有566道题,包含13个分量表,可以了解受评者的个性特征,也可以对精神科诊断起到一定的提示。

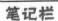

3.认知活动的评定量表　用于评定婴幼儿发育水平、儿童及成人智力水平、老年人记忆及智能状况等。

案例分析

李女士,28岁,未婚,干部,3年前工作压力大渐出现敏感多疑,怀疑同事说自己坏话,认为别人针对自己,说同事微信骂她,与同事争吵,情绪不稳,骂人,甚至想打人,服用中药治疗后情绪更不稳定,认为同事在领导那里告自己的状,同事还与前男友的妻子勾结起来害自己,与同事发生冲突,父亲劝说无效,认为网上出现辱骂性的言语也和自己有关,发脾气,摔东西,听到有人和自己讲话,自言自语,整夜不眠,饮食。既往史无特殊,其母亲有精神失常史。查体:神志清,心肺听诊未见明显异常,腹软,无压痛、反跳痛,神经系统查体未见明显阳性体征。精神检查:意识清,表情平淡,接触交谈被动合作,注意力欠集中,对答欠切题,存在幻听、关系妄想、被害妄想,情绪不稳,发脾气,容易与人发生冲突,对自身疾病无认识,自知力缺失。

分析:李女士属于哪种精神疾病?

同步练习

一、选择题

1.面谈检查的目的不包括　　　　　　　　　　　　　　　　　　　　　（　　）

A.获取必要的信息以便确立诊断　　　　B.从完整的人的角度了解患者

C.了解患者所处的环境　　　　　　　　D.形成良好的医患治疗关系

E.用药治疗

2.沟通技巧不包括以下哪项内容　　　　　　　　　　　　　　　　　　（　　）

A.倾听　　　　　　　　　　　　　　　B.接受

C.质疑　　　　　　　　　　　　　　　D.善于提问

E.鼓励表达

3.不属于现病史主要内容的是　　　　　　　　　　　　　　　　　　　（　　）

A.发病的相关因素　　　　　　　　　　B.对未来的规划

C.疾病发展及演变过程　　　　　　　　D.有病时的一般情况

E.既往与之有关的诊断、治疗用药

4.不属于常用心理卫生评定量表的是　　　　　　　　　　　　　　　　（　　）

A.症状自评量表　　　　　　　　　　　B.明尼苏达多相人格调查表

C.阴性症状量表　　　　　　　　　　　D.抑郁量表

E.焦虑量表

二、填空题

病史内容包括＿＿＿＿、＿＿＿＿、＿＿＿＿、＿＿＿＿、＿＿＿＿、＿＿＿＿。

三、名词解释

重构

四、简答题

1.病史采集的内容有哪些?

2.精神状态检查应包括哪些内容?

3.沟通技巧的重要性表现在哪些方面?

(新乡医学院第二附属医学　李春兰)

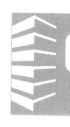

第五章
精神科的基本要求及护理技能

学习目标

1. 说出精神科护理人员的基本要求。
2. 熟记精神科护理人员的基本技能。
3. 解释精神科护理的基本内容。
4. 能够对精神障碍危机状态进行护理。

第一节　精神科护理工作的特点及重要性

（一）精神科护理工作的特点

1. 正确认识精神疾病,合理对待精神障碍患者　由于精神障碍患者思维异常、行为怪异,很难在人群中产生认同,有些还被认为是"思想问题"或"故意的"等。作为一名护理人员,一定要充分认识到精神疾病也是病、精神障碍患者也是人,只有这样,才能意识到自己的角色和责任,从而更好地护理精神障碍患者。

2. 密切观察病情,防止意外发生　由于精神疾病的特殊性,精神障碍患者对自身的状况缺乏正确认识,无自知力,或不能正确及时的表述,因此,仔细地观察精神障碍患者的病情就成为解精神障碍患者病情的唯一途径。精神病的许多症状要在观察中发现和证实,精神障碍患者的许多意外可能通过仔细的病情观察而得以发现,从而避免了意外的发生。

3. 心理护理作为护理工作的重点　社会心理因素是引起精神疾病的重要因素,因此,正确对精神障碍患者实施心理护理显得十分重要。重症精神病一旦进入恢复期,帮助其精神障碍患者正确认识疾病促进自知力早日恢复显得尤为重要。同时,随着病情的恢复,精神障碍患者对工作、家庭、社会是否能很好地接纳自己而产生疑问,轻症精神病更是自始至终都对自身病情缠身疑问,甚至对治疗失去信心。这就要求护理人员熟练掌握心理学知识,及时为精神障碍患者做好心理疏导工作,促进心理康复。

4. 加强对精神障碍患者的组织管理　精神疾病由于住院时间较长,每一个精神障碍患者的精神症状都不一样,有些兴奋好动,有些生活懒散,有些睡眠倒错,因此值班

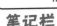
护士应做好病房的组织管理工作,将精神障碍患者组织起来,让精神障碍患者相互帮助、相互监督。通过护理人员的努力,让精神障碍患者有计划地参加劳动、娱乐、锻炼,使精神障碍患者能够像正常人一样有规律地生活,为早日回归社会打下良好的基础。

(二)精神科护理安全工作的重要性

护理人员要充分认识到安全工作的重要性,受精神症状支配,精神障碍患者常产生一些出人意料的行为,因而时常出现伤人、毁物、自伤、自杀、出走等异常行为,而这些行为一旦发生,后果不堪设想。因此,护理人员在护理这类精神障碍患者时要把精神障碍患者的安全放到首位,时刻提高警惕,防止此类事件发生。

第二节　精神科护理人员的基本要求

(一)素质要求

1.具有敬业及奉献精神　作为一名精神科护理人员必须具备敬业及奉献精神。由于精神障碍患者在病态情况下,无法控制自己的言行,常出现一些伤己伤人的行为,作为从事该领域的护理人员面临精神障碍患者暴力行为的威胁及其他行为所带来的困扰时,应该充分理解精神障碍患者的痛苦,要正确认识精神障碍所造成异常行为的病态性及正确认识自己工作的重要意义。要热爱自己的本职工作,要不厌其烦、耐心地帮助精神障碍患者恢复健康。护理人员要严格执行各项规章制度。对医院内部事务及工作人员有关情况不得向精神障碍患者泄露或在精神障碍患者面前议论。

2.尊重、关爱精神障碍患者　尊重精神障碍患者的人格,对精神障碍患者态度要和蔼,对精神障碍患者的合理要求应尽量给予满足,不得对精神障碍患者进行侮辱、讽刺或讥笑,更不得变相虐待精神障碍患者,不得将精神障碍患者的病情当谈笑资料。要与精神障碍患者建立良好的护患关系,取得精神障碍患者的信任与合作,促进精神障碍患者早日康复。

3.具有慎独精神　在临床护理工作中,护士工作的独立性很强,经常要单独值班和处理问题,尤其面对的是精神障碍患者,所以护士要自觉地坚持原则,实事求是,按科学的规律办事,一丝不苟地执行规章制度。一旦发生差错或意外,应立即上报,及时处理。

4.具有良好的心理素质及稳定的情绪　护士积极的情绪,和蔼可亲的表情和语言不仅能够调节气氛,而且能够对精神障碍患者激动或抑郁的情绪起安抚作用,有利于增强精神障碍患者的安全感。这要求护士能自觉调节自己的情绪,做到急而不慌,纠缠不休,悲喜有节,激情含而不露。

5.身体素质　护理工作具有连续性的特点,所以护理人员应具有健康的身体,当工作压力大或感觉身体不适,处于亚健康状态时,应及时调整,合理膳食、适量运动,积极参加医院组织的各项活动,精力要经常保持充沛的状态。

(二)业务知识的要求

精神科护理人员应该具有较高的文化素养,不仅需要熟练掌握本专业知识,还要掌握自然科学、社会科学和人文科学等多学科的知识,才能胜任精神科护理工作。

1. 具有丰富的理论知识　在精神科临床护理工作中,技术操作相对较少,注重的是与精神障碍患者的沟通交流。但是这种沟通并不是那么容易,况且精神障碍患者的背景各不相同,因此护理人员不仅要掌握一般医学和精神病学的基础知识,还应具备心理、社会、伦理、美学等与护理有关的理论知识,不断充实多学科的信息储备,掌握新知识,培养、提高观察病情的能力,能够准确及时发现病情变化,掌握时机,给精神障碍患者提供最佳服务。只有这样才能适应精神科护理工作的需要与发展。

2. 具有广阔坚实的社会、心理、生物医学知识　精神疾病不同于内、外、妇、儿各科疾病,许多病理现象不但有生物学基础,而且常常涉及社会心理因素。许多精神疾病的治疗与护理过程都需要心理社会学的知识与技巧。例如,护士与精神疾病患者交往,建立良好的护患关系,是做好精神科护理工作的核心内容之一。在这个问题上,丰富的心理社会学知识与技术是必不可少的。因此,从事精神疾病患者护理的人员不但要掌握丰富的生物医学知识、一般临床医学的理论,而且应具备心理学和社会学科等方面的知识,才能成为一名合格的护士。

（三）基本技能要求

1. 具有良好的护患沟通能力　接触精神障碍患者是了解病情的重要途径,也是做好精神科护理工作的基本功之一。由于精神障碍患者不能正确反映客观现实,其行为常不能为正常人所理解,因此接触精神障碍患者不单是为完成治疗及护理任务,更重要的是以精神障碍患者为中心,建立护士与精神障碍患者的治疗性人际关系,运用交往和沟通技巧,观察精神障碍患者的思维、情感和行为等病态表现,帮助精神障碍患者维护健康、预防疾病、恢复功能,实现护理工作的目标。这就给精神科护士提出了更高的要求。

2. 具有敏锐的观察力　通过敏锐的观察,护士能从精神障碍患者的身上获取第一手临床资料,及时判断精神障碍患者的需求,评价治疗和护理的效果。护理人员要善于从精神障碍患者的言语、表情、行为、姿势和眼神等中了解精神障碍患者的心理需求,从而防止意外事件的发生。

3. 具有果断处理突发事件的能力　精神障碍患者的病情变化多端,有时难以预料,这要求护士具有灵活的注意力,善于发现精神障碍患者瞬间的变化,同时又要具有意志的果断性,能根据情况的变化立即做出正确的判断,从而采取积极有效的防范措施,才能适应工作的需要,更好地保证精神障碍患者的安全。

第三节　精神科护理的基本内容

一、一般护理

（一）基础护理

精神科基础护理主要包括患者的日常生活护理、饮食护理、睡眠护理等。精神障碍患者由于幻觉、妄想的存在,没有自知力,意志缺乏,对生活无要求,不关注自己,懒散,不知料理个人卫生,有的患者不能正确表达自己的感受和要求,所以基础护理是精神科护士的主要基础护理工作之一。

1.日常生活护理

(1)口腔和皮肤护理 ①督促、协助患者养成早、晚刷牙、漱口的卫生习惯。对危重、木僵、生活不能自理者,予以口腔护理,每日 2~3 次。②新患者入院,做好卫生处置并检查有无外伤、皮肤病、头虱、体虱等,并及时做处理。③督促患者饭前便后洗手,每日梳头、洗脸、洗脚,女患者清洗会阴。定期给患者洗澡、理发、洗发、剃须、修剪指甲。生活自理困难者,由护士协助或代为料理,包括女性患者经期的卫生护理,使患者整洁舒适。④卧床患者予以床上沐浴,定时翻身、按摩骨突部位皮肤,帮助肢体功能活动,保持床褥干燥、平整,做好防褥疮护理。

(2)大小便护理 ①由于患者服用精神科药物容易出现便秘、排尿困难甚至尿潴留的情况,因此,须每天观察患者的排泄情况。对 3 d 无大便者,可给予适宜的缓泻剂(如番泻叶泡水服)或清洁灌肠,以及时解决便秘的痛苦,并预防肠梗阻、肠麻痹的发生。平时鼓励患者多饮水,多食蔬菜、水果,多活动,以预防便秘。对排尿困难或尿潴留者,先诱导排尿,无效时可按医嘱导尿。②对大小便不能自理者,如痴呆、慢性衰退等患者,要掌握其大小便规律,定时督促,陪伴如厕或给便器,并进行耐心训练。尿湿衣裤时,及时更换,保持床褥的干燥、清洁。

(3)衣着卫生及日常仪态护理 关心患者衣着,随季节变化及时督促和帮助患者增减衣服,以免中暑、感冒、冻伤等。帮助患者整理服饰,保持衣着干净,定期更衣,随脏随换,衣扣脱落及时缝钉。关心和帮助患者修饰仪表仪容,以满足患者爱美的需要,有利于患者增强自尊、自信,提高生活情趣。

2.饮食护理 在精神障碍患者中,饮食异常是多种多样的,既可能在精神症状支配下而拒食、厌食、抢食、暴饮暴食或吞食异物、拣食脏物等,又可能因服用抗精神病药物而引起吞咽困难影响患者进食,有时也可导致噎食的发生。因此,护士要认真做好饮食护理,协助患者正常有序地进食,保证治疗的正常进行。

(1)进餐形式 集体用餐和个别用餐。大部分是集体用餐有利于调动患者进食情绪,有利于患者消除对饭菜的疑虑,有利于护理人员全面观察患者进餐情况。少部分需要协助者采用个别用餐。

(2)进餐前的护理 ①按开饭时间督促精神障碍患者洗手;②安排患者于固定餐桌,定位入座,使患者进餐厅后,目标清楚,各就各位,有秩序,亦便于工作人员及时发觉缺席者,及时寻找,做到不遗漏。进餐时分别设普通桌(供大多数合作或被动合作的患者就餐,给予普通饮食)、特别饮食桌(供少数有躯体疾患或宗教信仰不同对饮食有特别要求的患者就餐。如少盐、低脂、高蛋白、忌猪肉、素食、糖尿病、半流质饮食等。由专人看护,按医嘱、按病情、按特殊要求,准确无误地给适宜的饮食)、重点照顾桌(供老年、吞咽困难、拒食、藏食、生活自理困难需喂食者,由专人照顾)。重症患者于重症室内床边进餐。

(3)进餐时的护理 ①在进餐过程中,护士分组负责观察,关心患者进餐情况,如进餐时秩序、进食量、进食速度。防止患者倒食、藏食,防范患者用餐具伤人或自伤。巡查有无遗漏或逃避进餐的患者,并时时提醒患者,细嚼慢咽,谨防呛食、窒息。②对年老或药物反应严重、吞咽动作迟缓的患者,要给予软食或流质饮食,酌情为患者剔去骨头。进餐时切勿催促,给予充分时间,必要时予以喂食,并由专人照顾,严防意外。

③对抢食、暴食患者,安排单独进餐,劝其放慢进食速度,以免狼吞虎咽发生喉头梗塞,并适当限制进食量,以防过饱发生急性胃扩张等意外。对欲吞食异物的患者要重点观察,必要时予以隔离,外出活动需专人看护,以防食脏物、危险物品等。④对拒食患者的护理需针对不同原因,想法使之进食,必要时给予鼻饲或静脉补液,并做进食记录,重点交班。⑤特殊症状精神障碍患者进食时的护理,有被害妄想、疑心饭菜有毒者,可让其任意挑选饭菜,或由他人先试尝,或与他人交换食物,适当满足要求,以解除疑虑,促使进食。有罪恶妄想者,自认罪大恶极、低人一等,不配吃好的食物而拒绝进食,可将饭菜拌杂,使患者误认为是他人的残汤剩饭而促使进食。有疑病妄想、牵连观念、忧郁不欢、消极自杀、否认有病而不肯进食者,应耐心劝导、解释、鼓励,亦可邀请其他患者协同劝说,这往往能促使患者进食。对被幻听吸引而不肯进食的患者,可在其耳旁以较大声音劝导提醒,以干扰幻听而促使进食。对阵发性行为紊乱、躁动不安而不肯进食的患者,应视具体情况,不受进餐时间的限制,待其病情发作过后较合作时,劝说或喂之进食。木僵、紧张综合征的拒食患者,试予喂食,以补鼻饲之不足,或将饭菜置于床旁,有时患者会自行进食。对伴有发热、内外科疾患的患者,因食欲不佳而不愿进食的,应耐心劝说,并尽力设法烹饪患者喜爱的饮食,使之进食,亦可允许家属送饭菜。

3. 睡眠护理　睡眠的好坏常预示着精神障碍患者病情的好转、波动或加剧。有的精神障碍患者假装入睡,趁人不备发生意外。保证精神障碍患者充足的睡眠对稳定精神障碍患者情绪、巩固治疗效果起着重要的作用。

（1）创造良好的睡眠环境　①病室空气流通,温度适宜,光线柔和,床褥干燥、清洁、平整,使患者感觉舒适;②保持环境安静,有兴奋躁动患者应妥善安置于隔离室,必要时遵医嘱给予镇静催眠药物治疗,工作人员做到说话轻、走路轻、操作轻、关门轻,保持病室内安静;③就寝时,可让患者听轻柔的催眠乐曲,有利安定情绪。

（2）安排合理的作息制度　为患者制订合理的作息时间并督促执行,白天除了安排 1～2 h 午睡外,其他时间要组织患者参加适宜的工、娱、体活动,有利夜间正常睡眠。

（3）促进患者养成有利睡眠的习惯　①睡前忌服引起兴奋的药物或饮料,餐后不过量饮茶水,临睡前要排尿,避免中途醒后,难以入睡;②睡前避免参加激动、兴奋的娱乐活动和谈心活动,不看情节紧张的小说和影视片;③睡前用暖水浸泡双脚或沐浴,以利减缓脑部血流量,促进睡眠;④要取健康的睡眠姿势（仰卧和侧卧）,不蒙头盖面,不俯卧睡眠。

（4）勤巡视观察,严防意外　护士要深入病床边勤巡视,仔细观察患者睡眠情况,包括睡眠姿势、呼吸音,是否入睡等,要善于发现假装入睡者,尤其对有自杀意念的患者做到心中有数,及时做好安眠处理,防止意外。

（5）未入眠患者的护理　①护士要体谅其因失眠而痛苦与焦躁不安的心情,耐心听取其所述,帮助安定情绪,无效时按医嘱给予药物帮助入眠;②指导患者放松或转移注意力帮助入眠;③分析失眠原因,对症处理患者失眠的原因有多种,如新入院者对医院环境陌生、不适应、害怕,也有患者对治疗反感或恐惧致失眠,护士要耐心做保护性解释,使其有安全感。其他还有患者因病痛及身体各种不适、婚姻、工作、经济等导致的失眠,可针对性地采取相应的措施帮助其入眠。对主观性失眠者可在其入睡后用红笔在手臂上做记号,待醒后善意告知患者以证明确实睡着过,这可缓解患者对睡眠的焦虑担忧情绪。

（二）安全护理

安全护理是精神科护理工作的重要组成部分,也是护理人员护理精神障碍患者的重要环节。精神障碍患者因受症状支配,常可出现冲动、伤人、自伤、毁物、外走等特殊行为,护理人员稍有不慎,就可出现意外,乃至危及精神障碍患者生命。因此,做好安全护理,不仅能保障精神障碍患者的安全,而且还能提高医疗、护理质量。

1. 密切观察病情　护理人员必须熟悉精神障碍患者的病情、诊断。对有暴力、自杀及外走等行为的精神障碍患者,要心中有数,随时注意其动态,严重时安置于重症监护室内,护士24 h重点监护,一旦发现有意外先兆,及时采取积极有效的防范措施,防患于未然。

2. 加强巡视　巡视的目的在于了解病情、发现问题、堵塞漏洞、预防意外。凡有精神障碍患者活动场所,护理人员应每10~15 min巡视1次,重点精神障碍患者专人监护,精神障碍患者24 h不离开护理人员的视线。通过巡视,观察精神障碍患者的精神症状、躯体情况、心理需求、治疗效果、睡眠情况以及有无冲动、自伤、伤人、毁物、攀高、外走等危险行为。对一切影响精神障碍患者安全的活动,护理人员应及时发现,予以制止,确保精神障碍患者安全。

3. 严格执行各项工作制度　护理人员要严格执行给药制度、交接班制度、外出检查活动护理、岗位责任制等,否则将会给精神障碍患者带来不良后果,甚至危及生命。例如,精神障碍患者服药后,护理人员要认真检查其口腔,避免精神障碍患者藏药或将藏匿的药物一次吞服,导致生命危险。发药时要注意安全,并严防精神障碍患者将药盘打翻或伤人。

4. 加强安全管理　①保持病室环境安全 发现门窗、锁、家具等设备有损坏时要及时修复。对各种辅助室的门用毕要及时上锁,以防精神障碍患者借机逃跑或收藏器具作为自伤、伤人的工具。②病房内的危险物品要严格管理,如药品、器械、约束带、玻璃制品、锐利物品等要放置固定地点并加锁保管,每班认真交接,清点实物,如有丢失及时查找。③加强安全检查,严防危险物品带入病房。凡患者入院、会客、假期出院返回、外出活动返回均需要做好安全检查,防止危险物品带入病室。每日整理床铺时,查看患者有无暗藏药物、绳带、锐利物品等。经常对整个病区环境、床单位,有些患者的鞋、袜、衣袋等一切可能存放危险物品地方,均进行安全检查。④做好对精神障碍患者和家属安全知识的宣传教育。⑤护理人员应加强自我防范,严格执行病区各项规章制度,做好规范操作。

（三）心理护理

心理护理是指护理人员运用医学心理学的知识,以科学的态度,恰当的沟通方法与技巧,对精神障碍患者的精神痛苦、心理顾虑、思想负担、疑难问题进行疏导。由于精神障碍患者的异常行为和住院后生活环境的改变,会使精神障碍患者产生特有的心理需要和反应。因此心理护理的目的在于解除精神障碍患者的紧张、焦虑、悲观、抑郁、孤独等消极心理,调动精神障碍患者的主观能动性,树立战胜疾病的信心,帮助精神障碍患者适应新的社会角色和生活环境。

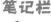

1. 入院阶段

（1）建立良好的护患关系　热情接待收集精神障碍患者资料,做出正确的护理评估,帮助精神障碍患者建立起有利于治疗和康复的最佳心理状态。

（2）合理安排精神障碍患者的生活　护理人员首先应主动介绍医院环境、病房设施及各项管理规定,以帮助精神障碍患者尽快适应医院环境,消除紧张,焦虑心理。

（3）创造优美舒适的休养环境　对病情轻重不同的精神障碍患者应尽量分别安置,避免不良刺激,相互干扰。

（4）尽可能地满足精神障碍患者合理的需要　如解除痛苦、改善环境、了解病情、解决困难、主动问候和教会精神障碍患者正确对待疾病的方法。这样精神障碍患者才会尊重信赖护理人员,才会真正缓解精神障碍患者焦虑、增加精神障碍患者的安全感,与精神障碍患者真正建立起了良好的护患关系。

2. 治疗阶段

（1）护理人员要首先了解精神障碍患者对治疗的态度,如有无恐惧心理或拒药、藏药等行为。并告知精神障碍患者治疗计划及讲解各种治疗的相关知识,使其了解治疗的目的和治疗过程中可能出现的不良反应,树立坚持治疗、战胜疾病的信心,从而积极配合及遵从治疗,确保治疗效果。

（2）根据精神障碍患者不同的症状,采取相应的护理（见本章的精神异常状态的护理）。

（3）合理使用心理疗法,护理人员通过对精神障碍患者进行心理上的安慰、支持、劝解、保证等方法,消除与减轻精神障碍患者不必要的恐惧和紧张情绪,正确对待疾病,从而达到治疗疾病的目的。

3. 康复阶段

（1）对恢复期精神障碍患者,护理人员应重视他们的各种心理问题,做好耐心细致的心理护理。如对未来充满自信,而对不利因素考虑甚少,或把未来看得相当复杂,担心疾病复发、失去工作,担心社会、家庭不接纳,因此产生悲观情绪,甚至丧失生活的信心。

（2）从预防复发的角度,鼓励精神障碍患者坚持治疗,协助精神障碍患者制订近期及远期康复计划。

（3）使精神障碍患者具备应付各种压力的心理准备。教会精神障碍患者正确对待人生道路上的挫折,激发其对生活的兴趣和树立自强、自尊、自立、自信的信念,使精神障碍患者保持最佳的心理状态,以维护健康,预防复发,促进康复。

（四）给药的方法

口服给药是精神科临床护理工作的重要内容之一,精神障碍患者是否按医嘱服用,对控制其症状有着重要意义,精神障碍患者由于缺乏自知力,有时往往不愿服药,因此,护理人员必须要认真做好给药护理工作。

（1）按照护理给药核心制度的要求进行药品的管理与操作。

（2）发口服给药的形式

1）集中发药:服药前组织精神障碍患者按固定位置坐好,避免精神障碍患者来回走动,造成漏服药或藏药、吐药等情况。发放时再次核对精神障碍患者床号、姓名、面容、药名、剂量、时间、用法。

2）床头发药：携带治疗本、温开水推车至病室，合作者先发，不合作者后发；如精神障碍患者有疑问时，应立即核查，确认无误时方可服用，要看好精神障碍患者确实服下后再发第二位。

（3）正确指导精神障碍患者口服药物的方法（饭前药、饭后药、餐中药、服药顺序及注意事项），确保精神障碍患者服下后方可离开。

（4）对有藏药企图或行为的要严格检查，在不影响精神障碍患者自尊的情况下，用压舌板检查口腔内舌上下、两颊，同时检查患者手掌、衣袖及药杯；对有引吐行为的患者服药后要在护士视线之内停留 10～15 min，以防吐药。

（五）入院、治疗期和出院精神障碍患者的护理

1. 入院精神障碍患者的护理　多数精神障碍患者对疾病缺乏自知力。精神障碍患者入院多系被动的或被哄劝、诱导而来，常因抵触情绪而出现吵闹冲动行为。因此，护理人员首先热情接待精神障碍患者，以消除精神障碍患者对住院的恐惧心理，稳定精神障碍患者情绪。当班护士应主动与精神障碍患者交谈，了解精神障碍患者的一般情况、病情特点、心理社会因素、饮食习惯、生活习惯、兴趣爱好等问题，并根据不同病情，采取不同的接触方法，做到亲切热情、耐心细致、积极主动。入院时要妥善安置，并进行护理安全检查和护理体检，按护理常规操作。如有异常应记录在护理记录上。对合作的精神障碍患者应向其介绍入院须知、病区环境、作息时间、吸烟制度、探视制度、主管医师和床位护士等。同时热情接待精神障碍患者家属，详细了解精神障碍患者的病情，向家属告知病区的有关管理制度，以取得家属配合。

2. 治疗期精神障碍患者的护理　根据精神障碍患者病情及症状的不同，做好基础护理、症状护理、康复护理及健康教育。

3. 出院精神障碍患者的护理　精神障碍患者正式出院时，向精神障碍患者及家属做好出院宣教并说明相关注意事项，发放出院宣教单；讲明药物保管及服用方法，复查日期，鼓励精神障碍患者按时服药，以巩固疗效，预防复发；发放意见征询表并办理出院手续；通知精神障碍患者更换衣服，及时收回公物，将精神障碍患者的一切私物交还家属清点签收；做好床单位终末处理并登记；通知营养室停饮食；写好出院记录。

（六）康复护理

（1）住院期间的精神障碍患者可根据病情全程指导精神障碍患者参加各种工娱治疗、行为矫正治疗、音乐治疗、手工制作等。在此过程中要鼓励精神障碍患者多与其他病友进行交流，从而增加治疗信心。

（2）康复期精神障碍患者主要以技能训练为主，为回归社会打下基础，可安排精神障碍患者参加职业技能训练、社交技能训练、家具技能训练等。

（七）健康教育

1. 精神障碍患者　护理人员应以通俗易懂的语言，通过个别交谈、讲座、讨论等方式，向精神障碍患者讲解精神卫生知识，以帮助精神障碍患者正确认识疾病及服药的重要性，解除因对疾病缺乏正确认识而产生的恐惧、焦虑等不良情绪，教育精神障碍患者正确对待及处理问题，消除自卑情绪，树立坚强意志，教育精神障碍患者如何使用社区中的设施及资源，鼓励精神障碍患者接触社会和人际交往，积极帮助精神障碍患者分析交往中存在的问题和克服各种困难，以尽快达到精神障碍患者适应回归家庭、社

会的目的。

2. 家属 指导家属学习和掌握精神疾病的有关知识,学会观察和识别疾病症状及复发先兆的方法,督促精神障碍患者维持用药、定时复诊。努力为精神障碍患者创造一个温馨和谐的家庭环境,合理安排精神障碍患者的日常生活、学习和工作,并告知家属应加强对精神障碍患者的训练和教育,使其尽快摆脱"精神障碍患者角色",逐步获得自行料理生活的能力。教会家属如何帮助自己和精神障碍患者减压的方法,以保持身心健康。

二、精神障碍患者的组织管理

精神障碍患者的组织管理在病房工作中占有重要的位置。科学的管理可使病房安静、有序、清洁整齐,精神障碍患者舒适安全、和谐愉快对保证病房良好秩序、改善医患关系、促进精神障碍患者康复有重大意义。

(一)组织管理的原则

1. "以人为本"的原则 首先在尊重精神障碍患者权利的前提下,合理安排精神障碍患者的住院生活及治疗,使其享有正常人生活的权利,以不脱离社会为主。

2. 以保持精神障碍患者社会功能完好为原则 精神障碍患者具有再塑的潜力,要根据病情需要选择适宜文娱活动,按计划进行行为矫正,辅导精神障碍患者进行社会技巧训练,以适应社会需要。

3. 有利于疾病恢复的原则 根据治疗管理需要,可按疾病不同诊断、病程阶段分为级护理,并根据病情动态变化和治疗需要随时调整。

(二)病房的管理模式

1. 封闭式管理模式 精神障碍患者在限制的范围内活动,一般不能离开病室或在有专人监护的活动室活动。封闭式的管理模式有严格的限制和规定,病房的各种设施常常都是围绕防止精神障碍患者外逃或自杀而设计,不适宜病情稳定和恢复期的精神障碍患者。

2. 半开放式管理模式 半开放式管理模式是封闭式管理和开放式管理的一个过渡形式,主要适合于二级护理的精神障碍患者,精神障碍患者可在自由半开放的文娱活动区活动。目前,多数精神病院采用该管理模式。

3. 开放式管理模式 患者住在完全开放的病区,能够与社会环境保持密切接触,患者可穿自己的生活便装,自由出入病区、活动室。该管理模式主要适合于二级和三级护理的精神障碍患者,因与社会环境保持密切的接触,有利于精神障碍患者与亲人和社会的交往,促进其社会功能的康复,同时也减轻了精神障碍患者住精神病院、活动受限制的心理压力,越来越受到精神障碍患者和家属的欢迎,也是精神科护理管理发展的趋势和方向。

(三)精神障碍患者的组织与管理

1. 精神障碍患者的组织(成立工休委员会) 患者的组织是在专职护士指导下,从恢复期患者中挑选有一定工作能力、有一定影响力且热心为病友服务的人成立工休委员会。工休委员会的委员要带头和督促患者积极参加病区的各项活动,专职护士负责与委员会的委员们定期开会,研究、讨论、制订学习计划与开展各项活动的安排,定期召开全体休养员会,听取患者对医疗护理服务的意见,向患者提出需要配合的事项,表扬好人好事等。任职的患者若出现病情复发或康复出院可及时推荐补充,以使工休委员会工作的持续进行。

2. 精神障碍患者的管理　根据患者疾病的不同阶段、性别、年龄的差异,以及并发症的不同种类分设不同的病房,实行开放或封闭管理原则,使患者在得到良好治疗护理的同时,尽可能接近正常人的生活,也有利于病室环境的管理。具体如下:

(1)制定制度　如患者作息制度、住院休养(包括进餐时、睡眠时、服药时、测体温时、工娱治疗时、外出活动时等)、会客制度、休养员会议制度等,并经常宣传制度的内容,让患者明了遵守制度和规则的意义,使他们能自觉遵守。对慢性退缩或记忆力差者,予以重点关心、耐心帮助和进行强化训练,督促他们遵守。

(2)丰富住院生活　有计划地为患者安排丰富多彩的文娱、体育、作业与学习活动,增加病友之间的交流,使患者在集体活动中和良好的氛围内转移病态思维,安定情绪,获得愉快、信心和希望,这些既有利于病房的安定和安全,又可促进精神障碍患者的康复,使其早日回归社会。

3. 探视护理　重性精神障碍患者和急性发作型患者,一般收住在封闭式病房,与外界隔离。患者感到不自由,或不能接受精神障碍患者的角色,或思念亲人、牵挂工作等,常常表现出焦虑、抑郁、激越,影响患者安全和病室秩序,因此,要合理安排探视时间,以安定患者的情绪,巩固治疗效果。为防意外,应做好如下探视护理:

(1)合理安排探视时间　新入院的患者最好入院1周后再行探视,其他患者可每天探视1次或隔天探视1次,视医院和患者情况而定。

(2)探视时的管理要求　①专人负责探视:要有专职护士接待,有专项登记,登记内容包括患者姓名、探视者姓名及所属关系、物品交接情况等,登记本存留以便清点人数和备查。要将患者交到家属手上,家属不在身旁,不能放患者出去,态度要热情,尽量协助家属解决问题。②探视要在规定的场所进行,未经医生许可,精神障碍患者不能离开医院;病情突变不能会客者,要暂停探视;重症患者需到床旁探视者,接待人员应陪同在旁。③安全检查:探视者带给患者的物品须经仔细检查方可带入,凡影响患者安全的物品要拒绝收留,凡易变质腐败的食物应少收或不收,对拒收的物品要向家属做好解释,讲清道理。收留的物品应写上患者姓名交专职护士保管。患者探视结束时,需经安全检查方可进入病房。④健康教育:接待人员要根据患者情况利用探视的机会做好家属健康教育工作。

(3)探视结束　探视时间结束时,要认真清点人数并交班。

三、精神科分级护理

精神科分级护理是根据病情的轻重缓急和对自身、他人及周围环境安全影响程度分为特级护理、一级护理、二级护理及三级护理。

(一)特级护理

1. 护理对象

(1)精神障碍患者伴有严重躯体疾病,病情危重者,如伴有严重的心力衰竭、高血压危象或严重外伤者等,生活完全不能自理者。

笔记栏

（2）有极严重的自伤、自杀危险、极度兴奋躁动、外逃者。

（3）受伤或自杀未遂后果严重者,生命体征还不稳定者。

（4）脑立体定向手术后的精神障碍患者。

2.护理要点

（1）设专人护理,制订护理计划,严密评估病情,包括生命体征的变化,保持水、电解质平衡,准确记录出入量,并做好护理记录。

（2）认真做好基础护理及落实各项治疗和护理措施,严防并发症,确保精神障碍患者安全。

（3）必要时备好急救物品及药品,以便抢救之需要。

（二）一级护理

1.护理对象

（1）新入院尚不需要特级护理的重症精神障碍患者,如中毒、脱水、自杀、癫痫发作、木僵、谵妄、昏迷、瘫痪者、外伤,心、肝、肾功能衰竭或身体极为衰弱者,需要严格卧床休息者,生活不能自理者。

（2）严重的抑郁自杀、自伤和极度紧张性兴奋者,或严重的被害、自罪妄想、幻觉所致的自杀、外走、伤人、拒食者。

（3）特殊治疗需要严密评估病情和加强监护者,如电抽搐治疗(electronic convulsive therapy,ECT)者,以及用大剂量精神药物治疗或有明显不良反应者。

（4）入院1周内的精神障碍患者。

2.护理要点

（1）安置重点病室,其活动不能脱离护士视野。需严密观察病情,重点交接班。

（2）精神障碍患者以在重症病室内活动为主。外出必须由工作人员陪护,物品由工作人员管理。

（3）有自杀、自伤、冲动行为者,予以约束时,应做好相应护理。

（4）对长期卧床不能自理生活者,应做好皮肤护理,防止并发症。同时要加强生活护理,保证生理需要,酌情进行针对性心理疏导。

（5）每天评估病情,按护理记录要求记录,病情变化随时记录,并报告医师及时处理。

（三）二级护理

1.护理对象

（1）一级护理精神障碍患者病情好转且稳定,精神症状不危害自己和他人,或仅有一般的躯体疾病者。

（2）生活自理尚有一定困难需协助者,或年老体弱、儿童精神障碍患者等。

（3）有轻度自杀、外走念头的流露,能听劝说且无行为者。

2.护理要点

（1）安置在一般病室,以半开放式管理为主,生活物品可由精神障碍患者自行管理。在病室内可自由活动,在工作人员陪护下参加各种户外活动。

（2）定时或不定时巡视,密切评估病情及治疗反应。

（3）督促或协助其进行生活料理,如梳洗、饮食、衣着、大小便等。

（4）有计划地安排精神障碍患者参加文娱、体育等各项活动。

（5）进行针对性地健康教育,加强心理护理。

（6）按护理记录要求记录,如病情变化及时记录,并报告医生做好相应处理。

（四）三级护理

1.护理对象

（1）经治疗症状缓解、病情稳定者,等待出院的康复期精神障碍患者。

（2）无自伤、自杀、冲动、外逃危险的精神障碍患者。

2.护理要点

（1）安置在一般病室,可酌情实施开放管理。用物自行管理,衣着可随意,在规定时间内可自行外出散步或购物,周末可回家或探友。

（2）评估病情,了解精神障碍患者出院前的心理状态,加强心理护理并帮助解决心理社会问题。

（3）请精神障碍患者参加休养委员会,与其商讨制订劳动技能训练计划,鼓励每天参加院内文娱及体育活动,为出院恢复工作、学习等做适应性准备。

（4）对精神障碍患者进行疾病、治疗、防复发和社会适应等方面的健康教育。

（5）按护理记录要求记录,特殊情况随时记录。

四、精神异常状态的护理

相同的精神异常状态可见于不同类型精神障碍的临床表现,如幻觉、妄想、意识障碍等。因此,精神异常状态护理有共性特征,可适用于相应的精神障碍护理,作为整体护理的组成部分。

（一）兴奋状态的护理

兴奋状态精神障碍患者有协调性和不协调性兴奋之分,这些兴奋状态不仅影响了精神障碍患者的自身生活及安全,而且还干扰他人,在病房内影响病房的秩序,影响治疗与护理。所以兴奋状态是精神科护理工作中较为重要的一个环节,其主要的护理干预如下:

1.安排舒适环境保证安全　应将精神障碍患者安置在安静的环境,室内陈设简单,光线暗淡,尽量减少刺激,无噪声,以减缓精神障碍患者的兴奋性。对急性期精神障碍患者,应限制其活动范围,以保证安全。

2.尊重精神障碍患者争取合作　护理人员要尊重精神障碍患者,态度温和亲切。要维护良好的护患关系,切忌用言语激惹或挑逗精神障碍患者,防止增强其兴奋性。

3.注意倾听了解病情　对言语滔滔不绝的精神障碍患者,要耐心倾听其叙述,不可表示厌倦。要善于引导,不使其谈话偏离主题,以便理解精神障碍患者的内心体验。并适时地给予恰当、简要的反应,以示关心,要多听少说。

4.针对病情变化进行护理干预　要密切观察病情变化动态,注意突发的激情冲动和攻击性行为。对此,护理人员要沉着冷静地处理,用温和的言语进行劝阻,保证精神障碍患者和其他人的安全,并要设法转移精神障碍患者的注意力,缓和情绪或能产生积极效果。

5.鼓励参加文娱活动缓和兴奋状态　对忙碌不休,难以安静的精神障碍患者,可

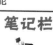

引导精神障碍患者在室内进行简易的文娱活动,分散精神障碍患者的精力。

6.加强基础护理,保证入量　精神障碍患者处于兴奋状态,体力消耗大,要加强饮食护理,保证饮食营养、饮水量,以防体力衰竭。夜晚尤应防止干扰,保持环境宁静,要诱导入眠,保证良好的睡眠,恢复体力。

(二)抑郁状态的护理

抑郁状态精神障碍患者主要表现为心境抑郁,在此基础上,可出现焦虑、易激惹,对生活悲观失望、无信心、自卑感、能力下降,常表现为精神运动性抑制的症状,如思维迟滞、行动缓慢、言语少、声调低,严重者不语不动、卧床不起、拒食,常可发生躯体并发症。严重时精神障碍患者可有消极观念和自杀行为,所以避免意外事件的发生是护理要点。但应注意根据抑郁状态轻重采取相应的措施,具体如下:

1.加强环境管理预防意外　应将精神障碍患者安置在重症监护病房,靠近护士站,便于观察护理。避免刺激与干扰,排除一切危险物品,以防精神障碍患者作为自杀工具而使用。

2.实行监护注意交流技巧　对严重抑郁精神障碍患者,要设专人护理并交班。精神障碍患者反应迟钝,接触被动,但无论精神障碍患者的反应如何,护理人员要关心体贴,主动接触精神障碍患者。交流时要注意技巧,言语恰当,加深理解精神障碍患者的内心情感体验,从而建立良好的护患关系。帮助精神障碍患者消除自卑和无能的心理状态,化解内心矛盾,鼓励精神障碍患者树立对生活的信心和勇气,克服对疾病的困惑。

3.做好基础护理　要加强精神障碍患者的基础护理,满足身心需求,保证舒适与安全。以防精神障碍患者因身体虚弱发生并发症或处于衰竭状态。对拒食精神障碍患者要劝告进食、喂食或给鼻饲饮食,必要时按医嘱静脉输液,以保证营养摄入。

4.善于观察严防意外　要严密观察精神障碍患者的言语、动作和行为表现,以及非言语的情感反应,早期发现病情变化先兆,如精神障碍患者的消极谈论、衣袋里的遗书墨迹等,要做到心中有数。抑郁状态有昼重夜轻的规律,尤应注意在清晨或工作忙碌的时刻,不给精神障碍患者可乘之机,要加强护理,严防自杀行为。

5.警惕反常的情感变化　洞察精神障碍患者反常的情感变化,是十分重要的启示。如某抑郁精神障碍患者,一反常态,情绪突然开朗,积极主动与他人交往,在病室里表现活跃,这种突变可预示精神障碍患者的企图,用以蒙骗他人的伎俩,实现其自杀的目的。对此,绝不能掉以轻心,要及时报告主管医生并交班。这种情况,尤其可能发生在病情缓解时,此时精神障碍患者的精神运动性抑制减轻,精神障碍患者有能力去实现其自杀计划。因此,要掌握关键时刻,加强护理。

6.缓解期的心理护理　在病情缓解期,要加强心理护理,促使精神障碍患者宣泄内心积郁,并引导积极的行为。使精神障碍患者淡化自杀意念,以正确的社会行为对待人生,化消极行为为积极行为。

7.与家属合作保证康复　要争取与家属的合作,使他们理解疾病的特征及家庭护理知识。在出院前,应详细讲明注意事项。注意精神障碍患者的情绪变化和危险信号,如有异常要及时就诊或返院,严防意外。

(三)强迫状态的护理

强迫状态精神障碍患者多因在幼年时期,受家庭环境和教育等因素的影响,诱发本病。精神障碍患者对某些动作和观念,明知不对,又难以控制,因而陷入无法摆脱的焦虑和痛苦,影响正常生活。主要护理干预如下:

1.心理护理 要建立良好的护患关系,耐心与精神障碍患者交流,态度温和,言语委婉,不可讥讽精神障碍患者强迫状态的表现,要理解精神障碍患者内心体验,鼓励精神障碍患者克服自身缺陷的意志和勇气。

2.行为矫正的护理 护理人员要与精神障碍患者协商,制订行为矫正方案,如生活日程活动,规定起床、更衣、洗漱等时间,鼓励并督促精神障碍患者逐步严格地实施各项要求,以达预期的目的。此外还要鼓励精神障碍患者积极参加文娱活动,转移注意力,以集体活动代替强迫动作仪式,缓和精神障碍患者焦虑情绪。

3.做好家属工作 使他们理解本病的特征,协助精神障碍患者适应社会生活,以摆脱强迫状态。

(四)紧张综合征的护理

紧张综合征是较深的精神运动性抑制状态的一组症候群,常见于精神分裂症紧张型。主要的护理干预如下:

1.木僵期的护理 严重木僵状态精神障碍患者终日卧床,不语不动保持一定的姿势,生活完全不能自理。意识是清晰的,能正确感知,但对周围事物毫无反应。

(1)保证舒适安全环境 要将精神障碍患者安置在单间或安静的病室,避免干扰,保持宁静。要加强护理,保证安全,以防精神障碍患者伤人或被其他精神障碍患者伤害。

(2)观察病情变化动态 护理人员要密切观察病情变化,有时在夜深人静时,精神障碍患者的精神运动抑制状态暂时缓解,精神障碍患者可自动下床活动,然后返回,仍卧床不动。此时,切不可惊扰精神障碍患者,要静观精神障碍患者的活动状态,详细记录交班。精神障碍患者无主诉能力,应注意早期发现并发症,以免贻误病情。

(3)做好基础护理 要定时做口腔护理,排除口腔积液,床铺整洁,保护皮肤清洁干燥,定时翻身,预防褥疮。每日定时按摩肢体,防止肌肉萎缩或足下垂,应将肢体安放于功能性位置,以防畸形。注意饮食护理,保证鼻饲液的营养成分。

2.兴奋期的护理 木僵期精神障碍患者可突然转变为兴奋期,这是突发性的、猛烈的,有攻击性行为的兴奋状态,但持续时间短暂,对此要仔细观察,及时发现,进行护理干预,保护精神障碍患者及其他人的安全。

(五)幻觉、妄想状态的护理

幻觉妄想状态常出现于精神疾病的急性期,精神障碍患者的意识清晰,貌似常人,基本上能自理生活,但无自知力,对其妄想内容坚信不疑。妄想内容因人而异,种类多样,往往精神障碍患者在幻觉妄想症状的支配下,容易发生意外事件。临床上多见于精神分裂症,主要护理干预如下:

1.入院时妄想状态精神障碍患者的接待 尤其要注意服务态度和质量。因精神障碍患者在病态思维的支配下,常以为住院是"受迫害",对医务人员怀有敌意。为此,护理人员的态度要和蔼、亲切,言语恰当,服务周到,关心照顾生活,以满足身心需求,缓和其情绪,使其安心住院。

2.注意观察病情变化 掌握幻觉妄想出现的时间、内容以及精神障碍患者的反应,并采取相应的护理措施,不要与精神障碍患者争辩。如精神障碍患者有被害妄想而拒食,应鼓励精神障碍患者集体进餐,与病友吃同样的菜饭,以减轻精神障碍患者的疑虑。对此,护理人员应主动监护,给予劝阻,关心照顾生活,要保证精神障碍患者正常进食。关系妄想的精神障碍患者,不要在精神障碍患者面前低声与他人耳语,以免引起精神障碍患者的怀疑。又如有幻味的精神障碍患者认为饭菜有怪异味道而拒食,应予更换饮食、缓和情绪等。

3. 受幻觉妄想支配　有自伤、自杀、冲动、逃跑行为者,安置在重点病室,必要时限制精神障碍患者的活动范围。

4. 对精神障碍患者态度应和蔼耐心　注意接触精神障碍患者的方法,善于观察精神障碍患者的思维、情感、行为的表现,防止发生意外。

5. 督促精神障碍患者参加工娱治疗　加强心理护理,正确认识疾病,树立战胜疾病的信心。

6. 鼓励参加文娱活动　护理人员应设法不使精神障碍患者在室内独处,防止沉湎于幻觉状态。要督促精神障碍患者参加集体文娱活动,使精神障碍患者体验集体生活,投入现实生活环境,以减少幻觉发生的频率。

7. 缓解恢复期的心理护理　在病情缓解和恢复阶段,要加强对精神障碍患者的心理护理,鼓励精神障碍患者面对现实生活,宣讲疾病知识。并争取家属合作,使他们理解疾病的特征,做好家庭护理,预防复发。

第四节　精神障碍护理评估

(一)护理评估的目的

护理评估是护理程序的第一阶段,是有目的、有计划、有系统地收集资料的过程,以达到全面了解患者健康状态的目的。

(二)护理评估的原则

评估中要做到:①整体性,患者是一个完整的个体,不但要注意患者的身体,还要兼顾其心理、情绪、智能状态、行为模式、社会因素等。②资料来源与可靠性,一是患者自己,二是患者的亲属朋友、其他医务人员,门诊的病历、住院病历、出院记录、实验室报告等。特别要指出的是精神障碍患者因幻觉妄想的存在及主观感觉异常,更应重视其亲属朋友提供的资料。③客观性,评估要尽量保持客观性,避免主观误评。④持续性,护理评估是一个持续的过程,从接触精神障碍患者与其建立治疗性关系开始至治疗性关系结束为止。

(三)护理评估的内容

精神疾病护理的评估内容与其他临床护理学科基本一致,但应注意精神科的特点。

1. 基本资料　包括患者受教育程度、宗教信仰、婚姻状况、职业、门诊或入院诊断、住院次数、总病程等。

2. 健康史　应对现病史、既往史、个人史、家族史详细了解。现病史中患者发病的原因、主要的精神症状、持续的时间;有无自杀和冲动伤人行为;既往史中患者过去患过何病、诊断及治疗如何;个人史中是否为足月顺产,生长发育情况,父母的教育方式,在学校表现及学习成绩,是否顺利升学、就业,个性特征及兴趣爱好,恋爱、婚姻史,性生活及生育的情况,有无物质滥用史、药物过敏史;家族史等。

3.躯体情况 包括患者的体温、脉搏、呼吸、血压、体重是否正常,有无消化、呼吸或心血管等系统的疾病,有无外伤。

4.心理社会状况

(1)自我概念 是指患者对自己的看法,以及自我概念的形成与社会因素的关系。例如,认为自己有哪些优点、缺点,对自己有什么期望,对健康、疾病和治疗的态度。

(2)社会功能 患者生活自理状况,与人交往、参与活动的情感投入和持久程度,平时做事的效率与质量。

(3)家庭情况 患者与家庭成员的关系,家庭成员中与之关系最密切者,精神卫生的知识水平,对患者的态度,家庭的气氛是否协调等。

(4)生活事件 患者最近面临哪些压力,例如升学、就业、升职、恋爱、婚姻、经济拮据、亲人死亡等,以及对这些压力的态度和处理能力。

5.异常精神活动评估

(1)一般表现评估 患者的意识状态、外貌与仪表、与人接触的态度、日常生活、自理程度等。

(2)认知过程评估 患者的知觉、思维形式、注意力、记忆力、智能、自知力等,有无错觉、幻觉及感知综合障碍,有无妄想。

(3)情感过程评估 情感的表达及其与思维内容的相符性、情感的稳定性及协调性。

(4)意志与行为评估 意志行为活动增强或减弱,与其他精神活动的协调性,特别是有无自杀、冲动伤人、毁物、外走迹象,对治疗护理的合作态度。

6.疗效及不良反应 评估患者对治疗的态度,用药后的情况、疗效与不良反应。

(四)护理评估的方法

1.观察法 护士有意识、有目的和有计划地通过观察精神障碍患者的外貌、体位、步态、行为表现、情感、人际交往、生活习惯、喜好等,综合判断精神障碍患者的个性特征、心理反应及异常精神活动,为护理诊断和拟订护理计划提供依据,也为医生确立诊断提供依据。并且通过观察,评价精神障碍患者对治疗、护理的反应,便于及时修订治疗护理计划。

2.交谈法 护士运用交谈技巧通过与患者及其亲属、医生以及其他护理人员沟通,获取患者的有关健康资料。包括:①患者对自身健康状况的主观感受;②患者亲属、医生、其他护理人员对患者健康状况改变的反映。

3.查阅资料 护士通过查阅书面文字材料,获取患者的有关健康资料。①既往健康记录;②各种实验室报告;③患者的来往书信。

4.要考虑执行时的可行性 如患者的病情、合作程度,医护人员的人手和配备、医护人员的知识水平和技术程度。

第五节　精神障碍常见的危机状态的防范与护理

危机状态指精神障碍患者在精神或心理因素影响下突然发生的,个体无法自控的,可能危及自身、他人或物体的一种状态。由于受精神症状影响常出现这种危机状态,特别在急性期可出现各种伤害和破坏事件,如暴力行为、自杀行为、出走行为、噎食行为和吞食异物行为等。因此,对精神障碍患者危机状态的防范和护理及危机状态发生后采取及时有效的救治,是精神科护理工作中非常重要的一部分。

一、暴力行为的防范与护理

暴力行为指个体直接伤害自己或他人躯体或某一物体的严重破坏性攻击行为,给患者及周围环境造成危害性影响。精神障碍患者是产生暴力行为的主要危险人群。其暴力行为可发生在家中、社区、医院等,会给患者、家庭和社会带来危害及严重后果。因此,精神科护理人员应对患者的暴力行为做到提前防范并阻止暴力行为的发生,一旦发生则进行及时处理。

(一)暴力性行为产生的原因

1.精神障碍患者的因素　①受精神症状的影响:如有被害妄想的精神障碍患者,由于病情痛苦的体验显示某人可怕,难以信赖,极可能会遭到伤害,为了保护自己,因而先发制人。精神障碍患者误认某人的一切活动,是来"监视"或"陷害"自己的,将别人的友善动作视为仇视的前奏,伺机置他于死地,结果加以攻击和伤害。有幻觉的精神障碍患者,听到"某某要害他或听到让他去伤害某某"等。②精神障碍患者自知力缺失:因否认有病往往被强行住院,刚开始被隔离,似乎暗示了他被监禁,永无出去的希望,因此内心产生恐惧而出现攻击性举动。③精神障碍患者意识模糊或错乱:精神障碍患者易发生冲动性自伤、自杀行为,但其暴力性行为无任何准备和目的,多半途而废,但也有无意中造成大祸。④精神障碍患者的性格特点:如多疑、固执、情绪不稳及反社会型等。

2.诱发因素　①工作人员的因素:护理人员经验不足、沟通技巧差、受个人情绪的困扰,对兴奋、躁动精神障碍患者在态度上不够冷静、恶语中伤、动作粗暴,而激起精神障碍患者更大兴奋引发冲动。②环境因素:拥挤、温度、光线、杂乱、危险品多及其他一些不良刺激。

(二)暴力性行为发生的先兆

1.先兆行为　踱步、坐立不安、握拳或用拳击物,动作多、快;下颚紧绷、呼吸增快、突然停止正在进行的动作;出现攻击、辱骂性行为。过于关心病友或工作人员缺点,甚至加以扩大歪曲,导致他人心理不平衡;拒绝治疗、护理和住院,不同程度违反院内规章。

2.语言方面　语调高、语量多或语言暗示;威胁真实或想象的对象;强迫他人注意;大声喧哗、挑剔、抗议、质问、要求多。

3.情绪方面　愤怒、敌意、异常焦虑、易激惹、异常欣快、情绪不稳。

4.疾病方面 思维混乱、精神状态突然改变、幻觉、妄想等症状的加重;无法改变自身现状。

(三)暴力行为的防范

密切注意有暴力危险的患者,若发现患者有暴力行为的先兆,应进行及时有效的护理干预,把暴力行为消除在萌芽状态,防止暴力行为的发生。

1.有效的沟通交流化解危机状态 精神科护理人员可以通过早期的语言或非语言的交流来化解危机状态。初步接触精神障碍患者时,要了解和理解精神障碍患者的需求与感受,耐心倾听并与精神障碍患者沟通交流,鼓励精神障碍患者以非暴力行为宣泄和表达,不要激惹精神障碍患者,不要与精神障碍患者争辩,避免与患者发生正面冲突。良好的治疗性护患关系会使暴力行为的发生率下降。

2.有效的药物治疗 护理人员应及时执行医师的处方,以加强对精神症状的控制,可有效地减少患者冲动行为的发生。

3.环境管理 保持环境的安静与整洁,避免嘈杂、拥挤。管理好各种危险物品,以免被冲动的患者拿作攻击的工具。同时根据精神障碍患者的兴趣、爱好组织适当的娱乐活动,使其旺盛的精力得到应有的疏泄,或转移分散其冲动意图,对有冲动倾向的精神障碍患者,应安置在工作人员视线范围内,力争将暴力行为控制在萌芽状态。

4.健康教育 教会患者人际沟通的方法和表达愤怒情绪的适宜方式是一项有效预防暴力行为的措施。如进行体育锻炼、改变环境、宣泄减压等,以有效提高患者的自我控制能力,减少暴力行为的发生。

(四)暴力行为的护理

当早期干预不能成功阻止患者的攻击行为时,就需要对患者采取一些身体上的限制性措施,如隔离或约束等来处理即将或已经发生的暴力行为。

1.寻求帮助 当有攻击他人或破坏物品等暴力行为发生时,第一步要呼叫其他工作人员,集体行动。

2.控制局面 暴力事件发生后,应快捷而有效地控制局面,确保患者和职工的安全为处理原则。其方法:①要计划如何制止暴力性行为;②保持冷静、做到自控;③保持适当距离,不要轻易接触精神障碍患者;④转移对方注意力;⑤维持沟通,理解对方的感受,了解事情真相,不与精神障碍患者争辩,不轻易迁就,鼓励精神障碍患者以非暴力行为宣泄和表达,避免与患者发生正面冲突;⑥劝说精神障碍患者放下武器或转移潜在的武器;⑦疏散其他人员;⑧当一人在场时不要单独以武力控制精神障碍患者,而应与精神障碍患者交谈,拖延时间等待营救人员;⑨多人处理时,整队人员保持镇定,行动一致,动作要迅速、准确、默契;⑩隔离或约束精神障碍患者。

3.暴力性行为发生后的护理 此时要进行的护理措施远远多于暴力行为发生时,应根据精神障碍患者具体情况指导精神障碍患者重建自尊心和对别人的信任感。学习如何表达自己的需要,正确面对挫折,逐步掌握能以非暴力行为方式处理紧张和攻击性意图,提高与他人建立良好关系和遵守社会规范行为的能力。在适当的时间指出他所表现的暴力行为之错处。

笔记栏

二、自杀行为的防范与护理

自杀是指有意识地伤害自己的身体,以达到结束生命的目的。自杀是现代社会人类的十大死因之一,严重影响人类的健康和寿命,也是精神障碍患者死亡的最常见原因。

(一)自杀行为发生的原因

自杀的原因很复杂,是社会心理因素、生物学因素共同作用的结果。其中精神疾病是自杀常见的原因之一。因此,面对精神疾病患者,除了要注意一般人群可能有的自杀原因,要着重评估与自杀相关的精神疾病的症状。

1. 精神疾病 自杀与精神疾病密切相关,所有精神疾病因受症状的影响都会增加自杀的危险性。自杀率较高的精神疾病包括抑郁症(单相或双相)、精神分裂症、酒精和药物依赖以及人格障碍。与自杀有关的一些精神症状包括抑郁、妄想、幻觉、睡眠障碍等。抑郁症是自杀的一个最常见原因。

2. 生物学因素

(1)遗传因素 家庭的自杀行为历史是自杀的重要危险因素。这可能与对家庭成员自杀的认同和模仿、家庭压力大以及遗传物质的传递有关。

(2)个性特征 不良的心理素质和个性特征与自杀有一定的关系,一般说来,具有下列心理特征者在精神应激状态下自杀的可能性比较大:①多疑、敌意,喜欢从阴暗面看问题;②自卑,不自信;③固执,以偏概全;④情绪不稳定,易冲动。

3. 社会心理因素 缺少社会支持会使孤独感增加,使患者更加脆弱,容易导致自杀。

(二)自杀行为发生的征兆

约80%有自杀倾向的患者在实施自杀行为前都曾表现出一定的自杀征兆。因此,应充分重视患者所有的关于自杀的语言和行为,可以减少或避免自杀行为的发生。

1. 语言方面 ①可疑的问题,如问"值夜班的人员多长时间巡视一次""这种药要吃多少才会死""这窗户离地面有多高"或"流血死亡需要多长时间"等;②谈论死亡与自杀,表示想死的意念,常常发呆。如患者可能会说"我不想活了""没什么值得我活下去了"或"这是你最后一次见到我"。

2. 行为方面 ①将自己与他人隔离,特别是将自己关在隐蔽的地方或反锁于室中;②显得非常冲动、易激惹,行为比较突然,在预料之外;③收集和储藏绳子、玻璃片、刀具或其他可用来自杀的物品;④对将自己的事情处理得有条不紊表示出异常的兴趣,书写遗嘱并开始分发自己的财产。

3. 情绪方面 ①情绪低落,表现为紧张、无助、无望、经常哭泣;②在抑郁了较长一段时间后,突然显得很开心,且无任何理由;③焦虑、失眠、体重减轻,害怕夜晚的来临。

4. 疾病方面 ①存在幻听,幻听的内容可能是命令患者去自杀;②有妄想存在,如罪恶妄想,觉得自己不配生活在世界上,存在被迫害、被折磨或被惩罚的想法或言论。

(三)自杀行为的防范

1. 评估患者 对于自杀危险的患者,需要在安全的环境中对其进行持续性一对一的观察或间隔性观察(10~15 min)。护理人员在观察时应该认真仔细,对任何自杀的征兆,均应严格交接,时刻保持警惕,针对性的采取相应措施护理,就不会错过挽救患者的良好时机。

2.安全护理　有自杀意念的患者应被置于安全的环境中。用专业的、尊重的方式查寻患者的衣物及身体,将危险物品如刀、剪、玻璃、绳、火种等拿走。但不要将患者与他人彻底隔离或拿走患者所有的个人物品,除非其病情非常严重,因为这样反而会加重患者的无用感。

3.心理护理　建立良好的治疗性护患关系,在真诚、接纳、理解、支持的基础上与患者建立一种治疗性关系,经常倾听患者诉说,了解其内心感受,与其一起分析导致痛苦或自杀企图的原因,提高患者自尊,给患者提供生活的希望。能与患者建立一种融洽的关系,本身就是一种最好的预防自杀的措施。

4.调动社会支持系统　寻求可以提供帮助患者的潜在力量,如亲人或朋友等。这对经历着无用、无助及无希望感觉的患者来说,具有重要作用。

(四)自杀的紧急处理

1.自缢　发现精神障碍患者悬挂自缢,应立即抱住精神障碍患者身体向上抬举,解除颈部受压迫状态。若精神障碍患者在低处勒缢,应立即剪断缢套。可在现场立即将精神障碍患者放平,保持呼吸道通畅,立即行口对口人工呼吸和胸外心脏按压术,而且要不间断地进行,直至自主呼吸恢复后再搬移精神障碍患者。

2.触电　精神障碍患者蓄意自杀,设法接触电源。由于电流通过人体部位及作用时间不同,引起后果也不同。轻者引起局部烧灼伤,重者可出现全身震颤、痉挛、血压下降、休克或昏迷,如不及时抢救,最后可因心室纤颤、心搏骤停、呼吸中枢麻痹而死亡。因此,要迅速抢救精神障碍患者生命。①迅速切断电源立即报告医生进行急救处理,抢救时要迅速关闭电闸,使精神障碍患者脱离电源,救护者切不可直接用手接触带电人体。当找不到总电源时,可穿上胶鞋,用绝缘物体如布带、被服类套住触电人体,牵拉精神障碍患者脱离电源,救护者也可站在干燥的木椅上,选用非导电物如干燥的竹竿、木棍等挑开电线。急救时动作要快,精神障碍患者触电时间越长,后果越严重。②立即做人工呼吸和胸外心脏按压术,直至复苏有效指征出现或医生宣布死亡为止。

3.服毒　精神障碍患者藏匿大量精神药物或镇静安眠药,集中一次吞服,蓄意自杀。一经发现应迅速采取有效措施排除毒物。要根据毒物性质采取不同的排毒与解毒措施。服毒后,如精神障碍患者出现休克状态,应首先抢救休克,并根据医嘱进行抢救处理。

在抢救精神障碍患者中,护理人员要密切观察病情变化,如有异常,应及时报告医生处理,精神障碍患者清醒后要安慰精神障碍患者,做好心理护理。

4.外伤　临床常见较严重的外伤为开放性与闭合性损伤,精神科可由坠跌伤、撞击伤和切刺伤而致。一旦发现应争分夺秒积极抢救处理。

三、出走行为的防范与护理

出走行为指住院精神障碍患者未经医生批准私自离开医院的行为。精神障碍患者出走受诸多因素影响。出走后如不能及时返院常造成不良后果,必须给予高度重视。

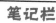
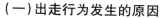

（一）出走行为发生的原因

1. 精神症状所致　①幻觉和妄想的支配,患者会突然离开医院;②患者缺少自知力,认为自己没有疾病,无须治疗而选择出走来躲避就医;③少数精神障碍患者有不同程度意识障碍出走。

2. 社会心理因素　①强制住院的患者由于处于封闭式管理,感到生活单调、受拘束和限制,处处不自由,想尽快脱离此环境;②一些病情好转的患者,因思念亲人,想早日回家,或急于完成某项工作而出走;③患者对住院和治疗存在着恐惧心理,如害怕被约束,对电抽搐治疗有误解等;④工作人员态度生硬、对患者不耐心等都会使患者产生不满情绪而想离开医院。

（二）出走行为的征兆

出走行为的先兆包括:①病史中有出走行为;②患者有明显的幻觉、妄想;③患者对疾病缺乏认识,不愿住院或强迫入院;④患者对住院及治疗感到恐惧,不能适应住院环境;⑤患者强烈思念亲人,急于回家;⑥患者有寻找出走机会的表现。

（三）出走患者的表现形式

1. 意识清楚的患者　多采用隐蔽的方法,平时积极地创造条件,遇到有机会时便会出走。如与工作人员建立良好关系,取得工作人员的信任;常在门口附近活动,窥探情况,趁工作人员没有防备时出走;观察病房的各项设施,寻找可以出走的途径,如不结实的门窗等;个别精神障碍患者可联合策划外走;趁机窃穿工作服假装工作人员外走;窃取钥匙偷偷溜走;外出活动或检查治疗时;还有撬窗等形式外走等。与这些相伴随的是患者经常会有焦虑、坐卧不安、失眠等表现。

2. 意识不清的患者　出走时无目的、无计划,也不讲究方式。他们会不知避讳、旁若无人地从门口出去。一旦出走成功,危险性较大。

（四）出走行为的预防

1. 加强沟通交流　护理人员应加强与患者的交流,密切观察患者病情变化,了解患者的心理需求,并尽量满足。对有出走想法的患者,应了解原因,给予解释与安慰,消除患者的出走念头。

2. 加强安全管理　对病室及活动室损坏的门窗应及时维修,严格保管各类危险品,经常检查患者身边有无危险品。工作人员要保管好钥匙,不可随意乱放或借给患者,如果丢失应立即寻找。患者外出活动或检查要有专人陪同。对出走危险性较高的患者,应加强对患者的观察与巡视,适当限制活动范围。

3. 丰富住院生活　经常开展室内的文娱活动,充实患者的住院生活,使其安心住院,而且能促进其精神活动及社会功能的恢复。培养良好的睡眠习惯。如果有条件,可组织患者到户外活动。

4. 争取社会支持　加强与患者家属或单位的联系,鼓励他们来医院探视患者,减少患者的被遗弃感和社会隔离感。

5. 加强监护　对于精神发育迟滞、痴呆者以及处于谵妄状态的患者,应加强监护,以防止出现意外和出走。

（五）出走行为的护理

发现患者出走后,要沉着、冷静,组织寻找,应立即通知其他医护人员并与患者家

属联系,分析与判断患者出走的时间、方式、去向,立即组织人员寻找。其寻找措施有以下几种:

(1)当精神障碍患者户外活动时突然冲动外走,应及时召唤工作人员组织力量阻拦,或在途中动员社会力量协助,总之不要离开视线,想方设法护送精神障碍患者平安返回。

(2)若清点精神障碍患者数时发现走失,应首先确认走失者,估计走失的时间、从何处出走,并立即查明家庭、单位住址及有关亲友情况,分别以电话、快速交通工具组织人力多方查找,直至找到精神障碍患者下落为止,不可轻易放弃,一般精神障碍患者跑回家中均可在亲属配合下平安返院。

(3)对有特殊行为的精神障碍患者查找时要注意安全,注意护理效果,对一些表示坚决不回医院者,护士要以缓和的语气、灵活的技巧诱导精神障碍患者,切不可严厉威胁、紧逼,以免造成精神障碍患者心理恐慌而发生意外。

(4)精神障碍患者返院后要给予心理安慰,认真查找出走的原因,做好相应沟通与护理,防止再次发生出走。

四、噎食行为的防范与护理

噎食是指食物堵塞咽喉部或卡在食道的狭窄部,甚至误入气管,引起呼吸窒息。噎食出现较突然,及时发现及抢救非常重要。噎食程度较轻者会表现呛咳、呼吸困难、面色青紫、双眼直瞪、双手乱抓、四肢抽搐,严重者则意识丧失、全身瘫软、四肢发凉、大小便失禁、呼吸和心跳停止。

(一)精神障碍患者噎食的原因

(1)精神疾病患者因服用抗精神病药出现锥体外系不良反应,引起吞咽肌肉运动不协调,抑制吞咽反射。故长期服用抗精神病药容易出现噎食。

(2)脑器质性疾病如帕金森病的患者,吞咽反射迟钝,如果抢食或进食过急会发生噎食。

(3)癫痫患者在进食时抽搐发作也可能导致噎食。此外,患者在意识不清醒的状态下进食也可引起噎食。

(二)噎食的防范

1.加强饮食护理 对吞咽困难的患者,应专人守护进食或喂食,对抢食及暴饮暴食的患者,应单独进食,适当控制其进食量,并帮助患者改变不良的进食习惯。如果患者吞咽反射迟钝,护理人员应给予软食,必要时给予半流质或流质,避免带骨、带刺的食物。

2.严密观察病情 对服用抗精神病药物治疗者,要注意观察患者有无吞咽困难。

(三)噎食发生后的处理

1.就地抢救,分秒必争 立即清除口咽部食物,疏通呼吸道。如果患者牙关紧闭,可用筷子等撬开口腔取出食物。

2.冲击法 如果清除口咽部食物无效,应用亨利·海利希腹部冲击法,排除梗塞于咽部的食物。

(1)立位腹部冲击法 精神障碍患者站立,护士位于精神障碍患者身后,双手环绕精神障碍患者腰间,左手握拳并用拇指突起部顶住精神障碍患者脐上两横指,右手握住左拳,向后上方用力冲击、挤压。连续做5~6次,然后再拍打后背数次,常可将食物咳出。此法适用于意识尚清楚的精神障碍患者。

(2)卧位腹部冲击法 卧位腹部冲击法可用于身材矮小,难以环腰立位冲击的食物阻塞者,更多地用于已昏迷的精神障碍患者。让精神障碍患者仰卧,护士右手掌压在精神障碍患者上腹部(注意不要压住胸骨剑突,防止在冲击压迫时,导致胸骨骨折),左手压在右手上,双手分指扣紧,二臂伸直,用力向上、向下冲击压迫,反复冲击5~6次,然后查看口腔,如有食物,用手抠出。

(3)胸部冲击法 对于身体肥胖者以及孕妇,不宜采用腹部冲击法,而应使用胸部冲击法。精神障碍患者坐位或站位,护士站在精神障碍患者身后,双手从其腋下穿过至胸前,左手握拳,并用拇指侧顶在精神障碍患者胸骨中部,右手握住左拳向后上方冲击、挤压,压迫精神障碍患者胸骨6~8次,直到食物被咳出。注意冲击压迫不要用力过大,防止造成胸骨骨折。

3. 会诊 经上述处理后,呼吸困难可暂时缓解,如果食物仍滞留在气管内者,可请五官科医生会诊,决定采用气管镜、气管插管或采用气管切开取出食物。

4. 如心搏骤停,立即进行胸外心脏按压 在心肺复苏的同时,应注意及早进行脑复苏。要保持呼吸气道通畅,同时做好气管切开准备。在医生指导下继续进行复苏抢救。

五、吞食异物的防范与护理

吞食异物是指精神障碍患者将异物吞食到消化道。吞食异物的种类各异,小的如戒指、别针、刀片,大的如体温表、筷子、剪刀等。除金属外,可以是塑料、布片或棉絮等。吞食异物可导致十分严重的后果,须严加防范,及时发现和正确处理。

(一)吞食异物的原因

1. 患者自身疾病 患有精神障碍的患者吞食异物可能是由思维障碍引起,也可能是一种冲动行为。

2. 有自杀倾向 抑郁症和人格障碍患者也可采用吞食异物作为一种自杀手段。

(二)吞食异物的预防

(1)对有吞食异物倾向的患者要了解原因,不要斥责患者。耐心地向其说明吞食异物会导致的不良后果,并帮助患者改变行为方式。

(2)加强对各类物品尤其是危险物品的管理,患者如果使用剪刀、针线、指甲钳等应该在护理人员的视野内。

(三)吞食异物后的处理

1. 当患者出现肠梗阻、急腹症或内出血(表现为休克)时,医护人员应想到患者有无吞食异物的可能,并追问病史,同时进行 X 射线或 B 超检查,积极地予以处理。

2. 如果已确定患者吞食了异物,应根据异物性质或大小,采取不同的措施,并处理相应的并发症:

(1)较小的异物多可自行从肠道排出。

(2)若异物较小,但有锐利的刀口或尖锋,可让患者卧床休息,并进食含较多纤维的食物如韭菜,以及给予缓泻剂,以利异物的排出;同时进行严密的观察,尤其注意患者腹部情况和血压。当发现患者出现急腹症或内出血时,立即手术取出异物。

(3)若异物属于重金属,应进行 X 射线检查,以确定异物所在位置,胃肠道黏膜是否受伤,异物能否自行排出。

(4)若异物较大,不可能从肠道排出,应采用外科手术取出异物。若患者咬碎了体温表并吞食了水银,应让患者立即吞食蛋清或牛奶。

(5)处理吞食异物引起的并发症。

六、木僵的防范与护理

木僵是指在意识清楚时出现的精神运动性抑制综合征。表现为动作、行为和言语活动的完全抑制或减少,患者表现为不言不语、不吃不喝、不动,言语活动和动作行为处于完全的抑制状态,大小便潴留。轻者言语和动作明显减少或缓慢、迟钝。严重时全身肌张力增高,随意运动完全抑制。木僵不同于昏迷,患者一般无意识障碍,对外界事物能正确感知,各种反射存在。

(一)木僵的原因

引起木僵的原因很多,如严重抑郁症亦可能出现木僵状态,但程度较轻,此时,如与患者讲述不愉快的事,可以引起患者表情的变化(如流泪等)。突然严重的精神刺激可引起心因性木僵,一般持续时间很短,事后对木僵的情况不能回忆,脑部疾病尤其第三脑室及丘脑部位的病变也可导致木僵状态。

(二)木僵的表现

木僵典型表现为动作和言语的减少,有时呆坐不语、刻板动作、刻板语言、模仿语言或违拗等症状。轻度木僵称为亚木僵,表现为问之不答、唤之不动、表情呆滞,但在无人时能自动进食,自动解大小便。严重时不言、不语、不动、不食,双目凝视,面无表情,保持一个固定姿势,僵住不动,大小便潴留,对刺激缺乏反应,甚至针刺也无反应。口腔有唾液或食物不往下咽也不吐出,任其从口角流出。全身肌张力增高(有的也表现为全身肌张力下降),并可出现"蜡样屈曲"或"空气枕头"等表现。呼吸脉搏变慢,血压偏低,嘴唇和肢端发绀,瞳孔缩小,对光反射迟钝。患者虽然对外界环境没有反应,但一般可有正确的感知,有的患者在木僵解除后能够清楚说出病中的经过。在安静环境中,与患者耳语,有时可获得回答。

木僵持续时间长短不一,既可逐渐消失,也可突然结束,部分患者可突然进入兴奋状态,或与兴奋状态交替出现。

(三)木僵的防范

1.提供安全的环境　既防止其他患者的干扰和伤害,又避免患者突然转为兴奋冲动而伤人。

2.病情观察　严密观察病情变化,配合医师做好有关的治疗和检查。

3.加强生活护理　①定时翻身,预防褥疮;②做好口腔护理;③做好大小便的护理;④饮食护理,轻者喂食,重者给予鼻饲,应给患者准备好食物放在室内,注意患者自行进食情况。

4.重视功能锻炼　定时按摩肢体、关节。

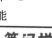

5. **心理护理** 定时探望患者,态度和蔼,语言亲切。做好保护性医疗,在执行任何治疗和护理时,都应当给予解释,多给予正性鼓励,帮助患者树立战胜疾病的信心。避免在患者面前谈论病情及其他不利于患者的事情,以免给患者造成恶性刺激,加重病情。

 案例分析

患者,张某,男,40岁,3年前曾患过轻度的精神分裂症。2 d前张某头痛得厉害,吃了点普通感冒药后卧床休息,几小时后家人用力推他,张某没有任何肢体反应,家人将其送医院,经核磁共振成像等检查,结果显示张某身体没有任何病理特征,但张某仍处于推之不动、呼之不应、不言不语、四肢僵硬状态,拒食拒药,但当听到家人在他床前讲述伤心事时,他也会流眼泪。

分析:1.张某患有何种精神障碍?

2.该患者存在哪些护理问题?

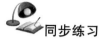 **同步练习**

一、选择题

1. 护理兴奋躁动患者时下列哪项措施不合理　　　　　　　　　　　（　　）

　　A.鼓励其多与其他患者交往　　　　　B.安排其在较安静的地方

　　C.避免伤人、自伤　　　　　　　　　D.保证其饮食和睡眠

　　E.避免激惹患者

2. 接触精神障碍患者的技巧中,下列哪项是不适当的　　　　　　　（　　）

　　A.表情要自然

　　B.对妄想患者,可通过争辩帮助其认识自身疾病

　　C.语气轻柔,语速要慢

　　D.对老年患者,可通过触摸使其感到温暖

　　E.接纳和肯定患者的感受

3. 最有效、最有影响力的护患沟通形式为　　　　　　　　　　　　（　　）

　　A.书面语言沟通　　　　　　　　　　B.非语言沟通

　　C.口头沟通　　　　　　　　　　　　D.辅助语言

　　E.沉默

4. 倾听时应注意不应该　　　　　　　　　　　　　　　　　　　　（　　）

　　A.适当地给予反应　　　　　　　　　B.注意非语言性沟通行为

　　C.不明白时应立即提问　　　　　　　D.保持眼神交流

　　E.不要急于做判断

5. 下列哪项不是精神科一级护理管理对象　　　　　　　　　　　　（　　）

　　A.有自杀行为者　　　　　　　　　　B.兴奋躁动者

　　C.有出走企图,但能接受劝导者

　　D.生活不能自理者

　　E.特殊治疗需要严密评估病情和加强监护者

6. 对准备绝食自杀的抑郁症患者,首要的是　　　　　　　　　　　（　　）

　　A.饮食护理　　　　　　　　　　　　B.睡眠护理

　　C.日常生活护理　　　　　　　　　　D.安全护理

E. 心理护理

7. 对于暴饮暴食者的护理中,错误的是 （　　）

　　A. 适当限制患者入量　　　　　　　　B. 限制患者进餐的速度及数量

　　C. 可采用单独进餐的方式　　　　　　D. 鼓励集体进餐

　　E. 加强就餐时的护理与管理

8. 精神障碍患者的饮食护理,下列哪项不正确 （　　）

　　A. 一般采取集体进餐　　　　　　　　B. 拒食、抢食、暴食患者一起进餐

　　C. 吃异食的患者需专人看护　　　　　D. 年老、吞咽困难的患者给予重点照顾

　　E. 开饭时要巡视病房,防止遗漏

9. 安全护理的措施,不正确的是 （　　）

　　A. 有伤人、自杀、外走的患者护士要做到心中有数

　　B. 严重患者安置在重症室内 24 h 监护

　　C. 病区危险品要严加管理

　　D. 每 30 min 巡视住院患者 1 次

　　E. 应每 10～15 min 巡视 1 次

10. 某患者有被害妄想,认为饭中有毒而拒食,此时护士的正确做法是 （　　）

　　A. 避免冲突,不勉强患者进食,让其饥饿时再进食

　　B. 强行喂食

　　C. 把患者约束起来,直至同意进食为止

　　D. 把患者带去餐厅与其他病友一起进食

　　E. 单独进食

11. 对暴饮暴食的精神障碍患者,错误的护理措施是 （　　）

　　A. 适当限制患者入量　　　　　　　　B. 鼓励集体进餐

　　C. 限制患者进餐的速度和数量　　　　D. 采用单独进餐

　　E. 有护士专人管理

12. 某患者"见到"床上有虫爬(幻视),要求护士清理,护士此时的正确做法是 （　　）

　　A. 帮助患者清除床上的虫　　　　　　B. 拒绝帮助或否认床上有虫

　　C. 告诉患者目前处于病态,医护人员会帮他

　　D. 避开话题

　　E. 与患者争辩

二、填空题

1. 精神科护理的基本内容是_____和_____。

2. 精神科分级护理是根据病情的轻重缓急和对自身、他人及周围环境安全影响程度分为_____、_____、_____、_____级护理。

3. 精神科常见的危机状态有_____、_____、_____、_____、_____、_____。

三、名词解释

1. 护患沟通　2. 共情　3. 暴力行为　4. 自杀　5. 出走行为　6. 噎食

四、简答题

1. 简述护患沟通的作用。

2. 简述护患沟通的原则。

3. 简述精神科病房的管理模式及管理对象。

4. 简述精神科护理的安全护理。

（南阳医学高等专科学校　曲振瑞）

第六章 精神障碍的治疗与护理

精神障碍的治疗可分为主要治疗与辅助治疗两大类,躯体治疗和心理治疗是目前精神障碍治疗的主要方法。躯体治疗包括精神药物治疗和电抽搐治疗,辅助治疗则主要包括工作、劳动、娱乐、体育等康复治疗。

第一节　精神药物治疗与护理

一、精神药物治疗

精神疾病的现代药物治疗始于 20 世纪 50 年代,1952 年出现了第一个抗精神病药物氯丙嗪,治疗精神疾病取得成功。随之 1957 年制成了第一个抗焦虑药物氯氮䓬(利眠宁),1958 年发现了丙米嗪的抗抑郁作用,20 世纪 60 年代证实了碳酸锂的抗躁狂作用。同时提出了精神药物作用机制,形成了一门新学科——精神药理学。这些对精神病学的发展都产生了巨大的影响。由于这些药物服用方便、疗效可靠、降低了复发率,成为当今治疗精神疾病的重要手段。

精神药物在传统上按其临床作用特点分为:①抗精神病药物主要用于治疗精神分裂症及其他重性精神病;②抗抑郁药物主要用于治疗各种抑郁状态;③抗躁狂或心境稳定剂主要用于治疗心境障碍;④抗焦虑药物主要用于治疗焦虑状态、睡眠障碍。

【思一思】
临床常用精神药物的分类及其适应证有哪些?

(一)抗精神病药物

抗精神病药物主要用于治疗精神分裂症和其他具有精神病性症状的精神障碍。

笔记栏

1. 分类

（1）第一代抗精神病药　又称神经阻滞剂、传统抗精神病药、典型抗精神病药。其主要药理作用为阻断中枢多巴胺 D_2 受体,治疗中可产生锥体外系不良反应和催乳素水平升高。代表药为氯丙嗪、氟哌啶醇等。第一代抗精神病药物可进一步按临床作用特点分为低效价和高效价两类。前者以氯丙嗪为代表,镇静作用强、抗胆碱能作用明显、对心血管和肝脏毒性较大、锥体外系不良反应小、治疗剂量较大;后者以氟哌啶醇为代表,抗幻觉妄想作用突出、镇静作用较弱、对心血管和肝脏毒性小、锥体外系不良反应较大、治疗剂量较小。

（2）第二代抗精神病药　又称非传统抗精神病药、非典型抗精神病药、新型抗精神病药等。第二代药物在治疗剂量时,通常较少或不产生锥体外系症状和催乳素水平升高。按药理作用分类:①5-羟色胺和多巴胺受体拮抗剂,如利培酮、齐哌西酮。②多受体作用药,如氯氮平、奥氮平、喹硫平、左替平。③选择性 D_2/D_3 受体拮抗剂,如氨磺必利、瑞莫必利。④D_2、5-TH_{1A} 受体部分激动剂和 5-TH_{2A} 受体拮抗剂,如阿哌普唑。

2. 作用机制　目前认为,所有的抗精神病药都因能够阻断脑内多巴胺受体而具有抗精神病作用。传统抗精神病药主要是对多巴胺受体、5-HT 受体、肾上腺素受体、胆碱受体和组胺受体具有阻断作用,新一代抗精神病主要是对 5-HT_2 和 D_2 受体起阻断作用。

3. 临床应用　抗精神病药的治疗作用主要包括:①抗精神病作用,即消除幻觉、妄想等症状（改善阳性症状）,激活或振奋作用（改善阴性症状）;②非特异性镇静作用（控制激越、兴奋、躁动或攻击行为）;③巩固疗效、预防复发作用。

（1）适应证　抗精神病药物主要用于控制各种精神病性症状,如幻觉、妄想、精神运动性兴奋等。这些症状多见于精神分裂症、躁郁症、应激相关障碍、更年期精神障碍、器质性精神障碍、儿童多动症等。

（2）禁忌证　严重的心、肝、肾等躯体疾病,重症肌无力、青光眼、既往同种药物有过敏史应禁用。中枢神经系统的抑制和昏迷,急性感染和发热,血液病,药物过敏,青光眼等禁用抗精神病药。年老体弱、儿童、妊娠早期应慎用。

（3）应用原则　药物的选择主要取决于不良反应的差别、靶症状和药物的作用谱。

（4）使用方法　对于服药合作的患者,给药方法以口服为主,多数情况下,从小剂量开始,经过 1~2 周逐渐加至有效治疗剂量。在症状得到控制,并彻底缓解后,继续保持原来的有效剂量,巩固治疗 3~6 个月以上,然后缓慢减量进入维持治疗。对于服药不合作、兴奋、躁动的患者,给药方法多以注射为主,注射给药应短期使用,深部肌内注射,并固定好患者的体位,避免折针等意外发生。长期服药维持治疗可以显著减少精神分裂症的复发,通常维持剂量可以减至治疗剂量的 1/2 左右。维持治疗的时间,因人而异。对于首发病例、缓慢起病的精神分裂症患者,维持治疗的时间至少需要2~5 年。急性发作、缓解迅速彻底的患者,维持治疗时间可缩短。而对于反复发作或缓解不全的精神分裂症患者需要终身服药。

4. 常用药物的作用及主要特点

（1）氯丙嗪　又名冬眠灵,是临床应用最早、最广泛的抗精神病药。具有显著的

【思一思】
第一代和第二代抗精神病药的区别有哪些？

抗精神病作用,镇静作用较强。主要用于治疗急、慢性精神分裂症,心境障碍的躁狂发作,尤其对精神运动性兴奋、急性幻觉、妄想、思维障碍、躁狂性兴奋、行为离奇等疗效显著。此外还有镇吐、降温等作用。可引起全身多个系统的不良反应,尤以锥体外系不良反应最为突出。

(2)奋乃静　口服吸收迅速,作用与氯丙嗪相似,抗精神病作用较氯丙嗪强6～10倍,但镇静作用较弱。其特点为使用剂量小,对内脏及造血功能影响小,可产生较明显的锥体外系不良反应。适用于精神分裂症的各种类型。

(3)氟哌啶醇　口服吸收迅速,药理作用与氯丙嗪相同。主要特点为抗精神病作用强,疗效好,显效快,毒性低。主要用于治疗精神分裂症。对于改善阳性症状疗效显著,常用于治疗不协调性精神运动兴奋、幻觉、妄想、思维联想障碍、敌对情绪、攻击行为。对心境障碍的躁狂发作具有良好效果。锥体外系不良反应最常见,长期使用可引起迟发性运动障碍。

(4)氯氮平　为非典型抗精神病药,口服吸收快,药理作用广泛,具有多受体阻断作用,具有明显的抗精神病作用,很少引起锥体外系不良反应。对精神分裂症的阳性症状、阴性症状均有较好的疗效。适用于急、慢性精神分裂症,主要用于治疗难治性精神分裂症。最严重的不良反应是易引起明显的代谢障碍及粒细胞减少,故通常不作为精神分裂症的首选药物。

(5)利培酮　为非典型抗精神病药,口服后吸收迅速、完全,适用于急、慢性精神分裂症,可改善阳性症状、阴性症状、情感症状和认知功能,对激越、攻击行为、睡眠障碍效果较好。适用于维持治疗,有利于精神分裂症的全病程治疗。对难治性精神分裂症患者疗效优于典型药物。不良反应为易引起高催乳素血症,体重增加,临床应用中达治疗量时锥体外系不良反应与其他药物差别不大。

(6)奥氮平　又名再普乐,属非典型抗精神病药物,口服吸收良好,5～8 h达到血浆峰值浓度。适用于精神分裂症和其他有严重阳性症状(如妄想、幻觉、思维障碍、敌意和猜疑)和(或)阴性症状(如情感淡漠、情感和社会退缩、言语贫乏)的精神病的急性期和维持治疗。不良反应少,偶见头晕、静坐不能、食欲增强、外周水肿、直立性低血压、口干及便秘等。

(7)阿立哌唑　又名博思清,是新一代的非典型抗精神分裂药物,口服吸收好,对精神分裂症的阳性症状和阴性症状均有较好的疗效,而且不良反应少而轻,安全性高,是一种较好的治疗精神分裂症药物。常见的不良反应有头晕头痛、焦虑、嗜睡、胃肠道反应、肌张力增高、视物模糊和便秘,临床上不需要特殊处理。

5. 常见不良反应及处理　抗精神病药的药理作用广泛,大多数抗精神病药会产生程度不同的不良反应,特别是长期使用或剂量较大时,更易产生不良反应。

【思一思】
　如何处理锥体外系不良反应?

(1)锥体外系不良反应　锥体外系不良反应是典型抗精神病药物最常见的不良反应之一,其发生率为50%～70%,其中尤以高效价药物发生率高。发生率与药物品种、剂量、疗程、年龄、个体因素有关。非典型抗精神病药氯氮平、奥氮平和低剂量利培酮的锥体外系不良反应发生率较小。锥体外系不良反应的主要临床表现为:

1)急性肌张力障碍

临床表现:是抗精神病药治疗中锥体外系不良反应最常见的早期症状,常在首次服药数小时或数天内发生。临床表现为个别肌群突发的持续痉挛,可见痉挛性斜颈、角弓反张、咽部肌肉痉挛可引起呼吸困难、窒息等。患者常伴有焦虑、烦躁、恐惧等情绪,亦可伴有瞳孔散大、出汗等自主神经症状。

处理:①抗胆碱能药物,常用东莨菪碱0.3 mg,肌内注射,20 min 内见效,必要时30 min 后可重复注射;或口服盐酸苯海索2 mg,3 次/d。②抗组胺类药,适用于不能使用抗胆碱能药的患者,对急性肌张力障碍效果较好。如患者出现动眼危象,且对抗胆碱能药物不敏感,可使用苯二氮䓬类药物,如氯硝西泮0.5~4 mg 有一定效果;或地西泮5~10 mg 肌内注射,可以减轻肌痉挛。

2)静坐不能

临床表现:患者主观上想静坐,而客观上表现为不停地运动。多发生在服药后1~2周,发生率为20%~25%。各种抗精神病药均可引起,以氟哌啶醇发生率最高。主观上,轻者仅诉有心神不宁的感觉,重者则诉有强迫性运动。客观上,以腿和脚不安宁运动最为常见,患者表现为躯体摇摆、不停地踱步、坐卧不宁、在室内或院中来回走动。严重者伴有焦虑、烦躁、易激惹,酷似急性焦虑发作。可引起继发性抑郁、心境恶劣,甚至出现自杀行为。

处理:①减少抗精神病药物的剂量或换药是有效的治疗方法;②也可用抗胆碱能药,如盐酸苯海索2~4 mg/次,3 次/d;③苯二氮䓬类药物也可治疗静坐不能,对部分患者有效,其作用可能与其镇静、抗焦虑、肌肉松弛作用有关;④β 受体阻滞剂的应用亦有明显效果。

3)帕金森综合征

临床表现:多数在治疗2周后出现,发生率约为20%。主要表现为静止性震颤、肌张力增高、运动缓慢三大特征。如手部的节律性震颤呈"搓丸样"动作;肌肉僵直,呈现"面具样脸",走路呈"慌张步态",严重者可出现吞咽困难、构音困难、全身性肌强直类似木僵;另外还表现为运动不能,主动语言少,自发活动少,姿势少变;并有自主神经症状,如流涎、多汗等。

处理:若病情稳定,可减少抗精神病药的剂量。若病情不允许,剂量不可减少者,应更换锥体外系不良反应较轻的药物,也可加用抗胆碱能药物,常用药物包括苯海索(安坦)、东莨菪碱;或抗组胺药,如苯海拉明、异丙嗪。

4)迟发性运动障碍

临床表现:迟发性运动障碍(tardive dyskinesia,TD)为长期应用抗精神病药物后,出现异常不自主运动的综合征。主要表现为有节律或不规则、不自主的异常运动,以口、唇、舌、面部不自主运动最为突出,称为"口-舌-颊三联症"。有时伴有肢体或躯干的舞蹈样运动。

处理:迟发性运动障碍尚无有效方法,能做到早期发现、及时处理,预后较好。现在已很少出现严重 TD。

恶性综合征:为少见、严重的药物不良反应。主要以持续高热、肌肉强直、意识障碍、大汗及自主神经功能紊乱为主要症状。可迅速并发感染、心力衰竭、休克而死亡。病死率很高,为20%~30%。

处理:目前对恶性综合征尚无有效治疗方法,早期发现、及时处理是治疗原则。①立即停止导致恶性综合征的药物;②支持治疗,调节水、电解质及酸碱平衡,给氧,保持呼吸道通畅,必要时人工辅助呼吸,物理降温,保持适当体位,防止发生褥疮,预防感染,保证充足营养。

预防:合理使用精神药物,尤其是抗精神病药应避免联合用药;在应用氟哌啶醇快速增加剂量时,要密切观察患者的耐受性;出现较严重的锥体外系不良反应,或有恶性综合征前驱症状时,应停药处理。

药源性癫痫:各种抗精神病药均有可能引起癫痫发作,发生率约为1%。临床主要表现为全身强直-阵挛性发作,常伴有意识障碍、舌被咬破、尿失禁。癫痫发作严重者可出现癫痫持续状态。

处理:抗精神病药物所致癫痫,若仅有一次癫痫大发作,一般不必停止药物治疗,但要及时选用抗癫痫药,首选苯妥英钠、卡马西平或丙戊酸钠,最好单一用药,达到最大剂量无效时,也可考虑合并用药。

(2)精神方面不良反应

1)过度镇静　主要表现为思维、行为迟缓,乏力、嗜睡、迟钝,注意力不易唤起,呈现无欲、主动性降低,对周围环境缺乏关注,睡眠过多,活动减少。严重者影响患者的生活质量和工作效率。轻者可不予处理,随着治疗时间的延长,机体能够逐渐适应或耐受,重者则予以减药。

2)精神运动性兴奋　常见于哌嗪类和丁酰苯类等药物治疗的初期,少数患者可表现为兴奋、躁动、失眠、激动、不安、情绪急躁、敌意、言语紊乱、冲动行为,往往伴有明显的锥体外系不良反应。兴奋症状可随锥体外系不良反应减轻而消失。

3)紧张综合征　抗精神病药引起的紧张症候群常与药物剂量偏大有关,往往发生于用药后1个月之内。患者伴有明显的锥体外系不良反应,肌张力增强、肌肉僵直,随即表现缄默、呆滞、刻板动作、违拗;或呈现木僵、蜡样屈曲等症状。停药或减药,或加用抗胆碱能药,症状经1~4周逐渐恢复。静脉注射劳拉西泮可缓解症状。

4)意识障碍　抗精神病药、抗抑郁药、抗焦虑药、抗胆碱能药均可引起意识障碍。部分患者有前驱期,表现失眠、焦虑、抑郁、敌意、妄想、躁狂、震颤、肌强直。

(3)心血管系统不良反应

1)体位性低血压　常见于抗精神病药的治疗过程中。多发生于治疗的初期,肌内注射半小时或口服1 h后,即可出现降压反应,尤以注射给药发生率最高。增加剂量过快、体质较弱、老年患者及基础血压偏低者较易发生。主要表现为突然改变体位时,出现头晕、眼花、心率加快、面色苍白、血压下降,可引起晕厥、摔伤。个别病例诱发心肌梗死、脑血管意外。严重时可呈现出休克症状。

处理:①应就地将患者放平,取平卧或头低位;②严重或反复出现低血压者,应考虑减药或换药,对患有心血管疾病的患者,要慎用吩噻嗪类、二苯氧氮平类药物;③严重反应者,应立即选用升压药,去甲肾上腺素1~2 mg,加入5%葡萄糖注射液200~500 mL,静脉滴注。但肾上腺素应禁用,因肾上腺素可使β受体兴奋,血管扩张,使血液流向外周及脾脏,从而加重低血压反应。

2)心电图改变　各种抗精神病药物引起心电图改变的概率有所不同,其中以氯丙嗪、氯氮平、硫利达嗪最为常见。心电图改变多发生于药物治疗剂量较大时,老年人、患有心血管疾病者发生率较高。患者大多无自觉症状,通过对症处理、减药或停药,大多数患者可以恢复。

(4)消化系统不良反应　常见的有胃肠道不良反应,如口干、恶心、呕吐、食欲减

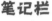
退、上腹饱满、腹泻、便秘、麻痹性肠梗阻等;肝脏不良反应,包括毒性作用和免疫反应,多数为无黄疸型药源性肝病。上述症状在减药或停药后常可快速恢复。

(5)泌尿系统不良反应　常见的为尿潴留,以应用吩噻嗪类最为多见,常发生在治疗的初期。处理:口服新斯的明 10～20 mg,3 次/d,效果不佳时可行导尿术。

(6)造血系统不良反应　常见的是粒细胞减少或缺乏症、白细胞减少症,以服用氯氮平多见。一旦发生此类不良反应应立即停药,使用抗生素预防和控制感染,使用促进白细胞增生剂、输入新鲜血液、肾上腺皮质激素是常用的治疗方法。定期(1～4 周)复查血常规,可预防。

(7)代谢与内分泌的不良反应　可见体重增加、性功能障碍、月经异常、泌乳、水肿等。一般无须处理,减少剂量或停药后可恢复。由于可影响生长发育,儿童不宜长期用药。

(8)皮肤不良反应　主要为药物性皮炎,吩噻嗪类中以氯丙嗪最常见。服药后在一定部位出现过敏性皮疹,以红斑多见;荨麻疹,常突然发生,表现为大小不等的局限性风疹块,剧烈瘙痒,部位不定,消退迅速不留痕迹;严重者可发生剥脱性皮炎,以氯丙嗪引起者居多。轻者抗过敏治疗,重者应停药并积极治疗。

(9)眼部不良反应　精神药物引起的视力障碍是由于药物的抗胆碱能作用所致,患者主诉远、近视物模糊,多为暂时性的,眼部检查并无视力下降的指征。停药后即可恢复,也可在继续治疗情况下自行恢复。

(10)猝死　猝死指突然发生、出乎意料的死亡。WHO 定义为发病后 6 h 内死亡者为猝死。精神药物治疗过程中发生的猝死,有的与药物治疗无关,而是发生于其他疾病,如脑出血、心肌梗死、急性出血性胰腺炎等。但噎食、窒息、肺动脉栓塞、心源性猝死等是否与药物有关,尚难以确定。也有死亡病例尸检后也未确定。

(二)抗抑郁药

抑郁症和各种抑郁状态的发病机制尚不清楚,较多的研究提示中枢神经系统单胺类神经递质传递功能下降为其主要的病理改变,因此各种抗抑郁药物均通过不同途径提高神经元突触间隙单胺类神经递质浓度,达到振奋情绪,治疗抑郁目的。

20 世纪 50 年代中期,三环类抗抑郁药(tricyclic antidepressant,TCAs)的问世,成为治疗抑郁症的首选药物,并被广泛应用于临床,成为第一代(典型、传统、经典)抗抑郁药。20 世纪 80 年代以来,选择性 5-HT 再摄取抑制药(selective serotonin reuptake inhibitor,SSRIs)及其他新型抗抑郁药用于临床,不良反应明显减少,安全性高、应用方便,形成了第二代(非典型、新型药物)抗抑郁药,目前 TCAs、SSRIs 及其他新型药物已成为当今治疗抑郁症的主要药物。

1.分类　目前将抗抑郁药分为四类:①三环类抗抑郁药(TCAs),包括在此基础上开发出来的杂环或四环类抗抑郁药;②单胺氧化酶抑制药;③选择性 5-HT 再摄取抑制药;④其他递质机制的抗抑郁药。前两类为传统的抗抑郁药,后两类为新型抗抑郁药(表6-1)。

2.作用机制　研究认为抗抑郁药对递质具有再摄取的抑制作用,长期用药后可以降低受体的敏感性,增加末梢释放 5-HT,从而起到抗抑郁的作用。TCAs 可以阻断去甲肾上腺素(noradrenaline,NE)能和 5-HT 能神经末梢对 NE 和 5-HT 的再摄取,增加突触间单胺类递质的浓度,从而改善抑郁症状。

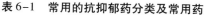

表6-1 常用的抗抑郁药分类及常用药

类别	药名	剂型与规格(mg)	常用剂量(mg/d)
三环类	丙咪嗪	片:25	50~200
	阿米替林	片:25	50~250
	氯丙咪嗪	片:25	50~250
		针:25 mg/2 mL	
	多塞平	片:25	50~250
四环类	马普替林	片:25	50~200
	米安舍林	片:60	30~150
单胺氧化酶抑制药	苯乙肼	片:15	45~75
	吗氯贝胺	片:150	100~600
选择性5-HT再摄取抑制药	氟西汀	片:20	20~80
	帕罗西汀	片:20	10~50
	舍曲林	片:50,100	50~150
	西酞普兰	片:20,40	10~40
	氟伏沙明	片:50,100	50~300
NE及5-HT再摄取抑制药	万拉法新	片:25,50,75	75~375
NE及选择性5-HT再摄取抑制药	米他扎平	片:15,30	15~50
其他	曲唑酮	片:50	150~600

3.临床应用

(1)适应证 适用于治疗各类以抑郁症状为主的精神障碍,还可用于治疗焦虑症、惊恐发作和恐惧症。小剂量丙咪嗪可用于治疗儿童遗尿症,氯米帕明则可用于治疗强迫症。

(2)禁忌证 严重的心肝肾疾患、粒细胞减少、青光眼、前列腺肥大、妊娠期前3个月禁用,癫痫患者应慎用。精神分裂症患者伴有抑郁症状时,用药应谨慎,TCAs有可能使精神病性症状加重或明显化。

(3)应用原则 应从小剂量开始,根据临床疗效和不良反应的情况,用1~2周的时间逐渐增加到最大有效剂量。由于抗抑郁药在体内的半衰期较长,因此一般可以每日1次睡前服或以睡前剂量为主的方式给药。抑郁症状缓解后,应以有效剂量继续巩固治疗6个月。随后进入维持治疗阶段,维持剂量一般低于有效治疗剂量,可视病情及不良反应的情况逐渐减少剂量。一般维持治疗6个月或更长时间,直至最终缓慢减药、停药。反复发作,病情不稳定者应长期维持用药。

4.常用药物及主要特点

(1)阿米替林 本药为三环类抗抑郁药的代表药物,具有抗抑郁作用和较强的镇静作用。适用于情感障碍抑郁症、更年期抑郁症、神经性抑郁症及器质性精神病的抑郁症状,对抑郁症伴有失眠者,效果良好。其抗抑郁作用强,显效时间快。常见不良反应有口干、便秘、视力模糊、排尿困难、心动过速、体位性低血压、心电图改变、肝功能异常等。

(2)氟西汀(又名百忧解) 本药为选择性5-HT再摄取抑制药,适用于抑郁症的急性期和维持治疗,对心境障碍的单相抑郁、双相抑郁、心因性抑郁、躯体疾病伴发抑郁以及强迫症、贪食症均有良好疗效。口服吸收迅速,没有抗胆碱能不良反应,不引起低血压,无镇静效应,对心脏影响小。初期常有恶心、乏力、焦虑、头痛,继续治疗逐渐适应,偶有皮疹,大剂量可诱发癫痫。长期治疗耐受性良好。

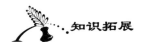

知识拓展

目前,SSRIs类的5个产品被我国精神医学界形象地称为SSRIs类的"五朵金花",分别是:氟西汀(百优解)、帕罗西汀(赛乐特)、舍曲林(左洛复)、氟伏沙明(兰释)以及西酞普兰(喜普妙)。新上市的艾司西酞普兰被喻为"第六朵金花"。艾司西酞普兰为西酞普兰的左旋异构体,为高度选择性5-HT再摄取抑制药,对去甲肾上腺素和多巴胺再摄取作用微弱,其作用为西酞普兰右旋体作用的100倍,不良反应较西酞普兰更为轻微。

(3)马普替林 本药为四环类抗抑郁剂的代表药物,抗抑郁作用强,其抗抑郁机制为选择性阻滞中枢去甲肾上腺素的再摄取,对多种抑郁症有效。适用于迟缓性抑郁症、激越性抑郁症。能提高情绪,缓解焦虑、激动和精神运动阻滞。该药镇静作用强,显效快,抗胆碱能及心血管不良反应不明显,偶见痉挛发作。

(4)曲唑酮(又名美舒郁) 本药为新型抗抑郁药,口服吸收良好,不仅具有特异性5-HT再摄取抑制药的作用,而且还具有5-HT受体拮抗作用。它具有明显的抗抑郁、镇静作用。适用于各种抑郁症,对睡眠障碍、烦躁不安、自杀观念等症状效果明显。

(5)万拉法辛(博乐欣) 是一种不同于其他抗抑郁药物的具有独特化学结构和神经药理学作用的新型抗抑郁药,为5-羟色胺(5-HT)、去甲肾上腺素(NE)再摄取抑制药,通过显著抑制5-HT和NE的重摄取而发挥抗抑郁作用,起效快,4~7 d可起效,抗抑郁效果与TCAs类相当。主要的不良反应有四肢软弱无力、出汗、恶心、便秘、呕吐、嗜睡、口干、头晕、焦虑、视物模糊等。

5.常见不良反应及处理

(1)对心血管系统的影响 是严重的不良反应,临床上常见有窦性心动过速、直立性低血压、心电图有异常变化,严重可出现奎尼丁样作用所致传导阻滞或心律失常。处理为减量或停药。

(2)对自主神经系统的影响 胆碱能反应:常见的有口干、便秘、瞳孔扩大、视物模糊、头晕、排尿困难等反应。临床上多采用对症处理的方法缓解其不良反应。

笔记栏

（3）对中枢神经系统的影响 ①镇静作用：常会出现嗜睡、乏力、软弱等反应；②诱发癫痫：三环类抗抑郁药可以降低抽搐阈值，可能会诱发癫痫；③共济失调：患者双手常出现细微的震颤，若药物剂量过大可能会导致共济失调。应用抗胆碱药可对症治疗。

（4）对代谢和内分泌系统的影响 患者可出现轻微的乳腺胀满，溢乳，多数患者可出现程度不同的体重增加、性功能障碍、月经失调等。性功能障碍会随抑郁症的好转和药物的减少而改善。

（5）过敏反应 轻度可出现皮疹，经对症治疗可以继续用药；对于较严重的皮疹，应逐渐减药或停药。

（6）过量中毒 毒性反应临床表现为昏迷、痉挛、心律失常"三联症"，还可伴有高热、低血压、肠麻痹、瞳孔扩大、呼吸抑制等，甚至危及生命，死亡率高。处理上应及时洗胃、输液，应用毒扁豆碱缓解抗胆碱作用，处理心律不齐，控制癫痫发作。

（7）单胺氧化酶抑制药的不良反应 比其他抗抑郁药物严重，但新一代单胺氧化酶抑制药则不良反应较少见，主要有高血压危象、肝损害及其他如头昏、头痛、口干、便秘、视力模糊、猝倒、肌痉挛等。高血压危象可静脉注射 α-肾上腺素受体阻滞剂酚妥拉明 5 mg。用钙通道阻滞剂硝苯地平可在 5 min 内快速见效，作用持续 3～5 h。该药禁止与其他抗抑郁药联用。

（三）心境稳定剂

心境稳定剂既往又称其为抗躁狂药，除抗躁狂作用外，还对双相心境障碍具有缓解抑郁症状和预防复发的作用。

心境稳定剂主要包括锂盐（碳酸锂）和某些抗癫痫药，如卡马西平、丙戊酸盐等。此外，抗精神病药（如氯丙嗪、氟哌啶醇）及苯二氮䓬类药物（如氯硝西泮、劳拉西泮等），对躁狂发作也有一定的疗效。

1. 碳酸锂

（1）作用机制 其抗躁狂的作用机制尚未完全阐明。锂可改善躁狂和抑郁患者的睡眠，并引起脑电图改变，锂可引起心电图变化，与低血钾改变类似。

（2）临床应用

1）适应证 碳酸锂的主要适应证是躁狂症，同时对双相情感障碍的躁狂或抑郁发作还有预防作用。

2）禁忌证 急性肾炎、慢性肾炎、肾功能不全、严重心血管疾患、重症肌无力、妊娠期前 3 个月以及缺钠或低盐饮食者禁用。

3）应用原则 口服是唯一的给药途径，小剂量开始，饭后服用，一般根据患者反应及血锂浓度的高低，逐渐增加剂量。锂盐治疗多在 7～10 d 起效，由于锂盐的中毒剂量与治疗剂量十分接近，故在使用中要密切监测血锂浓度，以此调整药量。血锂浓度的正常范围为 0.8～1.0 mmol/L，超过 1.4 mmol/L 易产生中毒反应，维持治疗的血锂浓度为 0.4～0.8 mmol/L。

（3）不良反应及处理

1）一般不良反应 乏力、口渴、口齿不清、恶心、呕吐、食欲缺乏、腹泻、步态不稳、手颤、耳鸣、眩晕等。能耐受者可不做特殊处理，不能耐受者应减药或换药。

2）中毒反应 血锂浓度超过 1.4 mmol/L 即可出现碳酸锂中毒。引起锂盐中毒的原因很多,老年体弱及易感患者较易发生。

中毒症状包括共济失调、肢体运动协调障碍、肌肉抽动、言语不清和意识模糊,重者昏迷、死亡。一旦出现毒性反应须立即停用锂盐,大量给予生理盐水或高渗钠盐加速锂的排泄,对症及支持治疗,严重者进行人工血液透析。

2.抗惊厥药物 卡马西平和丙戊酸钠是锂盐的重要辅助药物。卡马西平对难治性躁狂和快速循环型患者疗效较好,但常会伴发较严重的不良反应,故临床使用较为慎重。丙戊酸钠相对较为安全,且患者对其耐受性较好。

3.其他药物 各种抗精神病药物也可用于躁狂症,常选用镇静作用较强的药物,如氯丙嗪、氟哌啶醇、氯氮平等。多选用快速注射的方法,可使患者能很快镇静。

(四)抗焦虑药

抗焦虑药指用于消除或减轻紧张、焦虑、惊恐、稳定情绪和具有镇静催眠作用的药物。

1.分类 临床应用的抗焦虑药有多种类型,具体分类及代表药见表6-2。

表6-2 抗焦虑药分类及常用药

类别	药名	剂型与规格(mg)	常用剂量(mg/d)
苯二氮䓬类			
长效	地西泮(安定)	片:2.5	5~10
	氟西泮(氟安定)	片:15	15~30
	氯硝西泮(氯硝安定)	片:2	1~6
	硝西泮(硝基安定)	片:5	5~20
	劳拉西泮(氯羟安定)	片:0.5	0.5~6
中效	艾司唑仑(舒乐安定)	片:1	1~6
	阿普唑仑(佳静安定)	片:0.4	0.4~20
	三唑仑(海尔神)	片:0.25	0.25~0.5
短效	咪达唑仑(速眠安)	片:15	15~30
非苯二氮䓬类	丁螺环酮	片:5	30~90
	唑吡坦(思诺思,乐坦)	片:10	10~20
	佐匹克隆(忆梦返)	片:7.5	7.5~15

2.苯二氮䓬类 苯二氮䓬类药物目前已成为抗焦虑的首选药物。它具有消除焦虑、紧张、稳定情绪和镇静催眠作用,同时还有中枢性肌肉松弛、抗惊厥作用。不良反应轻,较安全,因而被广泛应用。

(1)作用机制 苯二氮䓬类药物是作用于 γ-氨基丁酸受体,通过增强 γ-氨基丁酸的活性,进一步开放氯离子通道,使氯离子大量进入细胞内,引起神经细胞超极化,从而起到中枢抑制作用。具体表现为抗焦虑作用,可减轻或消除神经症患者的焦虑不

【思一思】
碳酸锂中毒的表现及其处理措施有哪些?

安、紧张、恐惧情绪等;镇静催眠作用,对睡眠的各期都有不同程度的影响;抗惊厥作用;骨骼肌松弛作用。

（2）临床应用

1）适应证　常用于治疗各类型神经症、各种失眠及各种躯体疾病伴随出现的焦虑、紧张、失眠、自主神经紊乱等症状,也可用于各类伴有焦虑、紧张、恐惧、失眠的精神障碍及激越性抑郁、轻性抑郁的辅助治疗,还可用于癫痫治疗和酒精戒断症状的替代治疗。

2）禁忌证　严重心血管疾病、肾病、药物过敏、药物依赖、妊娠前 3 个月、青光眼、重症肌无力、乙醇及中枢抑制剂使用时都应禁用。

3）应用原则　使用药物时应根据患者的病情特点选择不同特性的药物,为防止药物依赖产生,宜采用短期、间断、交替及小剂量治疗,应避免 2 种或 3 种苯二氮䓬类药物合用。用药不宜超过 6 周,对确需长期服用者,连续用药不应超过 3～6 个月。急性期患者开始剂量可稍大,药物剂量依病情不同而定,剂量由小到大依次为镇静催眠用药、抗焦虑用药、酒戒断替代治疗。

（3）不良反应及处理　常见有困倦、乏力、头晕、嗜睡、口干、视物模糊、过度镇静,严重者可引起共济失调、吐词不清、暂时性遗忘,甚至出现谵妄、意识障碍。长期用药可产生耐受和依赖性,躯体依赖症状多发生在持续用药 6 个月以上者,突然停药会产生戒断症状,如失眠、焦虑、激越加重,肌肉震颤、多汗、头痛、恶心,甚至诱发癫痫。因此,抗焦虑药在使用过程中要尽量避免长期使用,停减药物时,应逐渐缓慢进行。

二、药物治疗过程中的护理

【护理评估】

精神药物的主要治疗作用是改善患者的精神症状。因此在使用精神药物之前,掌握患者的基本情况相当重要,它不仅可作为用药前后症状是否改善的参考依据,而且当出现药物不良反应时,也可较为准确地判别。

1. 评估主观和客观资料

（1）认知活动　评估患者有无错觉、幻觉、妄想、注意力、记忆力或智能等方面的异常;对自身状态和周围环境的反应;对自己精神症状的认识能力等。

（2）情感活动　评估患者有无情感活动方面的异常。

（3）意志行为活动　评估患者的步态、动作、语态、食欲和睡眠情况等。

（4）躯体状况　评估患者的意识状态、生命体征、全身营养状况、睡眠状况、饮食状况、排泄状况、生活自理状况等。

（5）精神症状认识状况　评估患者有无自知力,以及自知力损害程度。

（6）社会心理状况　评估患者的家庭环境、各成员之间关系是否融洽、患者在家中的地位、经济状况、受教育情况及工作环境、社会支持系统。患者能否坚持正常工作,与同事家人能否正常相处。

（7）既往健康状况　评估患者的患病史、家族史、药物过敏史。

（8）以往治疗情况　了解患者的用药情况、用药剂量、药物不良反应等。

（9）实验室检查　评估患者的三大常规,心、肝、肾、甲状腺功能以及血电解质等。

笔记栏

2.评估有无影响服药依从性的因素

（1）与患者有关的因素　疾病严重程度（是精神病还是神经症），疾病越重，依从性越差。有无自知力是影响患者服药依从性的关键因素，老年患者存在更多的依从性问题，如不定期复诊接受医生指导，而自作主张等。

（2）与药物有关的因素　药物剂量大，容易出现较严重的不良反应，从而引起严重的依从性问题。见效快的药物比见效慢的药物容易提高服药依从性，简化的给药方案比复杂的给药方案使患者更易接受，长效制剂能确保患者服药的依从性。

（3）与医务人员有关的因素　医务人员对患者疾病复发没有充分考虑；出院康复指导工作欠缺，未提出维持治疗的建议或维持治疗的方案（药物剂量、时间）；有时不同医生提出的建议不同或相反，会引起患者对维持治疗的动摇，影响患者服药的依从性；医务人员与患者接触缺乏交流技巧，也是导致服药依从性差的重要原因。

（4）与环境有关的因素　家庭和谐、人际关系好的患者依从性好，社会应激因素少者的依从性好。

【护理诊断】

1.有感染的危险　与粒细胞减少、免疫缺陷、皮肤感染等因素有关。

2.有外伤的危险　与药物不良反应、步态不稳、体位性低血压等因素有关。

3.营养失调（低于机体需要量）　与吞咽功能下降、进食少、自理能力下降等因素有关。

4.遵医行为障碍/不合作　与缺乏自知力、拒绝服药或不能耐受不良反应等因素有关。

5.生活自理能力缺乏　与药物不良反应、运动障碍、活动迟缓等因素有关。

6.知识缺乏　缺乏自知力及对疾病、药物和预防保健的相关知识有关。

【护理措施】

1.生活护理

(1)保持室内空气新鲜，防止感染的发生。

(2)患者的饮食、大小便、睡眠、皮肤、口腔护理。

(3)与患者建立良好的护患关系，了解患者的病情变化和治疗时的心理状态，查找变化原因，采取相应的护理措施，改善患者治疗的依从性，以便取得患者的配合。

2.用药护理　精神障碍患者多数因精神症状和缺乏自知力，依从性差，不能主动配合治疗，因此给药时必须严格执行操作规程，防止发生意外事件。

(1)做好"三查八对"　① 三查，取药时查；换药（抽药）时查；放回药时查；②八对，对床号、姓名、药名、剂量、浓度、用法、时间、患者面貌，逐项检查。

(2)发药时应为患者准备好温开水，看着患者把药服下。在不伤害其自尊心的前提下，防止患者藏药，以免影响治疗效果或积攒药物，顿服自杀。

(3)发口服药时，药车不能随便放置，防止患者抢药或打砸药车。

(4)为患者实行各种治疗前，应酌情向患者说明目的和注意事项，告诉患者及其家属按计划服药的重要性，可能产生的不良反应及其减轻方法，以取得其合作与信任。

(5)对不合作的患者，要求两人或数人配合执行，以免发生意外。治疗完毕后，要检查所用物品是否齐全，防止发生意外事件。

【议一议】
　　如何提高精神障碍患者的服药依从性？

（6）注意观察患者服药后的治疗效果和不良反应，如有不良反应，应及时报告医生，换班时交接、记录清楚。

（7）注射用药注意事项，防止注射部位发生红肿硬结，臀部肌内注射部位要有计划，做好记号，深部缓慢注射。如有硬结发生，可湿敷或用红外线照射红肿部位，以减轻疼痛。静脉注射药物时要缓慢推注，密切观察患者的反应，如有异常情况，立即停止注射，报告医生，采取相应处理措施。

3. 安全护理

（1）病房内设备应简单，地板防滑无水迹，以免滑倒。

（2）用药后，不要让患者突然起身活动，防止发生直立性低血压，避免摔伤。

（3）密切观察病情变化，若出现异常情况，及时报告医生，采取相应措施。

（4）注意药物剂量，定期辅助检查，定期检测血药浓度，防止药物中毒。

（5）观察治疗效果，防止患者藏药，及时纠正藏药行为，避免意外事件发生。

（6）对于坚持拒口服药者，不可强行喂药，护士可告知医生采取其他给药方法。

4. 健康教育

（1）做好患者家属的指导和宣传工作，使他们了解有关精神障碍的常识及药物治疗的知识，让他们认识维持治疗是预防复发的关键因素，了解药物的具体剂量、服用的方法及注意事项，做好对患者服药的监督和检查。

（2）为患者提供一个良好的家庭环境，减少不良刺激，提高服药依从性，保证维持治疗，按照医嘱服药，定期复查。

（3）教导患者家属为患者保管、分发药物，观察患者服药，防止患者藏药或拒绝服药。

第二节　电抽搐治疗与护理

电抽搐治疗（electric convulsion therapy，ECT）又称电休克治疗（electric shock therapy，EST），是利用短暂适量的电流刺激大脑，引起患者短暂的意识丧失和全身性抽搐发作，以达到控制精神症状的一种方法。目前对传统电抽搐治疗进行改良，即在电抽搐治疗前加用静脉麻醉剂和肌肉松弛剂，使患者抽搐明显减轻和无恐惧感，称为无抽搐性电休克治疗。无抽搐性电休克治疗具有适应范围广、安全性高、并发症少的特点，是迅速安全有效的治疗方法。

一、适应证与禁忌证

（一）适应证

1. 严重的抑郁，有强烈自杀、自伤企图及行为者，明显自责自罪者。

2. 极度兴奋躁动、冲动伤人者。

3. 拒食、违拗和紧张性木僵者。

4. 药物治疗无效或药物治疗不良反应不能耐受者。

(二)禁忌证

1. 脑器质性精神障碍的患者。

2. 心血管系统疾病,如冠心病、高血压、心律失常、心功能不全、心肌梗死、动脉瘤畸形等。

3. 急性全身性感染性疾病、视网膜脱落、青光眼、骨关节疾病。

4. 严重的肝、肾、呼吸系统疾病。

5. 60 岁以上的老年人、12 岁以下的儿童及孕妇。

　　无抽搐性电休克治疗无绝对禁忌证,但有些疾病可以增加治疗的危险性,必须高度重视,如脑部占位性病变及其他增加颅内压的病变,近期有颅内出血、心功能不稳定的心脏病、出血或不稳定的动脉瘤畸形、视网膜脱落、嗜铬细胞瘤、导致麻醉危险的疾病(严重的呼吸系统及肝肾疾病)。

(三)并发症

1. 记忆障碍　　是暂时性且可逆的近期记忆最常受损,在治疗停止 1～3 个月可恢复。

2. 呼吸暂停　　在全身强直性抽搐时或抽搐发作后,易发生呼吸暂停现象,此时须立即疏通呼吸道,给予人工呼吸。

3. 骨折与骨关节脱臼　　在传统电抽搐治疗中,由于痉挛发作时肌肉会突然强烈地收缩,因此可造成骨折和脱位。脱位以下颌关节多见,应立即复位;骨折多见第 4～8 胸椎压缩性骨折,应立即进行 X 射线片检查,并做相应处理。

4. 其他　　治疗后头痛、恶心、呕吐、吸入性肺炎等,有的可出现意识模糊状态,一般在短期内恢复。ECT 引起死亡的比例很低,有报道为 0.2/10 万～3/10 万。

二、电抽搐治疗过程中的护理

【护理评估】

(1)评估患者的精神症状:是兴奋还是抑郁症状、有无自责、自罪感、自杀、拒食,有无冲动、伤人等。

(2)评估患者的用药史:使用的精神药物及剂量,有无药物不良反应等。

(3)评估躯体状况生命体征是否正常,评估心、肺功能及其他脏器功能,有无禁忌证等。

(4)评估患者及家属对电抽搐治疗的认知情况。

(5)评估辅助检查结果:评估实验室检查结果、心电图、脑电图以及影像学等检查结果。

【护理诊断】

1. 有窒息的危险　　与痉挛发作有关。

2. 有受伤的危险　　与痉挛发作和治疗后坠床有关。

3. 不合作　　与治疗恐惧有关。

4. 知识缺乏　　与缺乏电休克治疗相应知识有关。

【护理措施】

在治疗前应征得家属同意,并签署知情同意书。同时向患者及家属介绍电抽搐治疗的目的、过程、效果、疗程等,以消除或减轻患者的紧张情绪,取得患者的合作。治疗前,做好患者的各项辅助检查,如血常规、血生化、心电图、脑电图及 X 射线片检查等。

1. 治疗前护理

(1)环境的准备 ①治疗室环境安静、整齐,温度湿度适宜;②治疗室、等候室、恢复室应尽量分开,以免患者紧张恐惧,如不能分开,要用屏风遮挡。

(2)用物的准备 电疗机、牙垫、沙枕、毛巾、手套、中单、导电膏、电极、压舌板、开口器、简易呼吸器、氧气设备、血压计。

(3)药物的准备 必要的急救药物如洛贝林、尼可刹米、肾上腺素、毛花苷丙、25% 或 50% 葡萄糖等。无抽搐性电休克治疗还应准备 25% 葡萄糖或 0.9% 生理盐水、硫酸阿托品、异丙酚、氯化琥珀胆碱、皮肤消毒液等。

(4)患者的准备 ①治疗前 1 d,协助患者清洗头发,以免油垢影响通电效果;②每次治疗前常规测体温、脉搏、呼吸、血压,记录在电抽搐治疗单上,如有异常时应报告医师,由医师决定治疗是否继续进行;③治疗前 6~8 h 禁食、禁水,避免治疗时患者发生呕吐,导致吸入性肺炎;④治疗前督促患者排空大、小便;⑤取下义齿、发卡,解开领扣、裤带。做无抽搐性电休克治疗的患者治疗前应去除指甲油(以免影响血氧饱和度测查)、测体重等。

2. 治疗过程中的护理

(1)传统电抽搐治疗过程中的护理 ①协助患者躺于治疗床上,四肢自然伸直,颈部及两肩胛骨下方各垫一沙枕,防止治疗时患者发生脊柱压缩性骨折;②将牙垫放在患者上下臼齿之间,嘱其咬紧,以防止牙齿损伤或咬破唇舌;③四名护士分别站在患者两侧扶住两侧的肩、髋、膝关节等处,患者痉挛发作时随着抽动自然按扶,不强行按压,防止骨折或脱臼;④发作后,应立即使患者头偏向一侧,使口腔分泌物自然流出,注意观察患者的呼吸情况,酌情给予举臂压胸式人工呼吸、给氧,必要时遵医嘱给予呼吸兴奋药等;⑤待患者自主呼吸平稳、睫毛反射恢复后,将患者推至恢复室休息。

(2)无抽搐性电休克治疗过程中的护理 ①患者仰卧于治疗床上,让患者身体放松。连接心电监护仪及血氧饱和度监测仪。②用 25% 葡萄糖注射液 20 mL 或 0.9% 生理盐水注射液 20 mL 开通静脉通道,确保静注畅通后,遵医嘱依次推注下列 3 种药物:硫酸阿托品 0.5 mg(心率超过 100 次/min 时不用),以减少呼吸道分泌物,并兴奋心脏传导系统,防止患者发生心律失常;异丙酚 1.5~2.5 mg/kg 做诱导麻醉;氯化琥珀胆碱 0.8~1.0 mg/kg 使肌肉松弛。③使用麻醉剂和肌肉松弛剂后,根据患者情况,选择治疗参数,如适合的电能量,待睫毛反射迟钝或消失,呼之不应,推之不动,自主呼吸停止时,放好牙垫,开始通电。④发作时,患者表现为面部及四肢肢端出现细微的抽动。此时注意观察血氧饱和度变化,随时使用面罩加压给氧,使血氧饱和度保持在 95% 以上。⑤发作结束后,取出牙垫,使患者头后仰,保持呼吸道通畅,直到自主呼吸恢复,呼吸频率均匀,睫毛反射恢复,血氧饱和度平稳。⑥取出静脉穿刺针,将患者推至恢复室休息。

3. 治疗后的护理

(1)密切观察患者的生命体征及意识恢复情况,如出现意识模糊、烦躁不安等症状时,应由专人护理,必要时给予保护,并通知医生。

(2)将患者安置在有床栏的床上,防止坠床和摔伤,保证安全。

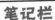

（3）保持环境安静，注意给患者保暖，防止受凉。

（4）待患者意识恢复，能正确回答问题并认识周围环境后，才能起床活动，协助其进食进水。

（5）注意观察治疗后的反应，如有头痛、呕吐、大汗、面色苍白等不适时，应立即通知医生并给予及时处理。

（6）每次治疗后应复查患者的口腔及关节的情况，有无咬伤及骨折，以便及时处理。

4. 健康教育

（1）要做好患者及家属的工作，讲解电抽搐治疗的适应证及必要的知识，使其了解有关治疗的注意事项，缓解和减轻患者焦虑、恐惧的心理，以积极的态度配合治疗。

（2）对患者在治疗中提出的问题给予及时解答，解除疑虑，减轻并发症的影响，使患者建立战胜疾病的信心，达到最好治疗效果。

第三节　心理治疗与护理

一、心理治疗

心理治疗是一种以助人为目的的专业性人际互动过程。治疗师通过言语和非言语的方式影响患者或其他求助者，引起心理和躯体功能的积极变化，达到治疗疾病、促进康复的目的。

治疗师的言语、表情、举止行为及特意安排的情境，可以使患者或来自普通人群的"咨询顾客（咨客，client）"在认知、情感、意志行为等方面发生变化，以帮助他们解决学习、工作、生活、健康等方面的问题，从而能更好地适应内外环境的变化，保持心理和生理的健康。心理治疗能够对躯体内的过程产生影响，因为心理功能与生理功能是人的生命过程中对立统一的两个方面。

心理治疗的起源可以追溯到古代，如早在希腊和古埃及时代，人们就利用暗示、音乐和催眠等手段治疗疾病。但古代心理治疗大多只是一些思想和某些想法，并未形成系统理论和方法。

近代心理治疗始于 19 世纪末和 20 世纪初，影响最大的主要有三个传统的理论流派，称之为心理治疗发展的三个里程碑，分别是精神分析理论与方法、行为治疗的理论与方法、以人为中心的理论与方法。这些心理治疗派别的创始人所处时代和社会不同，受到的哲学思想和教育的影响以及社会经历都不一样。他们在实践中摸索出一系列矫正病理心理、病态行为和促进心理健康的对策，采用了各具独特风格的心理治疗技术，通过对成功经验的理论概括，提出假说，形成了心理治疗的理论基础，建立了各具特色的思想体系。

后来，许多新的心理治疗方法不断被提出和应用，如认知行为疗法、森田疗法、现实治疗和家庭疗法等。据统计，世界上至少有上百种心理治疗方法。目前使用最多的是折中主义方法，即灵活选择和综合应用各种已有的方法，表明心理治疗在实际应用中的灵活性和整合性的特点与趋势。

笔记栏

（一）精神分析疗法

精神分析是由奥地利精神医学家弗洛伊德于 19 世纪末创立的一种心理治疗方法。在此基础上演变、发展而来的精神分析性心理治疗也称分析性心理治疗、精神动力性(心理动力性)心理治疗。与其他心理治疗方法不同,分析性心理治疗的目的除了消除症状外还要力争转变人格(使人格趋向成熟)。

1. 基础理论　精神分析疗法是通过释梦、自由联想、移情、解释及催眠等方法,挖掘出来访者压抑在潜意识的症结或童年时期的痛苦体验和精神创伤,然后经过解释、分析,把潜意识的东西意识化,使来访者领悟到心理障碍的症结所在,能正视内心欲望和现实环境的差距,从而采取有效的应对方式,达到消除症状,提高自知力,从而产生深刻的人格变化。

2. 精神分析疗法的技术和方法

(1)释梦　弗洛伊德认为人的无意识的欲望以梦的形式向外表现,在梦中出现的几乎所有的物体都具有象征意义。梦是人愿望的迂回满足,通过梦最可能获得潜意识的内容,精神分析学家可通过对梦的分析和解释,揭示其中隐义,从而发现压抑在潜意识中的症结,将潜意识意识化,解决来访者心理、行为障碍问题。

(2)自由联想　自由联想的目的是把来访者潜意识中的情感召加到意识中,并以词语表达出来。其基本法则是毫无选择、不予修饰地说出一切在头脑中呈现的事物,无论是微不足道、荒诞不经、有伤大雅的事物,都要如实报告,精神分析学家对其报道加以分析和解释,借此挖掘出潜意识之中的症结所在。

(3)移情　是指来访者把父母或对过去生活中某个重要人物的情感、态度和属性转移到他人身上的行为方式。通常在心理治疗时,来访者往往移情于分析师身上,并相应地对其做出情绪反应的过程。当来访者把分析师视为过去经历中给他带来挫折、不快、痛苦或压抑情绪的对象时,就会表现出不满、拒绝、敌对、抵抗及不配合等行为,称负移情;如把分析量当作以往生活中某个重要人物,表现出依恋、敬仰甚至爱慕的称正移情。

(4)解释　是指能过来访者陈述的思想、情感、经历中推测出潜意识里的冲突,分析师运用精神分析理论,通过引导,使来访者逐渐领悟自己的思想、情感和行为的原因、实质。目的是帮助来访者克服抵抗,把潜意识的东西意识化,充分认识到心理障碍的症结所在,有助于问题的进一步解决。

3. 分析性心理治疗　是在精神分析的基础上演变、发展而来的。分析性心理治疗认为,患者对自己症状产生的真正原因和意义并不了解,它们存在于潜意识中,通过挖掘患者潜意识中的心理矛盾和冲突,找到致病的症结,使患者对此有所领悟,从而帮助患者重新认识或重建人格,克服其潜意识冲突。

在分析性心理治疗过程中,治疗者应尽量鼓励患者自由地谈论自己的想法和感受(自想),即探讨患者潜意识过程。治疗初期患者会回避某些问题,甚至对治疗表现出某种程度的阻抗,拒绝解释、帮助和指点。随着治疗的进展,合作关系和治疗同盟关系的确立,建立起了良好的治疗性的医护患关系,通过数次与患者的会谈,逐步发展建立起移情,患者的想法或感受可通过行为和交谈来表达。治疗者必须对这种行为和有关的问题做出解释和指点,这种解释与指点在刚开始常被患者拒绝,其原因可能是解释不正确,也可能是患者的思维习惯尚未改变,因此,需要治疗者不断重复进行解释、指点,逐步被患者接受,达到内省的目的。

分析性心理治疗主要适应于癔症、强迫性神经症、恐惧症和抑郁症等。

(二)行为疗法

行为疗法又称行为矫正或环境矫正,是根据行为主义理论和原理,通过反复学习和训练,消除适应不良行为,建立新的积极、有效的行为模式的过程。

1. 基础理论　其理论依据来源于三个方面,即巴甫洛夫的经典条件反射学说、斯金纳的操作条件反射学说和班杜拉的观察学习理论。行为学派的理论认为,人的行为,不管是功能性的还是非功能性的、正常的或是病态的,都是经过学习而获得,也可以通过学习而更改、增加或消除。学习的方式是经典性条件反射、操作性条件反射和模仿学习。条件反射理论认为,受到奖赏的、获得满意结果的行为容易学会并且能维持下来;而受到处罚的、获得不悦结果的行为,不容易学会或很难维持下来。如果掌握了操作"奖赏"或"处罚"的条件,就可控制行为的增减或改变行为的方向。由此,行为学者提出了两点基本假设:①同适应性行为一样非适应行为也是习得的,即个体是通过学习获得了不适应的行为;②个体可以通过学习获得适应性行为。

2. 行为疗法的技术和方法

(1)松弛疗法　又称"松弛训练法""放松训练",是多种心理治疗时所采用的基础训练和实用有效的心理训练方法,松弛训练可以有效地对抗负性情绪引起的生理心理反应,有助于调节紧张、焦虑和不安,消除疲劳,稳定情绪。在此只介绍最常用的松弛疗法。

渐进性松弛训练法是使来访者通过学会感受肌肉紧张和松弛的区别的前提下,随着肌张力的下降,体会到深度的松弛。训练将身体肌肉分为以下五部分,依次从手臂的肌群开始,转换到头面部、颈部、躯干、下肢及脚部,收缩 5～10 s 后放松 30～40 s,要自我感觉收缩与放松时的肌肉,松弛时间也可由来访者决定。训练时间从几分钟到 20～30 min 不等,可根据训练肌肉范围灵活运用,一般需要 12 h 的学习(包括家庭作业)。

(2)系统脱敏疗法　系统脱敏疗法也叫交互抑制法,是想象暴露法和肌肉松弛训练法相结合而成的一种治疗方法。该疗法最早由南非心理学家沃尔普所创立和应用,常用于治疗恐怖障碍。治疗分几个步骤进行:①焦虑分级,即根据某种刺激引起焦虑反应的等级将刺激分级。通常以 5 分、10 分或百分制评定。如以 100 分制为例,心情极度焦虑时评 100 分,平静没有焦虑时评 0 分,两者之间按不同焦虑程度分为 80、60、40、20 分。②肌肉放松训练,要求训练者能在日常生活环境中以随意放松,达到运用自如的目的。③系统脱敏,从最低等级刺激开始进行想象,当患者出现焦虑反应时,引导其进行放松,从而抑制焦虑,焦虑伴随的行为反应(回避行为)也会减弱或消失。当患者对较弱的刺激不再"敏感"、不再引起焦虑时,再逐步增加焦虑的等级,直至对较强的刺激也不引起焦虑反应。系统脱敏的效果在现实生活中通过实践来转化为实际效果,并不断强化,才能达到真正的治疗目的。

(3)冲击疗法　也叫满灌疗法,与系统脱敏疗法正好相反。在保证其安全的情况下,将来访者置于使其感到强烈焦虑、恐惧的刺激情景中,并保持相当长的时间,不允许逃避,直到来访者逐渐适应该事物或情景。此法对恐惧症和其他负性情绪反应疗效明显。

（4）厌恶疗法 是通过惩罚性刺激来消除适应不良行为的方法。当患者出现不良行为时，立即给予一定的刺激，使患者产生痛苦的厌恶反应，如给予电刺激、药物催吐等，也可是想象某种刺激。经过多次治疗，可在不良行为与厌恶反应之间建立起条件反射。以后每当患者出现不良行为时，便产生厌恶体验，最终使患者放弃原有的行为。此法可用于治疗酒精依赖、性变态行为等。

（5）阳性强化疗法 常用于儿童行为问题、进食障碍、慢性精神分裂症的社会康复治疗等。指对患者适应良好的、正常的行为给予奖励，对不良行为或异常行为则不予关注。适应良好的行为包括个人卫生、饮食习惯、人际交往等各个方面。治疗应有计划，对患者的行为方式应有要求，对表现出良好的或按治疗要求做的患者应及时给予奖励。

（6）模仿疗法 又称示范法，模仿疗法通常可采用生活示范、象征性示范（看电影、电视录像、听录音等）、角色扮演、描述的方式，让患者观察示范者的行为以及行为的后果，通过演习、模仿学习到新的行为模式。此法除了适应于行为适应障碍的治疗外，选择模仿能力强的来访者是治疗成功的重要保证。一般来说，本法更适用于年轻的来访者。示范者的表现是治疗成败的关键，其感染力越强，与模仿者共同之处越多，模仿者的动机、信心越强，治疗效果越好。

（三）认知疗法

认知疗法是根据认知过程影响情感和行为的理论假设，通过认知和行为技术来改变患者不良认知，从而矫正适应不良行为的一类心理治疗方法的总称。具有代表性的是埃利斯的合理情绪疗法、贝克和雷米的认知疗法及梅肯鲍姆的自我指导训练法等。

"认知"指一个人对一件事或某对象的认识和看法。认知疗法强调，一个人的适应不良性或非功能性心理与行为是受不正确的、扭曲的认知影响产生的。如果修正扭曲的认知，就可改善其心理行为。因此，心理治疗的重心在于修正扭曲的认知而不是适应不良的行为。

【思一思】
如何矫正抑郁症患者的不良认知？

认知疗法十分重视研究患者的不良认知和思维方式，把自我挫败（情绪障碍和不适应）行为看成是患者不良认知（歪曲的、不合理的、消极的信念或思想）的结果。认知疗法的目的是要矫正患者不合理的认知，使患者的情绪和行为得到改变，即患者的认知、情感和行为三者的相互作用达到和谐。认知疗法的基本技术有识别自动性想法、认知错误、检验和监察。

认知疗法主要适应证有抑郁症、焦虑障碍、进食障碍、自杀行为等。

（四）森田疗法

森田疗法是20世纪20年代日本的森田正马教授创立的一种心理治疗方法，主要适用于神经质症患者。森田疗法强调现实生活对人的影响，不追溯过去，启发患者"从现在开始"，在现实生活中接受治疗，鼓励并指导患者像健康人一样生活，由此使患者从症状中解放出来。神经症患者情绪难以自行控制，而行动可受个人的意志支配。森田疗法试图通过改变行为来促使情绪的恢复，并以"顺其自然""按照健康人那样做，便成为健康人"等原则指导治疗。此外，森田疗法也注重患者性格的修养，注重治疗者的身教或示范作用。

1.原森田疗法 原森田疗法是指最初由森田正马教授创立的方法，可在住院条件下进行(住院式),也可在门诊中进行(门诊式)。住院治疗的疗程为 40 d。治疗前要向患者说明治疗过程,嘱患者即使有疑问也要按要求去做。治疗共分 4 期。

2. 新森田疗法　新森田疗法是指在实践中对原有的方法进行了修改或改进的方法。新森田疗法的住院时间大致为 3 个月(许多学者认为 40 d 太短)。同样为 4 期,即绝对卧床期、轻作业期、重作业期及社会康复期。新森田疗法中 2 ～ 4 期的界限不那么严格,作业的内容还包括绘画、音乐、体育活动等,必要时还可并用抗焦虑药。新森田疗法的适应证进一步扩大,如用于治疗酒、药依赖,精神分裂症和抑郁症的缓解期。这些患者的治疗可直接从作业期开始。此外,新森田疗法也注重家庭的作用,治疗中还应用一些家庭治疗的技术。

(五)支持性心理治疗

其任务主要不是为了澄清、解决心理冲突,而是要建立并保持一种有承受能力的医患关系,给患者以支持、鼓励和安慰,减轻患者的负担,帮助他们不断地克服和解决现实生活中的困难,增强战胜疾病的信心。引导、支持性心理治疗常配合其他疗法,适用于各种精神障碍或精神疾病。

此外,还有暗示疗法、催眠疗法、放松训练、婚姻治疗、家庭治疗、集体心理治疗以及儿童和青少年的心理治疗等,各有一定的适应证和实施方法。

二、心理治疗过程中的护理

心理治疗的基本过程包括建立关系、收集信息阶段,心理诊断阶段,制订、实施治疗方案,阶段小结与效果巩固,结束及效果评价五个阶段。心理治疗过程中的护理程序在不同阶段有其不同的工作重点。

(一)治疗前的护理准备

1. 环境准备　心理治疗环境除了安静、整洁、不让他人干扰外,还应努力创造一种家庭化的温馨氛围。例如,在心理治疗室内设置沙发、衣帽架、茶几、摆放一些鲜花或盆景等。根据心理治疗的特点播放轻音乐,提供茶水和有关心理卫生宣传资料等,使患者感觉亲切,有益于解除顾虑,接受治疗。

2. 治疗背景材料的准备　要充分了解患者的心理问题、性格、家庭、职业、生活习惯、对求治的期望等,才能有的放矢地接触患者和建立良好的护患关系。

3. 患者的准备　预约好患者在心理治疗前半小时到达治疗预备室,让患者休息放松,初步了解患者的情况,做好必要的记录和治疗的准备。护士要根据患者的不同心理状态给予健康指导,适时讲解心理治疗的基本概念、一般步骤、方法等,鼓励患者积极配合医生,走出心理的误区或改变不良的行为模式。

(二)治疗期的护理

心理治疗一般在无第三人干扰的环境中进行。护士在治疗的过程中主要是做好治疗者的助手,如保持环境安静、做好资料的收集、提供患者需要的帮助以及某引起特殊治疗场所,如催眠治疗的见证人。

(三)治疗后的护理

结束治疗后,护士陪同患者离开治疗室,询问患者有哪些需求;预约好下一次的治疗时间;对治疗效果不满意的患者应有耐心听取他们的意见,仔细分析原因,将信息及时反馈给治疗者,与其共同商讨适当的解决办法;保持与患者的紧密联系。

第四节　康复治疗与护理

一、常用的康复治疗法

康复主要是指通过治疗和训练而最大限度地发挥潜力,以便在心理、生理、社会及职业上正常生活。即用最大的可能去达到最理想的功能。精神康复医学的服务对象包括各种类型的精神疾病和精神残疾者,通过各种功能活动的能力训练,促使患者在生理、心理及社会生活上实现全面康复,达到重返社会的目的。

(一)生活技能训练

对病情较长的慢性精神衰退患者,应对其进行日常生活活动训练。着重训练个人卫生、饮食、衣着等内容。坚持每日数次手把手督促指导,除了少数严重智力障碍外,大多数在2~3周内即开始显效,必须持之以恒,一旦放松即可恢复原状。对未达到衰退适度的患者,由于急性期过后残留某些精神障碍,影响日常生活活动者,可采取奖惩、代币疗法等强化训练,其目的在于培养其社会活动能力,加强社会适应能力,促进其心身健康。

(二)学习行为技能训练

对长期住院的精神障碍患者,可采取两种方式对其进行学习行为的技能训练。

1. 进行各种类型的教育性活动　时事形势教育、卫生常识教育、文化和科技知识教育等,可提高其知识水平及培养学习新知识的习惯,内容宜知识性、趣味性、科普性。

2. 设置各种培训课程　教授简单的文化知识、简单的绘画、书法与劳作等,在教学过程中应循循善诱,要保持足够的耐心与毅力,不厌其烦地进行训练。

(三)就业技能训练

这方面工作成就较突出的是利伯曼(Liberman)及其同事们,他们从20世纪80年代以来开发了一系列较为详尽的社会技能训练模式,包括用药自我管理、症状处置、休闲娱乐活动、基本对话和自理生活等内容,每种模式都配有训练手册、录像带和患者手册。我国同行已开始引进和实施这套训练方法。

1. 简单作业训练　是通过有目的、有选择的作业活动,改善患者的生活、学习和劳动能力,使其作为家庭和社会的一员。这些训练往往是作业程序简单、技术要求低、形式比较单一、品种内容适合大多数患者的工作。这种训练常作为患者就业行为训练前的准备阶段安排,一般可以大面积、经常性开展。一般来说,应该根据患者的病情特点、受教育程度和原职业情况进行分别安排。这曾经是我国开展得最广泛的精神障碍康复活动之一。但是,随着我国现代化程度的加快,对工艺要求的提高,这类工作越来越少,使得这类训练开展的难度越来越大。

2. 工艺制作训练　又称为"工艺疗法",主要培训患者的手工业操作。内容有编织、服装剪裁和制作、工艺美术品制作、玩具及装饰品制作等。由于这类训练常需要较强的艺术性及技术性,往往只适合精神障碍程度较轻者。在训练中应配备相应的专业人员进行耐心的指导和帮助。由于这类训练可激发患者的创造力、增加才智、培养兴趣及稳定情绪,因此常会使患者自觉参加,对心理社会康复具有很重要的意义。

3.职业劳动训练　这是为了患者完全回归社会、重新就业或者变换岗位进行的针对性训练,比如烹饪、理发、打字、文件整理等。这类训练往往是在家属的支持下,患者病情非常稳定并且具有相当的受教育程度的情况下实施。

(四)工娱治疗

培养患者参与群体活动,提高其生活情趣,促进心身健康。这种工娱疗法通常在患者的急性症状减轻后逐步实施,活动内容根据个体情况安排。

1.音乐疗法　音乐是人类的"通用语言",采用音乐治疗的方法可以促进精神障碍患者认知功能的恢复、减缓衰退。此外,选择合适的音乐,可以达到调节情绪波动的作用。

2.舞蹈治疗　该方法不仅可以使患者消除紧张不安和低落情绪,还可以进行躯体锻炼。

3.阅读和影视治疗　阅读书籍、报纸,欣赏电影电视,不仅可以丰富患者的生活内容,关键还在于可以使患者间接接触外部世界,了解时事动态,避免与外界隔绝。

4.体育活动　包括各种体操、球类、牌类活动等,还包括游戏等。通过体育活动,可以锻炼患者的躯体功能,还有克服因为长期服用抗精神病药物引起呆滞的作用。此外,通过体育活动可以增加患者在集体活动中的合作精神和人际交流的能力。

二、康复治疗过程中的护理

现代精神疾病的康复治疗包括院内和院外康复治疗,实施的是连续性护理,如医院病房、门诊部、日间医院、半治疗半家庭机构、患者家中或社区。连续性护理是指精神疾病的患者从医院到社区及家庭能够获得系统连贯的服务。

在康复训练中,护理人员应遵循以下原则:①实用性原则,即提供与现实生产劳动有关的活动内容,使患者体会到劳动的价值、成就感及责任感。②主动沟通性原则,积极争取患者主动参与,发挥其主观能动性,控制患者潜能,加强与他人的合作中建立良好的人际关系;③适度原则,根据患者的自我控制能力水平,制订恰当的训练标准;④安全原则,在职业训练中,安全护理应始终处于重要的位置,对于外出郊游、涉及可能产生伤害的工具等,应加以特别关注。

康复治疗不仅涉及患者工作和生活能力的培养问题,也涉及患者的治疗、自身安全和社会安全的问题。医生应根据患者的病情、需要及实际情况,设计合适患者的康复治疗医嘱。在"设计"医嘱的过程中,需要考虑患者的性别、原来的职业、兴趣爱好、技术特长、受教育的程度、主要精神症状、躯体情况、治疗情况等,甚至需要考虑患者的生活环境,包括地域因素。只有这样,才能设计出适合患者未来重回社会的生活能力。

1.治疗前的护理　当护士接到患者的康复治疗单后,应亲临病区,阅读患者的病历并与患者做一次深入细致的治疗前谈话。这样一方面可以直接接触患者,掌握其病情,还可以把康复治疗的意义、方法、达到的目的、注意事项等做以指导,取得患者的合作。

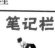

笔记栏

2.治疗中的护理　在治疗过程中,护士要时刻注意患者的精神状态变化,如有异常,则立即停止活动,以防意外发生;同时应仔细观察患者是否适应特殊的康复治疗项目,态度、主动性、精确性、创造性及合作程度。护士应认真管理好康复工具和器材,以防破坏和丢失。

3.治疗后的护理　每个单元治疗结束后,护士应在观察记录的基础上书写康复治疗总结,其内容包括患者参加康复活动以来精神状态的变化、体质情况、体重、饮食、睡眠等,学会了哪些劳动和生活技能,治疗结果判定等。

案例分析

李某,男,17岁,未婚,因"急起行为反常5 d"入院。国庆节前几天连续操练节目,甚感疲劳,节后出现失眠。10月9日急起话多、唱歌、唱戏,到街头闹市区游荡。说看见别人身边有鬼,对一个不相识的小孩说其父已死,吓得小孩哇哇大哭。上课时突然拍桌踢椅,吃饭时将碗中的鱼头往窗外抛,晚上把蚊帐撕破。

精神状况检查:意识清晰,仪表整洁,接触合作,情绪兴奋,行为忙乱不停,言语显著增多而凌乱,思维破裂,脱离现实,无法理解。如下课时拍桌踢凳,解释为:"老师讲红外线、紫外线可用来打飞机,而我的哥哥是开飞机的,所以我发火。"问吃饭时何以把鱼头丢到窗外?说:"看到鱼头就想到别人骂我油头滑脑,心里不高兴。"入院后对医院环境熟悉合作,谈话能言善辩,未见妄想、幻觉,但意志行为改变较著,比较顽皮,常欺侮其他病员,跟着其他吵闹患者起哄,声称:"造反有理,大门是监禁人民的,要砸烂大门。"1年以后病情加剧,多次到亲友家串门,时而说自己患食管癌,听到"阎罗王在天堂里打架的声音",时而说马路上及自家住的房屋要倒塌,不敢上楼,使人无法理解。声称父母给自己吃假药,只有在肿瘤医院、火葬场、监狱才安全。曾数次跑到监狱门口与岗哨纠缠,声称父、弟均在狱中。

分析:如何为该患者及其家属提供用药指导?

同步练习

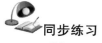

一、选择题

1. 对于精神分裂症患者,首选治疗方法为　　　　　　　　　　　　　　　　（　　）

　　A.心理治疗　　　　　　　　　　　　B.支持治疗

　　C.心理咨询　　　　　　　　　　　　D.抗精神病药物治疗

　　E.心境稳定剂

2. 碳酸锂持续用药多久才能显效　　　　　　　　　　　　　　　　　　　（　　）

　　A.1~2周　　　　　　　　　　　　　B.2~3周

　　C.3~4周　　　　　　　　　　　　　D.1~2个月

　　E.3~4个月

3. 关于无抽搐性电休克治疗前护理的说法,正确的是　　　　　　　　　　　（　　）

　　A.护士应向患者详细说明有关治疗方法

　　B.决定治疗前不必再做相应的躯体检查

　　C.治疗前4 h禁食、禁水　　　　　　D.治疗当天早晨不必测量生命体征

　　E.治疗前不需禁食、禁水

4. 关于无抽搐性电休克治疗后护理的说法,错误的是　　　　　　　　　　　（　　）

　　A.治疗后协助患者头偏向一侧　　　　B.治疗后2 h进食团块食物

C.监测生命体征 D.记录治疗前、中、后的反应

E.保持环境安静,注意给患者保暖,防止受凉 ( )

5.精神分析的核心是

A.分析和解决无意识冲突 B.探索无意识内容

C.识别处理阻抗 D.暴露无意识冲突

E.以上都不对 ( )

6.下列哪项常用于儿童行为问题的社会康复治疗

A.系统脱敏 B.冲击疗法

C.厌恶疗法 D.阳性强化疗法

E.电抽搐疗法 ( )

7.经典的精神分析技术至少持续

A.1年以上 B.半年以上

C.2年以上 D.3年以上

E.5年以上

二、填空题

1.抗精神病药主要用于治疗_____及其他精神病性精神障碍。

2._____是临床应用最早、最广泛的抗精神病药。

3.典型抗精神病药物最常见的不良反应是_____。

4.抗精神病药治疗中锥体外系不良反应最常见的早期症状为_____,常在首次服药数小时或数天内发生。

5.目前已成为抗焦虑的首选药物为_____。

三、名词解释

1.锥体外系不良反应 2.心境稳定剂 3.电休克治疗 4.无抽搐性电休克治疗 5.心理治疗
6.行为疗法 7.系统脱敏疗法 8.认知行为疗法

四、简答题

1.简述精神病药物的分类及适应证。

2.简述心理治疗的作用方式。

3.心理治疗的主要理论流派有哪些?

4.行为治疗的主要技术有哪几种?

(南阳医学高等专科学校 吕文艳)

第七章
精神障碍患者的家庭与社区护理

学习目标

1. 理解家庭护理的概念、目的、评估的内容、护理目标、一般原则。
2. 能够说出家庭护理中的用药护理、生活护理。
3. 归纳社区慢性精神障碍患者精神卫生的护理特点。

第一节　精神障碍患者的家庭护理

家庭护理是以家庭系统为单位,把家庭看成一个整体,并在特殊环境中进行心理治疗、康复治疗及护理的过程。其具体做法是借助家庭内沟通与互动方式的改变,以护理人员为主体,直接实施和指导,协助患者照顾者实施对患者的护理,以帮助患者能更好地适应其生存空间。

【护理评估】

（一）对患者的评估

1. 一般资料与健康史　患者的一般资料、文化背景、职业角色、工作经历、个人爱好、宗教信仰、家庭结构、家族史等,曾患有哪些急性或慢性躯体疾病;精神疾病病史等。

2. 生理功能　包括生命体征、营养状况、排泄情况、饮食睡眠状况、日常活动状况、意识状况、躯体功能状况、服药情况等。

3. 心理功能

（1）感知觉　有无感觉过敏和减退、错觉、幻觉及感知综合障碍等。

（2）思维　有无思维联想、思维逻辑和思维内容等方面的障碍。

（3）情感　有无焦虑、抑郁、恐惧、喜怒无常、情绪不稳、易激惹或淡漠、平淡、迟钝等异常情绪。

（4）认知功能　有无主、被动注意障碍,有无记忆和智能损害。

（5）意志和行为　有无病理性意志增强与减退,有无怪异行为,有无刻板、仪式化或强迫行为,有无攻击冲动、自杀自伤行为,有无对立违拗或品行问题等。

（6）自知力　对自身疾病有无认识能力,是否愿意接受治疗。

4.社会功能

（1）生活自理能力　有无穿衣、吃饭、洗澡能力,大小便是否能自理等。

（2）环境的适应能力　①学习、工作能力:有无现存和潜在的学习或工作困难;②语言能力:有无语言交流和表达障碍,如有,程度如何;③自我控制与自我保护能力:有无现存或潜在的自我控制力、自我防卫能力下降而出现伤害别人或被别人伤害的危险,对压力的应对能力如何;④社交活动:有无人际交往障碍,是否合群,是否主动与人交往,有无社会退缩行为等。

（二）对家庭的评估

1.家庭结构　家庭结构是否健全,每一个家庭成员在家庭中的位置、角色、承担的责任与权利,家庭系统运转的规则和价值观等。

2.家庭功能　家庭功能是否健全,能否提供患者生存、成长等生理、心理、社会方面的基本需要。

3.家庭环境　家庭的情感氛围如何,是否属于高情感表达家庭;家属对疾病的态度如何,有无不正确的认知和偏见;家属对疾病的治疗、护理计划的态度如何,有无无法实施既定的治疗方案的可能性存在;是否有不恰当的家庭养育方式;有无现存的或潜在的家庭矛盾和危机;家属是否具有观察病情及预测病态行为的能力。

4.家庭成员　成员的精神健康水平如何。

【护理措施】

（一）一般原则

1.护理人员、患者和家庭照顾者要保持密切联系并建立起良好的护患关系,定期家访和护理,观察患者病情变化,并帮助解决患者的相关问题。

2.对患者照顾者随时进行指导,可以通过电话、家访的方式进行。

3.定期评估家庭护理的效果,根据结果与患者及照顾者一起制订或修改治疗康复计划,使之更适合患者的需要。

4.督促治疗康复计划的实施。

5.进行针对患者及其照顾者的健康教育,可以用个别讲解、集体授课、宣传材料（阅读材料、音像制品）等方式传播有关精神疾病的防治知识。

（二）主要的护理内容与措施

1.日常生活的护理

（1）个人卫生　督促或协助患者做好个人卫生,但照顾者不能一手包办,要让患者自己完成,康复期患者应尽快摆脱"患者角色",调整心态。可采用一些简单的阳性强化手段,如奖励、代币疗法或适当的惩罚等来激励、培养患者健康的生活习惯。

（2）饮食　保证进食量,注意营养搭配。不暴饮暴食,不随意进补,不饮浓茶,不饮酒,不吸烟。对年老体弱者要注意饮食的软硬程度,对有便秘者可多进食蔬菜和水果,对吞咽困难者,要劝慰缓慢进食或进食流质、半流质食物,谨防窒息。

（3）睡眠　合理安排患者的休息时间,创造良好的睡眠环境,避免强光和噪声刺激,睡前不饮茶和咖啡等兴奋性饮料,不观看能引起情绪剧烈变化的电影电视或参加一些能引起情绪剧变的活动。入睡困难的患者可做放松训练或听一些催眠曲,必要时可应用安眠药,按时起床,养成规律的作息制度。

(4)居室布置　患者的居室布置要力求安全、安静、简洁、舒适。病情稳定,无攻击行为的患者,最好同亲人住在一起,不要独居或关锁,因为独居和关锁会增加患者的精神压力,易使患者产生猜疑、嫉妒,甚至被害妄想和关系妄想。患者室内不放可能造成自伤或伤人的危险品,如刀、剪、绳、锐器等,最好不放易损坏的家具。

(5)安全防范　患者由于精神症状的影响,所以必须注意安全防范,既要防范患者自杀又要防止其伤人,特别对有自杀自伤、伤人毁物倾向者应24 h监护。

2.用药的护理　坚持服药维持治疗是预防重性精神疾病,如精神分裂症、情感障碍等疾病复发的主要措施之一。因此坚持服药的护理是家庭护理中的一个重要内容。长期的服药会给生活带来诸多不便,每天都要记着,外出要带着,药物又有各种各样的不良反应等。基于以上原因,患者大多不愿意服药。因此,要教会家属有关药物治疗的知识(药物的药效与不良反应的识别与处理、药物治疗的必要性、药物治疗的疗程和方法等),做好解释教育规劝工作,提高患者服药的依从性。遇到不能处理的情况,应及时求得医生护士的帮助。注意防止患者把药扔掉、藏在舌下或吐出,还要防止患者积攒药物自杀。要注意观察药物毒副作用,患者和照顾者切不可随意更换药物和增减药量,一定要由医生来定。

3.特殊症状的护理　对于患者的异常言行,护理人员和家属千万不能以讽刺、讥笑和歧视的态度对待,否则,患者会产生伤感甚至厌世的念头和行为。以下列举了一些常见症状的应对方法:

(1)兴奋躁动、行为紊乱　出现这类症状时可与患者试用笔谈,因为笔谈速率慢,患者思索得多些,也许容易理解些;不要对患者流露急躁和嘲笑,更不要与患者正面对立,以免激怒患者;可引导患者做他平日较喜欢的一些活动,如唱歌、跳舞、绘画等,转移患者的注意力,这比单纯制止他的行为紊乱有效;保持环境的安静,减少外部刺激,也有益于减少患者暴怒冲动。

(2)攻击和暴力行为　对有攻击和暴力行为的患者,要注意以下几点:①了解产生的相关原因。一般来讲,此类行为多由精神症状支配,尤其是有被害妄想和命令性幻听者。此时应对患者出现这些行为的强度和可能性进行评估,如患者是否认为施害者应当受到惩罚;患者伤害他人的观念是否与幻听有关,且目前是否无法拒绝这些声音;患者是否讲过要采取行动,是否有行动计划等。②要关心体贴患者,避免言语或行为激惹患者,不要与患者争辩,可以不同意患者的观点,但要对患者的体验表示最大程度的理解。对一个急性发作期的患者,试图说服其妄想性的观点不仅于事无补,反有可能火上浇油。③要控制好自己的情绪,显示有能力控制局面。不要指责对抗,也不要流露紧张和畏惧的表情。在理解患者的基础上,用平静、坚定、简洁的语气发表意见,以取得患者的信任。④减少无关刺激,如关掉电视或音乐,疏散其他无关人员,尤其是小孩,不要围观起哄。目的是减少攻击目标,避免无关刺激的激发作用。⑤如果面对手持棍棒或利器的患者,应设法取下。例如,一个人站在患者下面吸引他的注意力,另一人从侧面或背面用被子或宽大的外衣裹住冲动者的头部及上肢,迫不得已可用足够的水洒向患者的面部,暂时模糊患者的视力而达到取下凶器、约束患者的目的。也可以请平时患者较为尊重的人来进行劝说,有时会有一定效果。⑥对有关告急的电话号码及联系对象务必熟记;家中要保管好一切可以用作凶器的危险物品等,不使患

笔记栏

者轻易得到。⑦对攻击企图严重的患者应采取必要的隔离措施,对可能受到攻击的对象要采取必要的回避和保护措施。⑧报警。如果上述处理无效或已经发生了伤人毁物事件,应立即报警,请求协助处理。必要时应立即在约束下送往医院处理。

(3)消极自杀 精神障碍患者的自杀率远高于常人,临出院前或刚出院后是自杀行为的高发期。因此必须对患者的自杀观念进行评估,必要时可以借助某些量表进行评估,如 Beck 抑郁量表、自杀观念量表、自杀企图量表、青少年自杀调查问卷等。照顾者在观察中如发现患者有以下情况,应想到患者是否有自杀的可能,患者的情绪与行为态度与过去比有些异样;无缘无故向亲友赠送纪念品,处理财产,对某些别人早已忘记的事致歉;在疾病好转后患者对能否根治深表担忧,对病后的生活、工作深感焦虑;对病前身份地位,声誉非常珍惜,对疾病表现感到羞耻等。自杀企图一旦产生,应对患者自杀企图产生前后各事件、行为、思想和人际关系变化的过程进行分析,从而暴露出患者更多潜在的想法,以采取针对性的措施,分析包括以下几方面。①自杀行为是否由于精神病性体验驱使:对命令性幻觉的反应;企图逃避持续的痛苦性的精神病性体验;由于妄想驱使的自我牺牲的企图(如拯救世界);精神病态体验导致的绝望。②自杀行为是否继发于以下原因:缺乏取得有价值的目标和社会角色的手段;社会地位的丧失;精神病复发陷入困境的感受;家庭内部问题等。通过以上分析,才有可能了解患者自杀行为的真正动机。自杀行为的核心问题是缺乏自信和绝望感。医护人员、家庭成员和与患者关系密切的人应采用现实而乐观的方式给他们提供强有力支持和护理(介绍成功的角色、减少不良的环境刺激,提供合适的情感表达),鼓励患者表达他们的需要,增强他们的信心,促进患者对可能产生的继发病态(感到无用和自责、心境恶劣、创伤后应激障碍,抑郁与焦虑)的认识,鼓励他们采取积极的态度应对这些问题,探索另外一种解决问题的途径,而不是采取自杀行为。针对患者的失望、自杀观念及抑郁提供合适的药物和心理治疗。

(4)妄想 不要与患者争辩,也不要试图说服患者的信念是错误的,否则患者会不信任医生,不再向医生暴露自己的思想,使医生不能掌握病情,甚至还会将医生划入妄想对象。但也不要附和,以免加强患者的病态信念。可采取不表态,持中立态度并列举一些事实提出疑问,让患者思考。对过度沉思于妄想者,应安排充实而不忙碌的生活,使患者无暇把注意力专心于妄想内容。

(5)淡漠退缩 应该主动关心照顾,保证健康的饮食营养。鼓励并带动患者与社会环境保持联系,如每天给患者讲社会新闻,陪患者看电视、外出活动等。同时安排一定量的家务劳动和社交活动。从简到繁,从少到多,不要急于求成,每当患者有细微进步时,就要及时表扬和鼓励。切忌空洞的训斥,或盲目地给予照顾迁就,这样做不利于调动患者的主观能动性,会使患者退缩得更快。

(6)幻听 有时,清晰的幻听会使患者信以为真并做出相应的情感反应,影响患者的正常生活。此时,不要一味地与患者争论,试图证明患者的感受是不真实的,这除了会引起患者的反感与敌意外,并不能消除幻觉。应该安慰患者,对患者的感受表示理解和同情,承认患者的感受是真的,但是病态的,配合药物治疗的同时,多数患者能接受解释。即使患者不接受解释,劝导患者冷静地对待这些不寻常的感受是有利的。让患者倾诉听到了什么,以便针对性地做解释,对可能带来危险后果的幻听(如命令性幻听),则一边鼓励患者对抗,一边采取一些安全措施。对时日已久的幻听,帮助患者寻找出现的规律性及行之有效的应对方法,如有意识地在幻听容易出现的时刻,安排些患者感兴趣的活动,分散患者注意力,减少减弱幻听。或告诉患者,幻听是不正常的,但一下又无法消除,只有带着幻听生活,把幻听作为自己的"一部分",就好比身上的盲肠一样。

(7)无自知力 对疾病缺乏认识、不愿服药或拒绝坚持服药治疗,这是精神疾病患者经常出现的情况。作为患者照顾者,不能因为目前无明显精神症状就任其随便,要告知其利害关系,反复说服,并加强督促患者服药。定期陪伴患者门诊随访。如病情已复发,一时不能自觉接受服药,欺骗的方式可作为应急措施,如将药放在患者的饮食中等,但不是长久之计,要用服药可见到的种种益处给以引导。有时对患者强制几次,也被迫接受了,然后待病情稳定下来再慢慢晓之以理。

4. 心理护理 由于患者自身对疾病的认识以及社会对疾病的偏见,不少患者会感到巨大的心理压力,甚至无法面对现实,这对患者的康复非常不利。因此,医护人员及患者照顾者要掌握一些基本的心理疏导方法,帮助患者克服心理危机。

(1)尊重、关心患者 由于疾病的原因,患者可能会有一些令人感到尴尬的言行,对此,照顾者切记不要一味指责,要从患者的角度去感受他们的心情,加以援助和关爱,但也不要过分,对于患者的要求一味地迁就,也不利于患者的康复。家庭和睦的气氛、家人与患者之间良好的关系,有利于患者缓解内心的痛苦。过度的指责和过分的迁就都不利于疾病的康复。

(2)给予表达情感的机会 经常与患者谈心,让患者有一个表达内心情感的机会。照顾者要及时发现患者可能存在的心理问题并加以疏导,合理的交流不仅能给患者以情感上的满足与支持,而且,通过信息的传递,可强化患者的思维活动,减少思维的退化。

(3)教会一些应对应激的技巧 学会自我解脱,正确处理负面情绪,树立正确的人生观和生活态度。具体的方法有:培养一些患者感兴趣的业余爱好;帮助患者分析产生压力的原因(如是否是工作太紧张、压力大、自己要求和期望值太高等);教会一些应对技巧(如倾诉、升华、自我安慰等);改变患者一些不正确的认知思维模式。

(4)鼓励参加社交活动 照顾者要鼓励和创造条件让患者多参加社会活动,要求患者能正视社会上对精神障碍患者的歧视性言行,正确应对学习、工作所带来的压力,帮助患者克服各种困难,重建社交能力,让亲友一同为患者分忧解愁。

5. 观察病情 观察病情是家庭监护的重要内容。注意以下几点,有助于正确判断病情。

(1)了解患者对疾病的认识情况 完整的自知力(对自身疾病有认识)是疾病治愈的一个重要标志,知道自己有病的患者,治疗依从性好。对突然不承认有病,不愿坚持门诊随访和服药的患者应考虑到复发的可能。

(2)睡眠状况 睡眠与病情有密切的关系,常对病情的好转或恶化有预示作用。因此,如患者一改往日习惯,睡眠过多或过少,或睡眠节律颠倒,可能是复发的早期表现。

(3)情绪状况 如患者变得比平日烦躁、焦虑、好发脾气;或情绪又表现紧张不安,好像有什么重要的事情即将发生等时,要分析原因。如无明显原因的情绪变化,可能是复发的迹象。

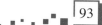

（4）生活、工作、学习情况　如原来生活、工作由主动而变得被动，做事有始无终、效率下降、懒散、独处、不讲卫生，不守纪律，疏远亲人，社交兴趣减少等可能是疾病复发的先兆。

（5）精神症状复现　如患者又表现敏感多疑；或又重提过去病中说过的事情；或出现一过性的幻觉、妄想；或偶尔表现自语、自笑；或言谈举止异常等情况时应立即到精神专科就诊。

（6）躯体不适　如患者诉说头昏、头痛、注意力不集中、记忆力减退或其他躯体不适，应判断究竟是真正的躯体疾病，还是药物不良反应，还是疾病复发的先兆。当患者出现上述某一症状和某些症状时，即应提高警惕，判断是否旧病复发并提出相应的处理措施。此时家属应给予患者更多的关怀和安抚，主动与患者交谈以进一步了解患者正在想些什么，有什么异常感觉，从中发现是否有更严重的症状。关键是及时陪伴患者去专科医院看病，以明确诊断，早期得到治疗。如患者表示对看病反感或否认自己有病，可以以适当的方式说明道理，指出看病就诊的必要性，或请专科医生上门就诊。

6.健康教育　通过多种方式，向患者及其照顾者提供一些有利于疾病康复的知识，消除他们对疾病的某些偏见与误解，使他们对治疗的态度从单纯的被动接受变为主动参与。

（1）为患者家属举办定期专题讲座或系统培训，正确认识精神疾病，正确对待精神障碍患者，了解精神障碍患者的治疗及护理注意事项。

（2）定期举办家庭成员座谈会，共同商讨家庭有效应对措施，并做好经验交流。

（3）做好精神卫生咨询指导，如人生观、价值观、恋爱婚姻观等指导；承担家庭义务和责任能力等问题。

（4）利用可利用的资源如社区服务、自助小组、心理咨询门诊等，发动群众，对精神疾病做到早发现、早治疗和预防疾病复发。

第二节　精神障碍患者的社区护理

社区精神卫生护理是精神科护理学的一项重要内容，是应用精神病学、护理学和其他行为科学的理论、技术和方法，在一定地域内开展精神疾病的预防与护理，促进患者群的康复，提高他们的社会适应能力，并维护该地区正常人群的精神健康的精神卫生服务工作。

精神疾病的三级预防包括：①一级预防，预防精神疾病的发生；②二级预防，及时发现与治疗已病者，达到稳定的缓解、防止复发，争取良好的预后；③三级预防，促进慢性病者的康复，减少、减轻精神残疾的发生。

【思一思】
　　如何在社区开展精神疾病的三级预防？

【护理评估】

评估对象包括患者、患者照顾者及社区环境。可通过访谈、观察的办法来进行。

1.患者的评估　评估患者的生理功能状况、心理（精神）状况、治疗状况、求医过程、社会功能状况（个人生活能力、人际交往能力、职业功能、学习能力、应付应激能力等）、文化背景以及对由于疾病所导致的角色改变后的适应情况等。对病情严重和有潜在危险者，应动员送医院住院治疗。

2.家属评估　评估家庭资源,家庭结构,家庭内部情感的交流方式(是否高情感表达家庭),家庭气氛,家庭成员对疾病的观点和态度,家庭成员的精神卫生状况(有无负性情绪和精神异常者),家庭的社会支持来源如何,家庭经济状况等。

3.社区评估　评估内容包括社区的人口学资料,经济水平,科技发展水平,总体医疗水平,宗教信仰,政府对精神卫生的重视情况,社区内的文化背景,社区内现有精神卫生资源的运作情况,社区内居民对精神疾病患者的普遍态度,目前社区内精神卫生护理的基础等。对某一具体患者则应重点评估患者与社区的接触情况,群众对患者的接纳情况。如患者的社交活动、休闲活动情况,患者与社区精神卫生及非精神卫生机构的接触情况,是否持续主动接受治疗。是否安排了工作,是否参加团体活动,是否对家庭护理情况进行了追踪和评估等。

【护理诊断】

护理诊断方面包括个体、家庭及社区互动中的潜能和问题。通过评估,可以发现个体的许多潜能,包括教育基础、工作技能、特殊才华、维持和形成人际关系的能力等。帮助患者正确认识自我,有利于调动其潜能,发挥患者所长,增强其自信,有益于疾病康复。同时,通过评估,也能发现患者所存在的心理、生理、社会功能等方面的问题,从而采取相应措施处理。

【护理措施】

1.对患者的护理措施　为了使精神障碍患者能在社区内正常生活,需要医护人员、患者及患者家属共同努力。作为护理人员应做好以下几方面:

(1)日常生活护理　指导患者合理安排患者的日常生活、护理患者的躯体与精神科问题。对社区中的患者进行评估后,要根据患者的实际情况,与医生、患者及患者家属一起制订一个个体化的治疗康复计划,定期家访,督导执行,评估疗效,适时调整改进。内容包括饮食、睡眠、居住环境、药物维持治疗、娱乐活动的安排、每日作息安排等。

(2)安排康复场所　经过医院住院治疗和门诊治疗后的精神障碍患者多数仍存在一些问题,仍然需要接受护理与治疗,以避免疾病再度复发。因此,应安排患者进入中途宿舍、康复之家或庇护工厂之类的康复场所接受康复治疗,使其平稳过渡到正常的社区生活。

(3)指导社会功能康复　包括生活技能训练、职业技能训练、人际交往训练、应付应激技能训练、认知技能训练等。

(4)对特殊精神症状的护理　参见第一节相关内容。

(5)健康教育　对社区内的患者定期进行集体心理辅导,鼓励患者之间交流康复成功的经验,也可以进行个别辅导。发放健康教育宣传材料,介绍精神卫生知识。

2.对家庭的护理措施

(1)对家属的健康教育　了解家属的精神状况,对疾病的态度,纠正家属对疾病的不良认知和对患者的不良态度,协助处理家属的心理问题,教会家属对一些常见问题的识别与处理。维持家庭原有的支持系统,强化家庭内部正性的互动关系。

(2)定期家访　通过家访,及时发现问题并予以处理。同时根据患者的情况,及时调整治疗康复计划,指导下一步的行动。

（3）亲友团体　对患者的一些问题,有时需要亲友的帮助,如经济问题、工作安排问题、入学问题等。护士可以组织相关亲友、老师或同学就某一问题进行讨论,达成共识,形成一个支持网络。

（4）社区支持系统　通过协调、联络,帮助患者充分利用社区中已有的支持系统,如患者和家属的工作单位、医院、社会福利机构、学校等。

3.协助社区制订政策和服务计划　根据自己的专业知识,协助社区领导制订社区卫生政策和工作计划。社区服务计划的制订原则是:①详细、实际,可操作性强,避免过于笼统或理想化;②针对不同时期、不同病种、不同病情的患者,工作计划应有所不同;③对服务计划实施的效果要定期评估、合理调整;④计划要适合当地的文化背景;⑤制订计划前要仔细论证,要以循证医学的证据为基础,做成本效益分析;⑥政府要重视、相关部门要支持并协调工作,保证有效的计划能持续执行,确保长期效果。

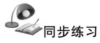

案例分析

　　郭女士,47岁,农民,已婚,30余年前上学期间无明显诱因渐出现精神失常,主要表现凭空听到耳边有人和自己说话,自语自笑,外跑,知道回家,喜欢找异性说话,有时情绪不稳,急躁易怒,乱花钱,夜眠差,近30余年反复在各地精神病院住院治疗10余次,均诊断为“精神分裂症”,出院后用药不规律,症状时轻时重。3月前病情加重,学人说话,自语自笑,冲动毁物,砸电视,乱花钱,乱捡东西,夜眠差再次住院。精神检查:意识清,定向欠准确,分不清四季,不知现在是何年何月,不知自己年龄,认知功能受损,接触交谈被动,答非所问,思维松弛,情感反应不协调,自语自笑,意志行为减退,行为怪异,乱拿人东西,自知力缺失。患者夫妻关系一般,住院期间其丈夫及子女极少探视,治疗3月余,行为乱明显改善,自语自笑减少,对答欠切题,思维松弛,个人生活料理需督促,夜眠饮食可,无自知力,以“好转”出院。

　　分析: 对郭女士如何进行家庭护理?

同步练习

一、选择题

1. 以下家庭护理目的中错误的是　　　　　　　　　　　　　　　　　　　（　　）

　A. 巩固治疗效果　　　　　　　　　　　B. 防止疾病复发

　C. 恢复社会适应力　　　　　　　　　　D. 提高生活质量

　E. 疾病痊愈

2. 精神疾病变化的重要指标不包括　　　　　　　　　　　　　　　　　　（　　）

　A. 睡眠规律变化　　　　　　　　　　　B. 情绪的变化

　C. 自知力的变化　　　　　　　　　　　D. 整体功能下降

　E. 认知变化

3. 家庭护理的重要环节不包括　　　　　　　　　　　　　　　　　　　　（　　）

　A. 按时服药　　　　　　　　　　　　　B. 调整药量

　C. 心理护理　　　　　　　　　　　　　D. 病情监测

　E. 生活护理

4. 不属于社区服务计划制订原则的是　　　　　　　　　　　　　　　　　（　　）

　A. 可操作性强　　　　　　　　　　　　B. 工作计划有针对性

笔记栏

C. 目的性强　　　　　　　　D. 计划能持续执行

E. 做成本效益分析

5. 以下有关精神障碍患者社区护理措施错误的是　　　　　　　（　　）

A. 满足患者的一切需求　　　　B. 安排康复场所

C. 指导社会功能康复　　　　　D. 日常生活护理

E. 健康教育

二、填空题

精神障碍患者的家庭评估包括_____、_____、_____、_____。

三、名词解释

1. 家庭护理　2. 社区精神卫生护理

四、简答题

简述精神疾病的三级预防。

（新乡医学院第二附属医院　李春兰）

第八章
器质性精神障碍及其患者的护理

学习目标

1.说出阿尔茨海默病的概念、病因及治疗原则。
2.熟记阿尔茨海默病的临床表现及分级。
3.运用护理程序对器质性精神障碍患者进行护理,懂得对患者和家属做健康教育。

第一节　常见的器质性综合征

器质性精神障碍(organic mental disorder)是指由脑部疾病或躯体疾病所导致的精神障碍。前者常称为脑器质性精神障碍,包括脑变性疾病、脑血管病、颅内感染、脑外伤、脑肿瘤及癫痫等所致的精神障碍;躯体疾病所致的精神障碍是由脑以外的躯体疾病引起的,如躯体感染、内脏器官疾病等。值得注意的是脑器质性精神障碍和躯体疾病所致精神障碍不能截然分开。

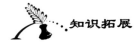

知识拓展

器质性精神障碍是和功能性精神障碍相对而言的。器质性指具有明确的病因,有共同的精神病理综合征,在诊断和治疗方面有一定特异性的一类疾患,精神症状的发生、转归都与器质性疾病的进展密切相关。功能性精神障碍指根据目前科技水平,还不能发现有明确的病理学改变的精神障碍。但这种划分只是相对的、暂时的。随着科学技术的不断进步,越来越多的功能性精神障碍被发现有肯定的脑实质及超微结构方面的变化,并非是纯功能性的。

笔记栏

一、谵妄

谵妄是一组表现为急性、一过性、广泛性的认知障碍,尤以意识障碍为主要特征。因急性起病,病情发展速度较快、病程短暂,又称急性脑病综合征(acute brain syndrome)。

【病因与发病机制】

引起谵妄的病因很多,主要有急性中毒、感染、代谢障碍、脑外伤、内分泌紊乱、水和电解质紊乱、营养及维生素缺乏等。其发病机制尚不清楚,有胆碱能假说认为血浆乙酰胆碱等神经递质合成减少与谵妄的发生有关。

【临床表现】

谵妄在住院患者中较常见。通常起病急,症状日夜变化大,持续时间短,一般为数小时至数天。典型的谵妄通常 10 ~ 12 d 可基本恢复,但也可达 30 d 以上或转为慢性谵妄。部分患者在发病前可有前驱症状,如焦虑、坐立不安、激越行为、注意涣散及睡眠障碍等。前驱期可持续 1 ~ 3 d。病情可因人而异,患者的性格特点也可对病情有一定影响。

谵妄的特征表现有以下几点。①意识障碍:患者神志恍惚,注意力难以集中,对周围环境与事物的觉察清晰度降低等。具有明显的昼轻夜重特征,表现为患者白天交谈时可对答如流,晚上却出现意识混浊。②定向障碍:对时间、地点定向紊乱,严重时会出现人物定向障碍。③记忆障碍:以即刻记忆和近记忆障碍最明显。多数患者病情缓解后对病中的经历常有部分或全部遗忘,部分患者在恢复期还可出现错构和虚构。④感知觉障碍:包括感觉过敏、错觉和幻觉。患者对声光格外敏感。错觉和幻觉则以错视和幻视较常见,内容多呈恐怖性。患者可因此产生继发性妄想、冲动行为。⑤情感障碍:早期多呈轻度抑郁、焦虑、易激惹。病情加重时,情感变得淡漠。发作时情绪紊乱突出,包括恐怖、抑郁、愤怒甚至欣快等。⑥其他:可出现精神运动障碍、不自主运动、自主神经功能障碍等。亦可出现睡眠障碍,睡眠觉醒周期不规律,可表现为白天嗜睡而晚上活跃。

二、痴呆

痴呆(dementia)是指严重的、持续性的认知障碍。临床上以缓慢出现的智能损害为主要特征。表现为智能、记忆、人格等全面性、渐进性的缺损,但不伴有意识障碍。病程多数为不可逆。因为起病缓慢,病程较长,故又称慢性脑病综合征(chronic brain syndrome)。

【病因与发病机制】

痴呆可由多种原因造成。最常见的病因是脑组织变性引起的疾患,在老年期尤以阿尔茨海默病最为常见。其他病因还包括颅内占位性病变、脑外伤、脑炎、脑血管性疾患、代谢障碍等。

【思一思】
谵妄和痴呆的主要区别是什么?

【临床表现】

痴呆的发生多缓慢隐匿,记忆减退是其必备且早发的症状。临床早期出现近记忆

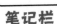

障碍,患者对近期发生的事情很难回忆,学习新知识的能力明显减退,而且健忘逐渐加重,严重者甚至找不到回家的路。随着病情的进一步发展,远记忆也逐渐受损,记不得过去发生的重大事件,如个人的姓名、生日等。智能有关的计算、判断、分析、理解能力等减退,可出现时间、地点和人物定向障碍。

患者可出现人格改变,表现为兴趣丧失、主动性差、自私冷漠等,也可出现脱抑制行为,如冲动、幼稚行为等。情绪方面包括焦虑、易激惹、抑郁和情绪不稳等,后期则表现为情感淡漠、愚蠢性欣快和哭笑无常等。也可由于记忆障碍、领悟困难,以及病前性格特点的影响而导致短暂、多变、片断的妄想观念(如被窃和被害等)。

社会功能亦受损,其衰退程度常受病前社会技能发展水平的影响,社会技能较高者衰退较晚。患者不能完成自己熟悉的工作,不能从事脑力活动,严重时连简单的劳动如做饭也完不成,并经常出错,如忘记关煤气、锁门等。晚期运动功能逐渐丧失,终日卧床,甚至大小便失禁,日常生活完全不能料理。

三、遗忘综合征

遗忘综合征是由脑器质性病变所导致的一种选择性或局灶性认知功能障碍,以近事记忆障碍为主要特征,又称科萨科夫综合征(Korsakoff syndrome)。

【病因与发病机制】

该综合征主要为长期饮酒或严重营养不良所致,以酒精中毒最为常见。由于酒精中毒会引起 B 族维生素吸收障碍,造成乳头体、海马、视丘内外侧核群等间脑与颞叶结构损害。其他如胃癌、严重营养缺乏、缺氧、脑肿瘤、进食障碍及化疗等也是其危险因素。

【临床表现】

1. 近事记忆障碍 该综合征主要表现为严重的记忆障碍,尤其是近记忆障碍。患者为对近期发生的事情,特别是近期接触过的人名、地点和数字最易遗忘。

2. 定向障碍 对时间、地点或人物的定向发生错误。

3. 虚构 患者对刚发生过的事情不能回忆,为了补偿这方面的缺陷,会编造生动和详细的情节来填补记忆的空白。患者一般意识清晰,其他认知功能仍可保持完好。

第二节　脑器质性精神障碍

脑器质性精神障碍是指脑部有病理性或损伤性结构改变所致的精神障碍,这种改变与患者的异常精神之间有较明显的因果关系。各种脑器质性精神障碍的病因尽管不同,但大多数患者可具有共同的临床特征。起病急骤者,常表现为意识障碍;而进展缓慢者则常表现为记忆障碍、人格改变及痴呆综合征。上述各种综合征,可能在同一患者的不同病程阶段中先后出现,有时亦可在同一患者中同时存在。许多脑部疾病可出现精神障碍,在这里仅介绍几种常见的疾病。

一、阿尔茨海默病

阿尔茨海默病（Alzheimer's disease，AD）是一组原因未明的原发性、退行性脑变性疾病。常起病于老年或老年前期，多隐匿起病，病程缓慢且不可逆。临床上以智能损害为主要表现。病理改变主要为大脑弥散性萎缩、沟回增宽、脑室扩大、神经元大量减少，并可见老年斑、神经元纤维结等病变。起病于 65 岁之前者，旧称老年前期痴呆，或早老性痴呆，多有家族史，病情发展较快。65 岁以后发病者称老年性痴呆。阿尔茨海默病是痴呆中最常见的类型，占全部痴呆患者的 60% ~70%。该病的发病率与年龄呈正相关，女性多于男性。

阿尔茨海默病是造成老年人失去日常生活能力的最常见疾病，也是导致老年人死亡的第 5 位病因。该病不仅给患者带来巨大的痛苦，还给家庭和社会带来了沉重的精神压力和医疗、照料负担。因此，阿尔茨海默病已成为影响全球公共健康和社会可持续发展的重大问题。

【病因与发病机制】

1. 病因　阿尔茨海默病的病因尚不明确，相关的危险因素包括以下几点。①家族史：绝大多数流行病学研究都提示，家族史是该病的危险因素。许多研究者发现患者家庭成员患该病危险率比一般人群高 3 ~4 倍。进一步的遗传学研究证实，该病可能是常染色体显性基因所致。最近通过基因定位研究，发现脑内淀粉样蛋白的病理基因位于第 21 对染色体。可见遗传是痴呆比较明确的相关因素。②社会心理因素：病前性格孤僻，兴趣狭窄，重大不良生活事件等与阿尔茨海默病的发病有关。有研究发现晚发阿尔茨海默病的相关危险因素是营养不良、噪声；早发阿尔茨海默病相关的危险因素是精神崩溃和躯体活动过少。③其他因素：还包括年老、低教育水平、脑外伤史、神经毒素在脑内的蓄积等。

【议一议】
阿尔茨海默病有哪些危害？

2. 发病机制

（1）神经病理　患者脑重量常减轻，可有弥漫性脑萎缩、沟回增宽、脑室扩大。组织病理学除额、颞叶皮层细胞大量死亡脱失外，还具有以下显著特征：①大脑皮质、海马和某些皮质下神经核中存在大量老年斑（senile plaque，SP）。这是一种嗜银性组织变化斑，中心由淀粉样蛋白沉积所造成，周围为变性星状胶质细胞，皮质老年斑的数目与临床症状有关。②海马和皮质中存在神经元纤维缠结（neurofibrillary tangles，NFT）。神经元纤维缠结是神经组织的淀粉样变性，含有 NFT 的神经元都有退行性变。老年斑和神经元纤维缠结出现在大脑皮层中，是诊断阿尔茨海默病的两个主要依据。

（2）神经化学　阿尔茨海默病患者脑部乙酰胆碱明显缺乏，乙酰胆碱酯酶和胆碱乙酰转移酶活性降低，特别是在海马和颞叶皮质部位。此外，患者脑内也有其他神经递质的减少，包括去甲肾上腺素、5-羟色胺、谷氨酸等，而生长激素水平明显上升。

【临床表现】

阿尔茨海默病起病缓慢、隐匿，早期易被患者及家人忽略，少数患者在躯体疾病、骨折或精神刺激的情况下发病。病程呈持续性、进行性，很少自我缓解或自愈，自发病到死亡平均病程为 8 ~10 年，但也有些患者病程可持续 15 年或以上。多数患者最后进展为严重痴呆，死因多为褥疮、骨折、肺炎、营养不良等多种并发症。临床表现包括认知功能下降症状和非认知性精神症状两方面,两者都将导致社会功能减退。

1. 认知功能下降症状

(1)记忆障碍 是患者首发突出症状。主要表现为逐渐发生的记忆障碍,一般病情在前2~4年进展缓慢。早期主要累及近事记忆,表现为忘性大、好忘事,如经常失落物品、遗忘已许诺的事情、熟悉的人名记不起来、忘记约会等。疾病后期远记忆力也受损,记不清自己的经历,记不清亲人的姓名和称呼。可出现错构和虚构症。

(2)视空间和定向障碍 也是AD早期症状之一。比如经常在熟悉的环境中迷失方向,走错自己的房间,找不到厕所的位置,外出后找不到回家的路。不能临摹较简单的立体图形。时间定向差,不知道今天是何年何月何日,不知道现在是上午还是下午。说不出家人的名字,甚至不能正确回答自己的姓名、年龄、是否已经结婚等。

(3)言语障碍 患者逐渐出现语言障碍。主要表现为语言内容空洞、重复和赘述。不能讲完整的语句,口语量减少,找词困难,命名障碍,交谈能力减退。阅读理解能力受损,包括对词汇、语句的理解,但朗读可相对保留。疾病晚期患者可完全失语。

(4)失认与失用症 失认即认识不能,是指感觉功能正常,但不能认识或鉴别物体,如不能识别物体、地点和面容(不能认出镜中的自我)。失用即运用不能,是理解和运动功能正常,但不能执行运动,不能完成原先掌握的有目的性的技能,如不会系鞋带、进食不会用筷子等。

(5)智力障碍 指理解、判断推理、概括和计算等认知功能的全面减退。

2. 非认知性精神症状

(1)妄想 有些患者因找不到自己放置的物品而怀疑被他人偷窃(被窃妄想),少数患者因强烈的嫉妒心而怀疑配偶不忠(嫉妒妄想)。痴呆患者的妄想往往是非系统性的、片段性的,结构不严密。此类妄想可随着痴呆的加重而逐渐消退。

(2)幻觉 幻听最常见,其次为幻视,多出现在傍晚。应注意的是,幻觉可能为重叠于痴呆的亚急性谵妄状态。

(3)情感障碍 有的患者早期以心境障碍为主。约1/3患者会出现抑郁,可误诊为功能性精神障碍,随着病情逐渐加重,痴呆症状日益明显才能明确诊断。轻度痴呆时,焦虑较常见,患者可能担心自己的工作能力和生活能力,还可能担心自己的钱财、生命等。痴呆较重时,情感淡漠日益明显。

(4)行为障碍 常表现为语言攻击和身体攻击。最常见的攻击行为是抗拒他人为其料理日常生活,躯体攻击行为有咬、抓、踢等。患者因认知功能下降,可出现多种无目的、怪异或重复行为,如反复搬移物品、收拾衣物、收集废纸杂物视作珍宝。部分患者出现"徘徊症",表现为整天不停漫步,或跟随照料人员,或晚间不恰当地要求外出等。有些患者表现活动减少、呆坐。

(5)饮食障碍 主要表现为饮食减少、体重减轻,半数患者有营养不良。也有一些患者进食不知饥饱,饮食过多,导致体重增加。少数患者出现异食症,摄食一些常人不食用的物质,如玻璃、泥土等。

(6)生物节律改变 约半数患者正常睡眠节律紊乱或颠倒。白天卧床,晚上觉醒次数增加,甚至到处活动,骚扰他人。患者的行为异常在傍晚时更明显,称"日落综合征"。

(7)人格改变 患者尚可有性格改变,表现为孤僻、自私、敏感多疑、不负责任、骂人言语粗俗,不注意个人卫生,缺乏羞耻及道德感,行为与以往身份不符,情绪变化无常,易激惹,有时欣快等。

（8）神经系统症状　轻中度患者常没有明显的神经系统体征,少数患者有椎体外系受损的体征。重度晚期患者出现神经系统原始性反应,如强握、吸吮反射等。晚期患者最明显的神经体征是肌张力增高,出现震颤、痉挛、肌强直及偏瘫等。

【临床分级】

根据疾病的发展和认知功能缺损的严重程度,本病可分为轻度、中度和重度（表8-1）。

表8-1　阿尔茨海默病不同程度的表现

表现	轻度	中度	重度
记忆障碍	为首发和最明显症状,主要为近记忆障碍	日益严重,远事记忆逐渐受损,出现错构、虚构	记忆全面受损
定向力障碍	时间定向障碍	时间、地点定向障碍	时间、地点、人物定向障碍
言语障碍	理解能力减退	语言功能退化,用词困难,讲话无序,内容空洞,命名不能	言语单调,最终失去语言功能
人格改变	早期可出现孤独、自私、对周围人淡漠	没有羞耻心,污言秽语,行为言语与身份不符	进一步减退
行为障碍	主动性降低,对工作学习力不从心	行为怪异,捡拾破烂,本能活动亢进	活动逐渐减少、最终卧床不起
自知力改变	有一定自知力,尽量弥补和掩饰症状	自知力缺乏	自知力缺乏
神经系统损害的表现	失用、失认、思维迟缓、计算和理解能力减退	失用、失认进一步减退。出现幻觉、妄想	异常精神症状减轻至消失,出现原始反射
自理能力	基本能自理	需要家人帮助	完全丧失
并发症	无	大多无	褥疮、骨折、肺炎、营养不良、尿路感染等
持续时间	1～3 年	2～10 年	8～12 年

【诊断标准】

根据CCMD-3,阿尔茨海默病诊断标准如下:

1.症状标准

（1）符合器质性精神障碍的诊断标准。

(2)全面性智能损害。

(3)无突然的卒中样发作,疾病早期无局灶性神经系统损害的体征。

(4)无临床或特殊检查提示智能损害是由其他躯体或脑的疾病所致。

(5)下列特征可支持诊断,但不是必备条件:高级皮层功能受损,可有失语、失认或失用;淡漠、缺乏主动性活动,或易激惹和社交行为失控;晚期重症病例可能出现帕金森症状和癫痫发作;躯体、神经系统检查,或实验室检查证明有脑萎缩。

(6)神经病理学检查有助于确诊。

2.严重标准　日常生活和社会功能明显受损。

3.病程标准　起病缓慢,病情发展虽可暂停,但难以逆转。

4.排除标准　排除脑血管病等其他脑器质性病变所致智能损害、抑郁发作等精神障碍所致的假性痴呆、精神发育迟滞,或老年人良性健忘症。

【治疗要点】

1.治疗原则　目前本病尚无特效的治疗办法。首先应做好一般的生活照顾,注意患者的饮食、营养和日常的清洁卫生,保证患者安全,并根据不同的病情给予相应的生活护理。对轻症患者加强心理支持和行为指导,督促患者尽可能自己料理生活,鼓励患者参加适当活动,以减缓其精神衰退。对重症尤其是卧床的患者主要是加强生活上的照顾和护理,并要防止发生褥疮、合并感染和骨折等。

2.治疗措施　主要包括:①一般营养支持治疗。②选用改善认知功能和促进脑部代谢的药物,如他克林、多奈哌齐(安理申)、利斯的明、石杉碱甲(哈伯因)、美金刚、茴拉西坦、核糖核酸、氧化麦角碱等。③一般患者不需要服用抗精神病药物,若患者出现妄想观念或兴奋冲动等症状,可对症使用小剂量抗精神病药;若出现抑郁、焦虑、失眠等症状,可相应给予小剂量抗抑郁、抗焦虑和镇静催眠药。用药期间应注意观察有无发生药物的不良反应。

二、脑血管病所致精神障碍

血管性痴呆(vascular dementia,VD)是指由于脑血管病变导致的痴呆。由于梗死灶多发,曾称为多发梗死性痴呆(multi-infarct dementia)。临床表现差异比较大,与血管病变的部位和类型有关。病程多呈阶梯式发展,常可伴有局限性神经系统体征。血管性痴呆约占所有痴呆患者的15%,是痴呆的第二大原因。本病多见于60岁以上伴动脉硬化的老年人,男性略多于女性。

【病因与发病机制】

导致血管性痴呆的病因尚不清楚,通常认为与卒中的危险因素相似,包括高血压、冠状动脉疾病、房颤、高血脂、糖尿病、吸烟、高龄等。

本病的病理基础是脑动脉硬化,部位以大脑中动脉及基底动脉较常见,伴发微栓子脱落或缺血,以致引起脑内动脉小分支梗死并造成脑组织器质性病变。脑部呈弥漫性或局限性萎缩,脑室扩大,显微镜检查可见在额叶及白质中有大小不等的小软化灶,软化灶周围有胶质细胞增生,形成小囊、瘢痕及稀疏区。神经细胞变性及胶质细胞增生以血管周围最为明显。

笔记栏

【临床表现】

多数患者有高血压及高脂血症病史,有的可有脑血管意外发作史。早期可出现头痛、头晕、失眠或嗜睡、易疲乏、精力不集中等神经症样症状,但人格保持相对完好。随着病情进展逐渐出现记忆障碍,并呈波动性、阶梯性恶化,可伴有情绪不稳、一过性轻瘫、失语或视力障碍等。晚期出现明显痴呆症状,人格改变,生活不能自理,有时难与阿尔茨海默病区别。病程以跳跃性加剧和不完全性缓解相交替的所谓阶梯进程为特点,可长达数年甚至 10 年以上。死因以心、肾功能衰竭为多。

辅助检查可见脑电图常明显异常;脑脊液检查可有蛋白质轻度增高;脑血流速度检查有血管弹性降低,阻力增大,血流量减少而缓慢;脑 CT 扫描可见低密度区及局限性脑室扩大;脑核磁共振成像则可清楚显示腔隙梗死灶。

【思一思】
怎样鉴别阿尔茨海默病和血管性痴呆?

【诊断标准】

根据 CCMD-3,脑血管病所致精神障碍诊断标准如下:

1. 症状标准

(1)符合器质性精神障碍的诊断标准。

(2)认知缺陷分布不均,某些认知功能受损明显,另一些相对保存,如记忆明显受损,而判断、推理及信息处理可只受轻微损害,自知力可保持较好。

(3)人格相对完整,但有些患者的人格改变明显,如以自我为中心、偏执、缺乏控制力、淡漠,或易激惹。

(4)至少有下列 1 项局灶性脑损伤的证据:脑卒中史、单侧肢体痉挛性瘫痪、伸跖反射阳性或假性延髓性麻痹。

(5)病史、检查或化验有脑血管病证据。

(6)大脑神经病理学检查有助于确诊。

2. 严重标准　日常生活和社会功能明显受损。

3. 病程标准　精神障碍的发生、发展及病程与脑血管疾病相关。

4. 排除标准　排除其他原因所致意识障碍、其他原因所致智能损害(如阿尔茨海默病)、情感性精神障碍、精神发育迟滞、硬脑膜下出血。

【治疗要点】

血管性痴呆一般有较明确的致病危险因素。因此,积极控制危险因素(如高血脂、高血压、糖尿病、吸烟、酗酒、肥胖、房颤和颈动脉狭窄等)、预防脑卒中的发生是防治血管性痴呆的关键。目前还没有特效药物来治疗该病,临床常用的有钙离子拮抗剂和血管扩张剂,这类药物能改善脑血流、促进脑细胞代谢、改善认知和行为。其他促智药也有应用,常见的有吡拉西坦、吡硫醇、银杏叶制剂及核糖核酸等。精神症状较明显时,可合用少量抗精神病药治疗,症状一旦控制,即可停药。

三、其他脑部疾病所致精神障碍

其他脑部疾病所致的精神障碍包括颅脑外伤所致精神障碍、颅内感染所致精神障碍、颅内肿瘤所致精神障碍、梅毒所致精神障碍、癫痫性精神障碍、HIV 感染所致精神障碍。现简单介绍如下几种:

（一）脑炎所致精神障碍

脑炎可原发于病毒、细菌感染或继发于败血症等,以病毒感染多见。其中又以单纯性疱疹病毒最为常见,一般发病规律、无季节性与地区性,曾称为散发性病毒性脑炎。起病呈急性或亚急性,患者可有呼吸道或胃肠道感染病史。早期出现头痛、呕吐、精神萎靡、乏力等。继而表现为不同程度的意识障碍,表情呆滞少语,理解困难,记忆缺损,定向障碍和大小便失禁等。也可伴有兴奋躁动、片段幻觉妄想、缄默违拗、木僵等。还可出现肢体不自主运动、锥体束征、肌张力增高、步态不稳或轻瘫以及抽搐发作等神经系统体征。实验室检查可见血白细胞总数增高,中性粒细胞百分比偏高,脑脊液细胞和蛋白质轻度增高,但亦可能正常。脑电图检查常呈弥漫性异常,或在弥漫性异常的背景上有局限性异常脑电活动,此对诊断本病有重要价值。本病一般预后良好,如能及时诊断及合理治疗,多数患者可获痊愈或显著进步。部分患者预后较差,可残留不同程度的后遗症。早期抗病毒治疗是关键,合并地塞米松、甘露醇等抗炎和脱水处理。抗精神病药物仅用于对症处理。

（二）颅脑外伤所致精神障碍

脑外伤对人的躯体和精神状态都构成严重创伤,这种损伤往往持久且呈破坏性。急性脑外伤患者可伴有程度不等的意识障碍,从意识模糊直到昏迷。在清醒过程中,可能出现紧张恐惧、兴奋不安、言语零乱、定向丧失和恐惧性幻视等,称为外伤性谵妄。意识恢复后,常不能回忆起受伤前后的经过,称为外伤后遗忘,通常数分钟至数星期不等。患者还可出现头痛、头晕、对大声敏感、易疲劳、易激惹、注意力不集中、记忆减退、自主神经功能失调等症状,一般可持续数月。少数患者病情可迁延不愈,部分严重的颅脑外伤患者可逐渐发展为痴呆综合征。记忆、理解和判断能力明显减退、思维迟钝、情感淡漠、精神萎靡、缺乏主动性等。有的患者可伴有人格改变,表现为情绪不稳、易激惹、自控能力差、孤僻、粗暴自私和丧失进取心。

根据病史和检查,诊断并不困难。颅脑外伤急性阶段主要由神经外科处理,危险期过后积极治疗精神症状。在评定患者躯体和社会功能残缺的程度、了解心理和社会因素的基础上给予适当处理和心理治疗。对兴奋躁动的患者,可短期给予奋乃静或氯丙嗪等抗精神病药物。性格障碍则以行为治疗和教育训练为主。

（三）癫痫性精神障碍

癫痫是一种常见的神经系统疾病,是一种慢性反复发作性短暂脑功能失调综合征。癫痫所致的精神障碍可发生在癫痫发作前、发作时和发作后,亦可在发作间歇期内呈现持续性的精神障碍。

发作前,有的患者可出现全身不适、易激惹、烦躁不安、情绪忧郁、心境恶劣等,亦可表现为历时短暂的各种异常体验,如视物变形、错觉或幻觉,称为精神性先兆。发作时患者可出现意识障碍,目光呆滞,无目的咀嚼舔唇,解系纽扣或牵拉,动作笨拙、重复、缺乏目的性,称为精神自动症。发作后常出现意识模糊,定向障碍,也有时出现情感暴发,如惊恐、易怒以及躁动、攻击、破坏等狂暴行为。少数癫痫患者在反复多年发作之后,在意识清醒情况下发生联想障碍、强制性思维、被害妄想和幻听等类似偏执型精神分裂症的症状,称为慢性癫痫性分裂样精神病。部分人在长期发作后,逐渐发生性格改变,表现为患者以自我为中心、好斗、缺乏创造性、病理性赘述等。情感暴发时冲动好斗,自伤、伤人。

治疗癫痫应根据癫痫的类型选择用药,并观察不良反应。癫痫性精神障碍的治疗,应在癫痫治疗的基础上根据精神症状选药,注意避免增加癫痫抽搐发作的药物。有智能障碍和性格改变的患者,应加强教育和管理,并进行心理治疗和工娱治疗等康复措施。

(四)颅内肿瘤所致精神障碍

颅内肿瘤患者可出现精神障碍。部分患者早期可因缺乏特殊体征仅有精神症状而导致误诊。精神症状与肿瘤的性质、部位、生长速度,有无颅内高压,患者的个性特征等因素有关。生长快且伴有颅内压升高者,可表现为急性脑病综合征,而进展缓慢者常导致认知功能障碍和痴呆综合征。局灶性病变可仅累及一部分功能,如感知、记忆、思维或情绪等,可出现性格改变。颅内肿瘤一旦明确诊断后,应及时转神经外科进行手术,以手术治疗为主。精神症状则使用抗精神病药物控制,以小剂量达到治疗效果为原则,不宜久服。

第三节 躯体疾病所致精神障碍

躯体疾病所致精神障碍(mental disorder due to medical condition)是指由脑以外的躯体疾病,如躯体感染、内脏器官疾病、内分泌障碍、营养代谢疾病、血液疾病等,引起脑功能紊乱而出现的精神障碍。各种躯体疾病所致的精神障碍无特异的症状,不同的躯体疾病可导致相似的精神症状而同一种躯体疾病亦可出现不同的精神综合征。

【病因与发病机制】

通常认为躯体疾病是本病的主要病因,但临床上这些躯体疾病的患者中只有少数会发生精神障碍,这说明身体疾病并不是唯一的病因,还可能与其他因素有关。包括:患者的生物学因素,如性别、年龄、遗传因素、个性特征、既往的神经精神病史等;心理因素,如应激、心理冲突等;环境因素,如空气污染、环境嘈杂、居住条件差等;社会因素,如人际关系紧张、缺乏社会支持等。

其发病机制可能包括以下几方面:躯体疾病本身,如高热、心血管疾病等直接引起脑组织供血供氧不足;细菌、病毒等外源性物质的毒素或中间代谢产物对脑细胞的影响和破坏作用;水、电解质紊乱,酸碱平衡失调,内分泌激素与维生素不足等引起脑功能障碍;中枢神经递质失调,特别是脑内单胺递质代谢异常导致脑功能紊乱。

【临床表现】

以下介绍常见的躯体疾病所致精神障碍:

(一)常见的躯体感染所致精神障碍

躯体感染所致精神障碍是指由病毒、细菌、螺旋体、真菌、原虫或其他微生物、寄生虫等所致脑外全身性感染,如肺炎、败血症、梅毒、伤寒、恶性疟疾、血吸虫病感染等所致的精神障碍,但不包括颅内直接感染时出现的精神异常。

多数躯体感染患者出现的精神症状较轻微且短暂,如注意力不集中、轻度意识障碍、焦虑、抑郁、易激惹、失眠或嗜睡和精神易疲劳等。少数患者可出现严重的精神障碍。在急性感染过程中,常表现为意识障碍和谵妄等综合征;而在慢性感染中,主要表现为遗忘综合征或痴呆综合征。

躯体感染所致精神障碍常具有共同的特点:起病较急,病程发展往往起伏不定,例如,患者早上感到疲乏,下午会出现焦虑、易激惹,而晚上则可发生意识混浊。此外,精神症状通常与感染有密切的相关性,精神症状随感染性疾病好转而好转。

(二)内脏器官疾病所致精神障碍

内脏器官疾病所致精神障碍是指由重要内脏器官如心、肺、肝、肾等严重疾病继发脑功能紊乱所致的精神障碍。精神障碍的严重程度随原发疾病的严重程度而波动。在各种有害因素的作用下,重要内脏器官发生损害,可直接影响其主要的生理功能,或是有毒物质蓄积,均可造成机体的循环,代谢障碍,水与电解质紊乱,酸碱失衡,导致脑功能障碍,而发生精神障碍。

1. 肺性脑病　指肺源性心脏病所致的精神障碍。患者有意识障碍,可表现为嗜睡状态、朦胧或昏睡状态,逐渐加重为谵妄状态甚至昏迷。也有部分患者表现为躁狂或抑郁状态,或者表现为幻觉和妄想。患者还常伴有癫痫发作、扑翼样震颤、不自主运动等神经系统体征。

2. 肝性脑病　指肝脏疾病所致的精神障碍。精神症状包括迟钝、少动、寡言或躁动、兴奋,严重时为嗜睡、谵妄、昏睡甚至昏迷。部分患者表现为幻觉妄想或木僵,少数患者可出现人格改变或智能障碍。

3. 心源性脑病　由冠状动脉硬化、风湿性和先天性心脏病、心内膜炎等严重心脏疾病所致精神障碍。有神经衰弱综合征、谵妄、抑郁状态及幻觉妄想状态等表现。

4. 肾性脑病　指肾脏疾病所致的精神障碍。精神症状主要有意识障碍,可表现为嗜睡、谵妄甚至昏迷,也可表现为抑郁状态、躁狂状态、幻觉妄想状态或痴呆状态。

(三)其他躯体疾病所致精神障碍

1. 内分泌疾病所致精神障碍　内分泌疾病所致精神障碍是指由于内分泌功能亢进或低下所致的精神障碍。临床常见的有肾上腺功能异常疾病(库欣综合征、肾上腺皮质功能减退症),甲状腺功能障碍疾病,甲状旁腺功能异常疾病,嗜铬细胞瘤,糖尿病伴发精神障碍等。内分泌疾病时,出现内分泌功能紊乱,影响中枢神经系统,致使大脑功能障碍。

2. 结缔组织疾病所致精神障碍　结缔组织疾病常有多系统、多内脏受累,症状复杂多变,常伴发神经精神障碍,一些患者可以精神神经症状为首发表现。临床常见的类型有类风湿关节炎、系统性红斑狼疮等。

【诊断标准】

根据 CCMD-3,躯体疾病所致精神障碍诊断标准如下:

1. 症状标准

(1)通过病史、躯体以及神经系统检查、实验室检查发现躯体疾病的证据。

(2)精神障碍的发生、发展以及病程与原发躯体疾病相关,并至少有下列 1 项:①智能损害;②遗忘综合征;③人格改变;④意识障碍(如谵妄);⑤精神病性症状(如幻觉、妄想或紧张综合征等);⑥情感障碍(如抑郁或躁狂综合征等);⑦神经症样症状;⑧以上症状的混合状态或不典型表现。

（3）无精神障碍由其他原因导致的足够证据（如酒精或药物滥用、应激因素）。

2. 严重标准 社会功能受损。

3. 病程标准 精神障碍的发生、发展及病程与原发性躯体疾病相关。

4. 排除标准 排除精神分裂症、情感性精神障碍的严重躁狂发作或抑郁发作。

【治疗要点】

1. 治疗原则 准确、及时、充分并尽可能彻底地治疗原发躯体疾病，这是治疗的关键。此外，停用可能引起精神障碍的药物。

2. 治疗措施 包括控制症状和支持治疗。①控制精神症状：使用精神药物要慎重，起始剂量应更低，缓慢加量，当症状稳定时即应考虑逐渐减量。对存在攻击行为的患者，可考虑短期使用抗精神病药物；对伴有幻觉、妄想及兴奋不安的患者可采用奋乃静、利培酮或喹硫平等药物治疗；对处于抑郁、焦虑状态的患者可服用小剂量抗抑郁药物；对失眠患者可给予易于代谢、不良作用小的镇静催眠剂。②支持疗法：包括充足的营养供应，纠正酸碱平衡失调和电解质紊乱，改善脑循环、促进脑细胞功能恢复等。

第四节　器质性精神障碍的整体护理

【护理评估】

（一）精神症状评估

1. 一般表现 评估患者有无意识障碍以及意识障碍的程度，有无定向力障碍，主动接触和被动接触状况，合作状况，日常生活，自理程度等。

2. 认知过程 评估患者的知觉、思维形式、注意力、记忆力、智能、自知力等，评估有无错觉、幻觉及思维活动障碍如妄想，了解患者记忆力状况，智能方面有无减退。

3. 情感过程 评估情感的表达、情感的稳定及协调性，有无情绪低落、焦虑、恐惧、忧郁等异常。

4. 意志与行为 评估有无意志活动增强或减弱，将患者发病前后的人格加以比较，以了解患者有无人格改变。

（二）心理社会评估

1. 自我概念 评估患者对自己的看法，对疾病的认识和态度，康复信心、对护理的要求，希望达到的健康状态，性格特征、情绪状态、应对能力等。

2. 社会功能 评估患者工作环境、医疗保健待遇、经济状况如何，有无人际交往障碍，社会支持状况等。

3. 家庭情况 评估患者的家庭环境、各成员之间关系是否融洽、患者在家中的地位如何，家庭成员对患者患病的态度、对疾病的了解以及家属照顾患者的能力和意愿等。

（三）生理功能评估

1. 一般资料 患者的姓名、性别、年龄、民族、职业、文化程度、婚姻状态、家庭住址、宗教信仰等。现在的健康状况及此次发病的情况、住院目的、入院方式及医疗诊断等。

2. 健康史　既往患病史、家族史、过敏史、住院史、手术史、婚育史等。

3. 生活状况及自理程度　饮食、睡眠、排泄、清洁卫生、自理能力、活动方式等。

4. 护理体检　包括身高、体重、生命体征、意识、瞳孔、皮肤、口腔黏膜、四肢活动度、营养状况，以及心、肺、肝、肾的主要阳性体征。

(四)实验室及其他辅助检查

评估患者的常规化验、特殊检查结果。

【护理诊断】

1. 意识障碍　与各种脑器质性疾病所致的脑组织损害有关。

2. 有受伤的危险　与患者意识障碍、判断障碍、记忆障碍有关。

3. 有暴力行为的危险　与兴奋、躁动、幻觉等精神症状有关。

4. 生活自理缺陷　与患者认知能力丧失有关。

5. 睡眠形态紊乱　与原发躯体疾病、精神症状有关。

6. 言语沟通障碍　与患者理解能力减弱、失读、失认、失语有关。

7. 思维过程改变　与疾病所致的幻觉、妄想等精神症状有关。

8. 家庭应对无效　与患者认知能力改变、智能减退有关。

【护理措施】

(一)基础护理

1. 生活护理

(1)对痴呆患者进行生活护理时,要耐心解释和详细指导,以取得患者合作并让患者对学习自理技能产生兴趣。

(2)评估患者自理能力缺陷的程度,给予必要的帮助:凡是患者能独立完成的或在别人的协助下能完成的自理技能,不要包办代替,要鼓励指导患者自己完成,同时给予及时的肯定和表扬;对依赖性强而不进行自理的患者,要做好心理护理,给予充分的解释和鼓励,帮其制订具体计划,并提出要求,以达到其自理的目的。

(3)协助患者整理好日常个人卫生,督促帮助患者洗澡、更衣、理发、修剪指(趾)甲等。根据天气变化及时督促患者增减衣物。

(4)对长期卧床患者,保持床单清洁、整齐、干燥,预防褥疮发生,加强并发症的护理。

2. 饮食护理

(1)结合原发疾病的情况,为患者提供无骨、无刺、易吞咽、易消化、营养丰富的低盐低脂饮食。同时注意补充水分。

(2)为患者提供整洁、舒适的进餐环境,保证充足的进餐时间,让患者细嚼慢咽,防止噎食。

(3)在不影响治疗和病情许可的前提下,提供患者喜爱吃的食物,以促进食欲。

(4)对吞咽困难、不能进食者,及时给予鼻饲饮食或静脉补充营养液,以保持营养代谢的需要。

3. 睡眠护理

(1)评估导致患者睡眠障碍的原因,减少或去除影响患者睡眠的诱发因素。

（2）创造良好的睡眠环境,保持病房空气新鲜,温度适宜,周围环境安静,床褥要干净、舒适。

（3）为患者提供足够的照明,避免因光线不足而使患者产生错觉或感到恐惧不安。

（4）帮助患者建立有规律的生活,白天为其安排适当的活动,减少卧床、睡眠的时间。

（5）避免睡前兴奋,减轻焦虑,做一些有利于入睡的活动,促进睡眠。

（6）必要时,可遵照医嘱给予药物辅助入睡。

（二）安全护理

（1）将重症患者安置在易观察、舒适、安全的房间,定时巡视,使其在工作人员的视线下活动,必要时专人陪护。

（2）兴奋躁动的患者宜分开管理,为其提供舒适、安静、安全、颜色淡雅、物品简化的环境,清除所有危险物品,加强安全护理,减少不良刺激和环境中的潜在危险因素。

（3）密切监测患者的体温、脉搏、呼吸、血压的变化,以及意识状态、皮肤黏膜情况等。发现异常应立即报告医生,并做好抢救的准备。

（4）严密观察患者的病情,全面掌控患者的思想动态和行为,正确识别暴力行为的前驱表现,及时采取有效防范措施,尽早进行干预。

（三）心理护理

1. 入院阶段 器质性精神障碍患者可出现各种心理反应,如焦虑、恐惧、易激惹、孤独感、消极心理等。护理人员应尊重和理解患者,主动介绍自己和医院环境,帮助患者尽快消除陌生感,适应病后所需的生活方式。耐心做好安慰、劝导等护理工作,给予心理支持,稳定其情绪,使其能够配合治疗和护理。建立相互信任的治疗性人际关系,主动发现患者的身心需要,并及时采取措施,尽可能地予以满足。鼓励患者表达自己的想法和需要,给予他们发泄感情和悲伤的机会,从而减轻患者的焦虑、恐惧和抑郁等负面情绪。要帮助患者树立战胜疾病的信心,建立起有利于治疗和康复的最佳心理状态,以促进疾病康复。

2. 治疗阶段 指导患者了解疾病的病因、临床表现、疾病的进展情况以及治疗、护理、预防的方法,解除其顾虑和紧张。让患者知道精神症状与原发疾病具有密切关系,若要保持和增进健康,在重视躯体疾病的治疗和护理的同时也不可忽视对精神障碍的治疗和护理。告诉患者器质性疾病所致精神障碍有昼轻夜重及呈波动性的特点,让患者做好心理准备,防止因病情变化而引起精神困扰。让患者知道药物治疗的必要性、用药计划以及药物的不良反应。

3. 康复阶段 评估患者知识缺乏的程度及相关因素,了解患者的特长、兴趣和认知能力,有针对性地制订相应的活动计划及健康教育目标。协助和指导患者适应个人健康情况,尽快适应病后的生活方式。为患者提供每日社会活动的信息,增加其兴趣,并帮助患者参与适合其认知水平的社会活动。鼓励患者与社会接触,培养有益于身心健康的爱好或学习新的技能,使其最大限度地保持和恢复其现存的沟通能力和社会功能。鼓励患者在能力范围内自我料理个人生活,并有计划地进行生活能力的教育、培养和康复训练。

(四)健康教育

1. 对患者　教会患者自我护理的方法,鼓励其增加自我护理的独立性,避免过分依赖他人。指导患者掌握完成特定康复目标所需要的技术方法,让患者明白身心健康之间的关系。告知患者用药的注意事项、有关药物不良反应的处理方法以及坚持全面康复治疗对身体功能恢复的重要性。叮嘱患者多与他人接触交往,保持乐观情绪,增强战胜疾病的意志和信心。

2. 对家属　告知家属患者出院后仍需要继续治疗,应坚持服药,不得随意增减药量或突然停药,并定期到医院复诊。为患者安排规律的生活,合理饮食,保证睡眠。如遗留智力减退、行为障碍、人格改变或痴呆等后遗症状,则应加强生活照顾及教育,并给予适当的体育锻炼及功能训练等康复措施,协助患者克服各种困难,使其最大限度地恢复社会功能,重建社交能力。观察患者用药后的反应,平时妥善保管好药物,防止患者过量服药。发现患者有躯体不适或病情波动应及早就医。

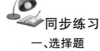案例分析

女,72 岁,汉族,已婚,中学文化程度,退休。主诉:逆行性遗忘和生活自理能力下降 2 年。现病史:2 年前开始出现记忆问题。初时表现为记不住客人的名字,记不住看过的新闻等。记忆力下降逐渐明显,以致重复购买相同的食品,烧水忘记关火最后将壶烧干,并发展到遗失贵重物品包括手机和钱包等。2 个月前上街,找不到回家的路,以致家人四处寻找。过去注重仪表,病后却懒于洗澡换衣,最近连吃饭也要家人督促。精神检查:神清欠合作,衣貌欠整洁,有纽扣扣错。多问少答,回答简单或错误。记忆力检查提示近记忆很差。未发现典型的幻觉、妄想及抑郁、焦虑情绪等,但情感反应较简单、冷漠。家族史:患者母亲高龄时也有类似症状,但未经诊断和治疗。个人史和过去史:无特殊。实验室及特殊检查:各项生化指标无阳性发现,CT 发现皮质性脑萎缩和脑室扩大。

分析:该患者临床诊断是什么?

同步练习

一、选择题

1. 脑器质性精神障碍的高发年龄是　　　　　　　　　　　　　　　　　　　(　　)

　　A. 老年　　　　　　　　　　　　　B. 中年

　　C. 青年　　　　　　　　　　　　　D. 少年

　　E. 儿童

2. 木僵患者的临床表现不正确的是　　　　　　　　　　　　　　　　　　(　　)

　　A. 面无表情　　　　　　　　　　　B. 无感知能力

　　C. 不语　　　　　　　　　　　　　D. 不动

　　E. 不吃

3. 不支持急性脑器质性精神障碍诊断的表现是　　　　　　　　　　　　(　　)

　　A. 幻视　　　　　　　　　　　　　B. 错觉

　　C. 注意涣散　　　　　　　　　　　D. 意识清晰

　　E. 定向障碍

4. 谵妄最多见的幻觉是　　　　　　　　　　　　　　　　　　　　　　(　　)

　　A. 幻听　　　　　　　　　　　　　B. 幻味

C. 幻视

D. 本体幻觉

E. 幻触

5. 谵妄综合征的主要特征表现 ( )

A. 意识障碍昼轻夜重

B. 幻视

C. 注意涣散

D. 记忆减退

E. 错觉

6. 阿尔茨海默病的主要病理特征是 ( )

A. 大脑皮质萎缩

B. 小脑脑沟增宽

C. 老年斑和神经元纤维缠结

D. 脑室扩大

E. 神经元"气球样"肿胀

7. 阿尔茨海默病的病程特征为 ( )

A. 发作缓解型

B. 进行性发展加重

C. 病程呈阶梯形

D. 只发作 1 次

E. 缓慢发展,逐渐好转

8. 阿尔茨海默病与血管性痴呆的鉴别主要是 ( )

A. 发病年龄

B. 记忆障碍

C. 情绪不稳

D. 病程的波动性特征

E. 幻觉妄想

二、填空题

1. 阿尔茨海默病的早期突出核心症状为_____。

2. 血管性痴呆的病程多呈_____性进展。

3. 痴呆是发生在脑器质性病变基础上的一种综合征,其发生发展是一慢性、进行性过程,包括智能、_____和_____的损害。

4. 谵妄以_____为主要特征。

5. 阿尔茨海默病临床表现包括_____和_____两方面。

三、名词解释

1. 谵妄 2. 科萨科夫综合征 3. 失认 4. 失用

四、简答题

1. 简述谵妄的主要表现。

2. 阿尔茨海默病的治疗原则是什么?

3. 简述对器质性精神障碍患者的健康教育。

(信阳职业技术学院 黄 晶)

第九章
精神活性物质所致精神障碍及其患者的护理

🌀 **学习目标**

1. 识别精神活性物质、成瘾与依赖、耐受性、戒断状态概念。
2. 能够说出精神活性物质根据药理特性分哪几类。
3. 解释成瘾和依赖的不同及阿片类物质戒断症状。

第一节　精神活性物质所致精神障碍的特点

【议一议】

精神活性物质和毒品一样吗？我国的毒品有哪些？

药物滥用是全球性的公共卫生和社会问题。自20世纪80年代以来，我国各省、自治区、直辖市都不同程度地存在着与毒品有关的违法犯罪活动，中国已由毒品过境受害国转变为毒品过境与消费并存的受害国。《2011年中国禁毒报告》显示，冰毒、摇头丸、K粉等新型化学合成毒品成为消费新宠，在很多大中城市，吸食新型毒品的人占吸毒者总数的60%以上，有的城市甚至超过90%。特别是青少年已成为我国毒品消费单独主要群体。吸毒不仅使劳动力丧失、引起心身疾病，还会造成传染性疾病的传播等，严重危害我国人民身心健康及家庭社会的稳定。从公共卫生角度看，吸烟、饮酒人群基数较大，所造成的健康影响不容忽视。

1. 精神活性物质　又称物质或成瘾物质、药物，是指能够影响人类情绪、行为、改变意识状态，并有致依赖作用的一类化学物质。人们使用这些物质的目的在于取得或保持某些特殊的心理、生理状态。而我们常说的毒品是社会学概念，指具有很强成瘾性、非医疗使用的、法律禁止的化学物质，我国的毒品主要指阿片类、可卡因、大麻、兴奋剂等物质。

2. 成瘾与依赖　成瘾与依赖常常互用。依赖是一组生理、行为和认知现象，依赖者往往将使用某种或某类精神活性物质作为优先考虑的事情，其特点为对使用精神活性药物的强烈、无法克制的渴望。一般来讲，成瘾更习惯指冲动性使用、渴求，而依赖更强调的是躯体依赖，如耐受与戒断。

依赖性分类：①躯体依赖性，主要是中枢神经系统对长期使用依赖药物所产生的一种适应状态，包括耐受性增加和停药后的戒断症状；②精神依赖性，是药物对中枢神经系统作用所产生的一种特殊的精神效应，表现为对药物的强烈的渴求和与之有关的

笔记栏

强迫性觅药行为。两者可能同时存在,但也可能相对分离,如兴奋剂能产生明显的精神依赖,但躯体依赖不太明显,而长期使用阿片类镇痛的癌症患者,虽然产生了明显的躯体依赖,但并无明显的精神依赖。

3.耐受性　是一种在大多数精神活性物质反复使用后,使用者必须增加使用剂量方能获得所需的效果,或使用原来的剂量则达不到使用者所追求的效果的一种状态。此外,改变物质使用的途径也是耐受性表现,如刚开始吸食毒品是放在香烟里吸,以后逐渐改成肌内注射、静脉注射等。药物的耐受性是可逆的,停止用药后,耐受性将逐渐消失,机体对药物的反应又恢复到原来的敏感程度。

4.戒断状态　指停止使用或减少药物使用剂量或使用拮抗剂后所出现的特殊的心理生理症候群,其机制是由于长期用药后,突然停药引起的适应性的反跳,又称为反适应。

5.滥用　又称为有害使用,是一种适应不良方式,由于反复使用药物导致了躯体或心理明显的不良后果,如不能完成学业、工作能力下降等。滥用强调的是不良后果,滥用者没有明显的耐受性增加或戒断症状,反之就是依赖状态。

6.强化　强化作用可分两类:①正性强化,增加正性情绪的作用,如吸毒后的快感以及社会性强化作用等。②负性强化作用表现为对抗负性情绪的作用,如"一醉解千愁"等。特别是在形成依赖后,由于戒断症状的出现,使成瘾者不能自拔,必须反复使用精神活性物质或者从事某种行为(如上网、赌博)后才能解除戒断症状,这是最为强烈的负性强化。

一、精神活性物质的分类

1.根据精神活性物质的药理特性分类

(1)中枢神经系统兴奋剂　能兴奋中枢神经系统,如可卡因、咖啡因、苯丙胺类药物等。

(2)中枢神经系统抑制剂　能抑制中枢神经系统,如苯二氮䓬类、巴比妥类、酒精等。

(3)阿片类　包括天然、人工合成或半合成的阿片类物质,如海洛因、吗啡、鸦片、美沙酮、哌替啶(度冷丁)、二氢埃托啡、丁丙诺啡等。

(4)大麻　大麻是世界上最古老、最有名的致幻剂,使用后使人产生欣快感,增加剂量可使人进入梦幻,陷入深沉而爽快的睡眠之中。

(5)致幻剂　能改变意识状态或感知觉,如氯胺酮、仙人掌毒素、苯环利定等。

(6)挥发性溶剂　如汽油、甲苯、丙酮等。

(7)烟草。

2.根据国际公约分类　①麻醉剂:包括阿片类、可卡因、大麻类;②精神药物:包括苯丙胺类中枢神经系统兴奋剂、镇静催眠药和致幻剂。

3.根据使用环境分类　可分为处方用药、社交性成瘾物质、非法成瘾物质和毒品。

二、精神活性物质滥用的相关因素

精神活性物质滥用的相关因素有生物、心理、社会等诸多因素,它们之间相互交

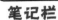

笔记栏

叉、相互影响、互为因果。

（一）生物学因素

生物学因素主要包括多巴胺及内源性阿片肽两大系统。

1. 多巴胺能系统　阿片类药物、兴奋剂、电刺激所产生的犒赏机制均涉及中脑边缘系统，多巴胺在药物所产生的犒劳中起着重要作用。其他药物，如巴比妥类、酒精等，尽管有不同药理作用，同样能直接或间接使多巴胺水平升高。由于长期使用药物，使脑内多巴胺水平下降，多巴胺功能减退与戒断时强烈的渴求有关，强烈的渴求导致复发。

2. 内源性阿片肽系统　脑啡肽、β-内啡肽和强啡肽称为三大阿片肽家族。这三类内源性阿片肽有一个共同的结构，即其 N 端的 4 个氨基酸残基均为 Tyr、Gly、Gly、Phe，特别是第 1 位络氨酸残基不能更换，否则即丧失其与阿片受体的结合能力。

阿片受体属于 G 蛋白偶联受体，主要分为 μ、δ 和 κ 型。绝大多数的阿片受体与百日咳毒素敏感的 G 蛋白偶联。三种受体与 G 蛋白的偶联方式相似。除作用不同外，不同的阿片类产生的耐受性及成瘾性也不相同。将它们分别慢性给药，动物产生耐受成瘾后，发现在作用于同一型的阿片类药物中，存在交叉耐受及交叉抑制戒断症状的现象，但在不同型之间却没有明显交叉。例如，对吗啡产生耐受性的动物，对芬太尼、去甲吗啡等作用于 μ 型的阿片类也同样耐受，但对环唑辛、喷他佐辛等对作用于 κ 及 δ 型阿片受体阿片类相互间并不产生交叉耐受；对吗啡成瘾的动物，用纳洛酮（μ 受体拮抗剂）可激发戒断症状，此时注射吗啡、芬太尼或去甲吗啡均可抑制戒断症状，但注射环唑辛或喷他佐辛则不能。反过来也是如此，环唑辛或喷他佐辛成瘾后的症状，吗啡等不能抑制。

研究发现，所有的成瘾物质，不管其药理作用如何，都能直接或者间接作用于中脑边缘多巴胺系统，增加中脑腹侧被盖区多巴胺神经元冲动释放，将多巴胺释放至伏隔核，以及其他区域如前额叶皮质中。

从进化学的观点看，中脑边缘多巴胺系统及前脑的投射脑区发生较古老，构成部分的动机系统，调节对自然犒赏物，如饮食、性的反应。药物作用这一系统，其作用远比自然犒赏物要强烈、持续得多。

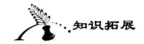

犒赏与成瘾性物质

Olds 和 Milner 在 1954 年发现了一个有趣的现象，动物脑内存在一种"愉快中枢"或强化区，弱电流刺激该区域可以提供一种"犒赏"效应。

在将人类作为受试的研究中发现，电刺激相关脑部同样能引起快感，有些受试称类似性快感，据称甚至有些受试者对试验者产生了爱慕之感。

后来发现，成瘾药物如兴奋剂（如苯丙胺类药物、可卡因）和阿片类药物（如海洛因、吗啡等）同样具有强烈的犒赏作用。一般来说，具有强化作用的药物所起的作用与脑部电刺激类似。实验动物可以通过实验按压杠杆的方法来自我给药,达到自我犒赏作用。

(二)心理因素

吸毒者有明显的个性问题,如情绪控制差、易冲动、焦虑、抑郁、缺乏有效的防御机制、反社会性等,但尚无前瞻性研究说明是这些个性问题导致了吸毒,还是由于吸毒改变了吸毒者的个性,抑或是两者互为因果。

多数精神活性物质有增加正性情绪的作用,如"酒逢知己千杯少"、吸毒后的快感等;同样也具有负性强化作用,如"一醉解千愁",毒品更有对抗负性情绪的作用。最为强烈的负性强化是,在形成依赖后由于戒断症状的出现,使依赖者不能自拔,必须反复使用精神活性物质才能缓解戒断症状。

(三)社会因素

社会环境既有利也有弊。一方面社会环境在成瘾性行为的启动、维持以及复吸都发挥了重要作用,另一方面社会环境在阻止成瘾性行为、成瘾的治疗及成瘾性用药行为的长期戒除也同样有着重要作用。

1.社会环境、文化背景 目前中国有3亿吸烟者,是因为中国人把吸烟作为社交手段之一,而中国女性对吸烟持厌恶态度,故吸烟率很低。国外妇女吸烟现象很普遍,据称是将妇女吸烟与妇女解放联系到了一起。

2.容易获得 从鸦片战争到解放初期,我国饱受鸦片之苦。新中国成立后,中央人民政府通过严厉打击并控制供给,使鸦片类滥用问题在中国大陆基本销声匿迹了。但随着改革开放,国际贩毒组织利用云南边陲与"金三角"毗邻的地理环境,把中国大陆作为"金三角"毒品流通转运站,随着毒品的供应量增加,吸毒人数也日益增加。

3.同伴影响、同伴间压力等 青少年自身鉴别能力差,但由于好奇,爱寻求刺激,受其小伙伴的唆使和影响,接触药物并逐渐陷入。

4.家庭因素 经济困难、住房紧张、单亲家庭、家庭成员之间关系紧张、过分保护、放纵、虐待等,都是滥用药物的危险因素。特别是家庭成员有滥用者,会造成儿童、青少年潜移默化的学习并陷入其中。

总之,精神活性物质滥用和依赖是上述因素相互影响,互为因果。但不管药物的成瘾性多强,如控制供给滥用的机会就少。

第二节 常见的精神活性物质所致精神障碍

一、酒精所致精神障碍

酒精所致精神障碍主要包括以下内容:

1.急性酒精中毒 大量饮酒后,对周围事物反应降低,感觉迟钝,动作不稳、自控力下降,冲动性行为,判断记忆受损,构音含糊,之后大脑处于高度抑制状态,醉酒不

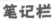

起,呕吐、便溺全然不知。如果中毒较深,可致昏迷、呼吸、心跳抑制,甚至有生命危险。

(1)病理性醉酒　少量饮酒后出现攻击暴力行为,以深度睡眠后结束,醒后遗忘。

(2)酒精所致遗忘　指一种短暂的遗忘状态,多发生在醉酒状态后,但当时并没有明显的意识障碍。次日酒醒后对醉酒时的言行完全遗忘,遗忘的片段时长不等。

2. 单纯性酒精戒断反应　一般戒酒 6～12 h 后,开始有手抖、出汗、恶心,继之出现焦虑不安、无力等精神症状,患者有强烈的饮酒渴望,此时如果还没有喝酒,症状逐渐增加,在戒断后 24～36 h,可见发热、心悸、唾液分泌增加、恶心、呕吐、眼球震颤、瞳孔散大、血压升高等,戒断反应在 48～72 h 达到高峰,继之症状逐渐减轻,4～5 d 后躯体反应基本消失。

3. 酒精戒断性谵妄　长期大量饮酒者,戒酒后 3～4 d,出现震颤谵妄,表现为意识模糊,不识亲人,不知时间,分不清东西南北,情绪激越、大喊大叫,诉说看到妖魔鬼怪等,最重要的特征是全身肌肉有粗大的震颤、发热、大汗淋漓、心跳加快、血压升高等症状,可出现白细胞升高、肝功能异常、脑电图异常等。若处理不当,患者常因高热、脱水、衰竭、感染、外伤而死亡。震颤谵妄常突然发生,持续 2～3 d,甚至更长时间清醒后,对震颤谵妄的症状不能完全回忆。有些患者,特别是谵妄时间较长者,可能遗留有遗忘综合征(科萨科夫综合征)。

4. 酒精性癫痫　大约 30% 患者在戒断期间出现癫痫样痉挛发作,表现意识丧失、四肢抽搐、两眼上翻、角弓反张、口吐白沫等,持续时间不定,一般在 5～15 min 意识恢复,称为酒精性癫痫。

5. 酒精性幻觉　患者在戒断后出现短暂的幻听、幻视,幻触或各种错觉,为此会有冲动伤人行为,或企图自杀。一般持续数日,亦可迁延不愈,往往向震颤谵妄发展。

二、阿片类物质所致精神障碍

阿片类物质是指任何天然的或合成的、对机体产生类似吗啡效应的一类药物。阿片类物质包括阿片,阿片中提取的生物碱吗啡,吗啡衍生物海洛因,人工合成的哌啶醇、美沙酮、喷他佐辛。阿片类药物具有镇静镇痛作用,能抑制呼吸、咳嗽中枢及胃肠蠕动,同时能兴奋呕吐中枢和缩瞳作用,改变心情、产生强烈快感的作用,止泻、扩张皮肤血管、改变内分泌作用。其中镇静和改变心境的作用很易产生耐受性。产生依赖的特征是吸食量不断增加,减量或断药出现戒断综合征的表现。一旦形成依赖,会导致个体的社会功能、精神症状、心理特征发生改变。

1. 急性中毒　急性中毒主要表现为烦躁不安或欣快、脸红、口干、瞳孔缩小等,严重时可出现呼吸抑制、反射消失、急性肺水肿等症状。病史的询问,皮肤的注射瘢痕对诊断极为重要。

2. 戒断症状　一般在停用药物 6～8 h 后出现,随即急剧加重,24～72 h 达到高峰,约第 3 天后症状开始明显缓解,第 5～7 天大部分症状基本消失,第 10～14 天绝大部分症状消失。最初表现打哈欠、流泪、流涕、怕冷、出汗、寒热交替等,随后出现食欲下降、厌食、恶心、呕吐、腹胀、腹泻、体重减轻、心慌、心率加快、血压升高、全身骨骼和肌肉酸痛以及焦虑、抑郁、睡眠障碍等,偶见有错觉、幻觉、谵妄。在戒断反应期间,患者可出现强烈的心理渴求和自主性行为,如抱怨、恳求、不择手段的求药行为。此时若恢复使用阿片类物质,能迅速消除症状。

笔记栏

3.并发症 营养不良、感染性疾病、便秘较为常见。孕妇滥用阿片类物质可发生死胎。静脉注射阿片类物质引起的并发症如艾滋病、破伤风、皮肤脓肿、血栓性静脉炎、蜂窝织炎、败血症、细菌性心内膜炎等。

三、镇静催眠药和抗焦虑药所致精神障碍

（一）镇静催眠药所致精神障碍

镇静催眠药物包括苯二氮䓬类、巴比妥类及其他镇静催眠类药物。苯二氮䓬类药物依赖通常是由于容易获得、长期用药所致,也可能是因为它们局域致欣快和镇静作用所致。据估计,使用苯二氮䓬类药物剂量超过 6 个月的患者,其中约 1/3 的人可能会出现依赖性。巴比妥类药物是较早的镇静催眠药,根据半衰期的长短可分为超短效、短效、中效及长效巴比妥类药物。主要包括硫喷妥钠、苯巴比妥、司可巴比妥、戊巴比妥,其中司可巴比妥、戊巴比妥临床上主要用于失眠,滥用可能性最大。

1.过量中毒 长期大量服用镇静催眠药物慢性中毒者,可出现人格和智能障碍。人格改变主要表现孤僻,意志消沉,对家庭、社会失去责任感,自私,说谎,千方百计不择手段地偷药、骗药,并使这些活动成为生活的中心。智能障碍表现为注意力不集中,记忆力下降,计算力和理解力均有不同程度的损害。神经系统可见舌、手震颤、吐字不清等。躯体表现为消瘦、乏力、食欲下降、面色灰暗、多汗、性功能减退以及中毒性肝炎等。一次大量服用镇静催眠药物中毒的患者可出现意识障碍、昏迷或者死亡。

2.戒断综合征 一般在停药 1~3 d 后出现。最初表现浑身不适、乏力、厌食、焦虑等。随后陆续出现体重锐减、睡眠障碍、精神症状,严重时出现四肢震颤、全身肌肉抽搐、癫痫大发作、高热谵妄等。药物的镇静作用越强,戒断症状越重。

（二）抗焦虑药所致精神障碍

常见致依赖的抗焦虑药物包括氯氮䓬和各种安定类。长期大量使用抗焦虑药物者,会出现消瘦、乏力、面色苍白、皮肤无光泽、性功能低下,智能无明显改变。人格随着患者服药量增加而改变,初期表现为意志消沉、焦虑、易激动,随后说谎、偷窃、无责任感等。神经系可见肌张力低下、步态不稳等。过量中毒可引起意识障碍,甚至死亡。

戒断综合征:停药 1~3 d 出现明显身体不适、焦虑、头痛、耳鸣、失眠、出汗、震颤,严重者可出现一过性幻觉、欣快、癫痫大发作或谵妄等。与镇静催眠类药物依赖的戒断症状相似,持续时间一般 2~4 周。

四、其他精神活性物质所致精神障碍

（一）中枢神经系统兴奋剂

中枢神经系统兴奋剂,又称精神兴奋剂,包括咖啡或茶中所含的咖啡因,但引起关注的主要是可卡因及苯丙胺类药物。可卡因与苯丙胺类药物具有类似的药理作用,而苯丙胺类药物在我国的滥用有增加的趋势,故本节主要讨论苯丙胺类药物的问题。

1.苯丙胺类兴奋剂 具有强烈的中枢神经兴奋作用和致欣快作用。通过静脉使用后,患者很快出现精力充沛、头脑活跃,体验到如腾云驾雾感或全身电流传导般的快

感;数小时后,使用者出现全身乏力、精神压抑、沮丧、倦怠而进入所谓的苯丙胺沮丧期。以上的正性和负性体验使吸毒者陷入反复使用的恶性循环中,这也是形成精神依赖的重要原因之一。

2. 急性中毒 轻度中毒表现为头痛、兴奋躁动、呼吸困难、脉搏加快、血压升高、瞳孔扩大、出汗、震颤等症状;中度中毒出现谵妄、幻觉、妄想等精神症状;重度中毒出现高热、心律失常、循环衰竭、昏迷甚至死亡。长期使用可能出现躁狂抑郁状态、人格和现实解体症状、焦虑状态、认知功能损害,还可出现明显的伤人毁物等情况。

(二)烟草

目前我国有 3 亿多吸烟者,直接或间接接受烟草危害者达 7 亿人。1993 年中南大学精神卫生研究所联合国内三家单位的调查表明,15 岁以上人群吸烟率为40.70%,其中男性为 69.70%,女性为 11.20%。据预测,我国妇女、青少年吸烟会进一步增加。

尼古丁是烟草中的依赖性成分,小剂量能反射性地引起呼吸兴奋、血压升高,增加心血管负担;大剂量表现为节细胞先兴奋,而后迅速转为抑制。尼古丁对中枢神经系统的作用也同样是先兴奋后抑制。

依赖者通过不同的方式,如改变吸烟量、频度、吸进呼吸道的深度等来维持体内尼古丁的水平。当依赖形成后突然戒断时,会出现头痛、失眠、易激惹、唾液分泌增加等戒断症状,使吸烟者难以自拔。

点燃的香烟被吸烟者吸入口中的部分称为主流烟,由点燃部直接冒出的称为测流烟。香烟的燃烟中所含的化学物质多达 4 000 种,其中在烟气中含有近 20 种有害物质,有致癌作用的如二甲基亚硝胺、二乙基亚硝胺、联氨、乙烯氯化物,其他有害物质如氮氧化物(95% 为一氧化氮)、吡啶和一氧化碳(CO)等。粒相的有害物质达 30 余种,其中促癌物有芘、1-甲基吲哚类、9-甲基咔唑类等。

与吸烟有关的躯体疾病主要为呼吸道、消化道、心血管疾病及各种癌症等,所以提高公众对吸烟危害的认识,规范烟草工业的行为、制定法律限制烟草产品的各类广告、提高烟税等都非常必要。还可以通过松弛训练、刺激控制改变行为与认知的综合方法减少烟草使用。

(三)大麻

大麻属一年生草本植物。20 世纪 60 年代以来,大麻滥用已在世界范围内出现,目前在我国也不乏滥用者。

大麻中含有 400 种以上化合物,其中精神活性物质统称为大麻类物质,最主要成分是 Δ9-四氢大麻酚。大麻滥用者常将大麻制品或大麻提取物以吸烟方式使用。

大麻的药理作用开始阶段是一种极度的陶醉状态,表现为欣快、人格解体和视觉敏锐。随后而来使全身松弛,另外还有歪曲的时间与空间知觉等。但不同的吸食者因所处社会环境、社会经历、吸食时间、吸食剂量、不同的精神状态及其本人的期望等不同因素会产生完全不同的主观感受或精神效应。

大麻中毒时有两个特征性生理征兆:脉搏加快和结膜变红。血压可能降低,尤其在站立时,也可能见到肌无力、震颤、腱反射亢进等,故患者的安全护理和健康教育甚为重要。

笔记栏

第三节 精神活性物质所致精神障碍患者的整体护理

【护理评估】

评估要有目的、有计划、系统地收集患者的资料,而且要做到资料来源可靠、客观性,达到全面了解患者健康状况的目的。

（一）生理状况评估

1. 营养状况 有无消瘦、乏力、营养不良等。

2. 躯体戒断症状 有无手抖、打哈欠、流泪、流涕、发热、疼痛、恶心呕吐、腹泻、睡眠障碍、四肢粗大震颤、共济失调等。

3. 性功能、生殖 有无性功能下降,如阳痿、闭经、不孕等。

4. 并发症 有无感染、性病、肝肾功能损害、消化道疾病等。

（二）心理状况评估

1. 自知力 对疾病的认识程度。

2. 用药目的 如心烦想发泄,寻求安慰,好奇心重,生活苦闷,想从药物中逃避等。

3. 物质戒断时应对方法 有无继续寻觅药物、抱怨、诉苦、说谎、行窃、藏药等行为。

4. 精神症状 有无易激惹、焦虑、抑郁、幻听、幻视、嫉妒、妄想等。

5. 其他 注意力、记忆力、定向力、智力的评估。

（三）社会环境、文化背景评估

1. 社会支持系统 患者的家庭成员(父母、妻子或丈夫)、朋友圈是否有药物滥用者和酒精依赖者,家庭成员及亲朋好友对患者的支持及关心状况如何。家庭成员之间的关系如何。

2. 社会功能 有无人际关系紧张,做事随意,不考虑后果,意志消沉,自卑,孤独,退缩,冷酷、仇恨,易激惹,不思进取,有无逃学、矿工、偷窃、赌博、出入拘留所等。

（四）其他评估

1. 既往治疗依从性 既往治疗用药情况及药物不良反应。

2. 用药史 目前用药量、间隔时间、种类、方式、持续时间等。

3. 饮酒史 饮酒的种类、量、模式等。

4. 实验室及其他辅助检查 心电图、脑电图、血常规、血生化检查等。

【护理诊断】

根据评估结果,主要有以下护理诊断:

1. 急性意识障碍 与药物或酒精中毒、戒断反应等有关。

2. 营养失调(低于机体需要量) 与以药或酒取代摄取营养食物有关。

3. 有暴力行为的危险(针对自己或他人) 与药物或酒精中毒、戒断综合征,或个体缺乏有效的应对方式有关。

4. 焦虑 与戒断症状有关。

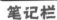

5. 认知改变　与药物或酒精中毒、戒断反应有关。

6. 个人应对无效　与疾病认识缺乏或家庭支持系统差有关。

7. 潜在并发症　感染、肝肾功能损害、消化道疾病、性病等。

【护理措施与健康教育】

三分治疗,七分护理。精神活性物质依赖者常常由于药物中毒、戒断反应等导致躯体水和电解质紊乱、营养不良、恶病质、感染或器官的损害以及精神症状等,故患者的护理尤为重要。

(一) 生活、安全护理

1. 饮食护理　精神活性物质依赖者由于饮食不规律,特别是出现戒断反应时食欲差,厌食甚至拒食,导致机体营养不良。护士应给予膳食指导并观察患者每餐进食情况,保证足够营养的摄入,必要时遵医嘱给予鼻饲或静脉营养支持。

2. 睡眠护理　精神活性物质依赖者戒断后往往会出现睡眠障碍,护士应积极采取措施协助患者改善睡眠状况,如工作人员做到四轻,晚上治疗集中做,使用地灯,保持病房空气清新、温湿度适宜,避免着凉;指导患者晚餐七分饱,睡前适当运动、听舒缓音乐,冲热水澡,不喝浓茶、咖啡等。必要时根据个人的实际情合理用药,每种药物使用时间不宜过长,最好是强弱间断用药,以充分发挥药效减少不良反应。

3. 安全护理　精神活性物质依赖者一旦出现精神症状,护士首先要保证患者的安全,加强看护和危险物品收集,以同情、接纳、理解的态度消除患者的恐惧不安,多与患者沟通,满足其合理基本需求,使其安心住院,主动配合治疗。

4. 中毒护理　首先要确认中毒物质,遵医嘱给予对症处理,如洗胃、给予拮抗剂等。密切观察患者神智、生命体征的变化,保持呼吸道通畅,保持水、电解质及能量代谢的平衡,做好基础护理,预防并发症发生,做好心理护理,给予健康教育和指导。

5. 戒断症状护理　密切观察患者病情,做到戒断症状的早发现,及时用药。护士应掌握戒断症状出现的先后顺序,一般脱瘾者先出现打呵欠、流泪、流涕,之后相继出现全身酸痛、胸闷、心悸、发热、发冷、出汗等症状,要密切观察,尽早准确发现症状,防止戒毒者夸大症状,掌握最好的给药时间,减轻患者痛苦。另外指导患者在戒断反应期间避免剧烈活动,多卧床休息,减少体力消耗,改变体位要缓慢,最好扶持身边物体,防坠床跌倒。

6. 服药的护理　密切观察药物不良反应,服药要按时给药,看服到口,咽下再走。静脉用药时注意液体的滴速,并严密观察患者意识、瞳孔、心率、呼吸、血压的变化,备好抢救药品及器材。

7. 预防感染　护士做治疗时严格执行无菌操作规程,实行一人一针一管,扫床时做到一人一巾,防止交叉感染。长期吸食毒品的患者多伴有肝炎、栓塞性静脉炎、性病等,故病房、治疗室、诊疗室每天用消毒液擦拭。发现有传染病,及时隔离、报告,及时处理各种用物。出院或死亡患者床单位做好终末处理。

(二) 心理护理

建立良好的护患关系,是实现护理目标的关键。大部分患者对自身疾病没有正确认识,否认给个人和家庭带来痛苦,加强认知干预,让患者认识到酒精或药物滥用的危害,自觉抵制毒品;指导患者正确运用应对机制,建立正确的心理防御机制。对一个物

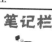

质依赖患者而言,下决心停用已经成为生活重心的物质是相当困难的,护士可以和患者共同讨论制订康复计划,使患者能控制自己的行为且采取正向的行为增强治疗的信念,也可通过社交技能训练、自信心训练来协助患者增强自信。针对不良情绪,护士指导患者通过听音乐、运动、绘画等方式发泄或转移注意力。护士通过与家属的沟通,争取家庭、社会的支持。

(三)健康教育

(1)加强患者和家属对酒的认识,提倡文明饮酒、不酗酒、不劝酒、不空腹喝酒,避免以酒代药导致酒瘾,严格控制未成年人饮酒。另外提醒患者对有成瘾性的精神药物如镇静催眠药物和抗焦虑药物要提高警惕。

(2)加强对高危人群的宣传和管理。对使用精神活性物质者加强心理咨询和健康教育,创造良好的生活环境避免物质滥用。

(3)建议适度饮用低度酒、水果酒,避免饮用烈性酒;预防和控制对成瘾药的非法需求,打击非法种植和贩运毒品的违法行为。

 案例分析

王先生,35岁,已婚,工人。偶尔因好奇心驱使及朋友唆使于2015年3月开始吸食海洛因,患者刚开始吸食后感觉全身舒服,心情超好,精神振奋,有一种常人难以体验到的愉快感,不吸则心烦、焦虑、急躁、失眠、流涕、头晕、腹痛、恶心、呕吐,打骂家人,并出现情绪低落等,不能正常工作,家人劝说无效。于2016年1月开始静脉注射海洛因,每天注射3~4次,用量1.0~1.5 g/d。患者知道吸毒有害,但难以控制,在家人劝说并强迫下于2016年10月住院接受脱毒治疗。体格检查:消瘦、乏力、皮肤黯淡、恶病质状,四肢有多个陈旧性针眼瘢痕及数条静脉穿刺形成的静脉条索,余无异常。精神检查:意识清,精神萎靡,流泪,流涕,手抖,情绪低落,易激惹,定向力可,未引出幻觉、妄想,对海洛因仍有强烈欲望。实验室检查无异常。

分析:1.该患者可能的医疗诊断是什么?

2.如何对该患者实施护理措施?

同步练习

一、选择题

1.我国的毒品不包括 (　　)

　A.阿片类　　　　　　　　　　B.可卡因

　C.大麻　　　　　　　　　　　D.兴奋剂

　E.酒精

2.下列不属于阿片类物质的是 (　　)

　A.海洛因　　　　　　　　　　B.吗啡

　C.苯丙胺　　　　　　　　　　D.美沙酮

　E.丁丙诺啡

3.长期大量饮酒者如突然断酒,震颤谵妄常出现在断酒 (　　)

　A.48 h后　　　　　　　　　　B.24 h后

　C.12 h后　　　　　　　　　　D.72 h后

　E.8 h后

4. 在临床上常用来缓解酒精依赖戒断症状的是　　　　　　　　　　　（　　）

    A. 苯二氮䓬类　　　　　　　　　　　B. 小剂量抗精神病药物

    C. 大剂量维生素　　　　　　　　　　D. 能量合剂

    E. 新型抗抑郁药

5. 怎样才能准确而又方便地识别一个人是否有阿片类物质依赖　　　（　　）

    A. 询问用药史　　　　　　　　　　　B. 威胁要送派出所

    C. 由公安审问

    D. 予以吗啡注射,看是否出现欣快感

    E. 尿毒品检测

6. 有关酒精性科萨科夫综合征,错误的是　　　　　　　　　　　　（　　）

    A. 多在一次或多次震颤谵妄后发生　　B. 临床以近记忆障碍为主要表现

    C. 在长期大量饮酒及营养缺乏的基础上起病　　D. 有明显的意识障碍

    E. 有明显的认知功能损害

二、填空题

1. 药物依赖包括_____和_____两种情况。

2. _____是酒精所致精神障碍治疗能否成功的关键。

三、名词解释

1. 精神活性物质　2. 物质或药物依赖　3. 耐受性　4. 戒断状态

四、简答题

简述精神活性物质的分类。

（新乡医学院第二附属医院　孟令娜）

第十章
精神分裂症及其患者的护理

学习目标

> 1. 解释精神分裂症的病因、发病机制、诊断和治疗原则。
> 2. 熟记精神分裂症的概念、临床表现及分型。
> 3. 运用护理程序对精神分裂症患者进行护理,懂得对患者和家属做健康教育。

第一节　精神分裂症疾病概述

精神分裂症是一组病因未明的,具有思维、知觉、情感和行为等多方面障碍的精神疾病。以精神活动和周围环境不相符,自身知、情、意不协调和人格解体等"分裂"症状为主要特征,故又称为分裂症。一般无意识障碍和明显的智能损害。多起病于青壮年,缓慢起病,病程迁延,有反复发作的特点。多次发病后病情加重、恶化,部分患者最终发展为整体功能衰退,但部分可保持痊愈或基本痊愈状态。

精神分裂症是精神障碍中患病率最高的一种疾病,占住院人数的首位。据统计,全球成年人口中的终身患病率在1%左右。总体来看,精神分裂症患病率男女大致相等,性别差异主要体现在初发年龄和病程特征上。90%的精神分裂症起病于15～55岁之间,发病的高峰年龄段男性为10～25岁,女性为25～35岁。

【病因与发病机制】

精神分裂症的确切病因尚不清楚,现有研究表明:该病是一种具有遗传基础的疾病,环境中的生物、心理和社会环境因素对发病具有一定影响,部分患者具有脑结构异常及神经生化的改变。

(一)遗传因素

家系、孪生子和寄养子调查研究结果显示:遗传因素在本病的发生中有一定的作用,与患者血缘关系越近,精神分裂症的发病率越高。大多数研究倾向于多基因遗传,表明是由几对致病基因和环境因素共同作用而致病。近年来分子遗传学的发展,使基因定位成为可能,但目前尚无公认的结果。

（二）心理社会环境因素

1. 环境因素　①父母的性格、品行、举止和教育方式都会影响子女的身心健康或导致个性偏离常态；②家庭成员间的关系亦可影响患者的精神活动；③社会生活环境差、生活动荡、职业无保障、人际关系不良等均对发病有一定作用。

2. 心理因素　一般认为生活事件可诱发精神分裂症，如失学、失恋、负债、家庭纠纷、夫妻不和、意外事故等均对发病有一定影响，但这些事件的性质均无特殊性。因此，心理因素也仅属诱发因素。

（三）神经生化异常假说

对于精神分裂症神经生化的研究，主要有三个方面的假说：

1. 多巴胺（dopamine，DA）假说　20 世纪 60 年代提出了精神分裂症的 DA 假说，认为精神分裂症患者中枢 DA 功能亢进。经典抗精神病药物通过阻断 DA 受体发挥治疗作用支持了这一假说。

2. 氨基酸类神经递质假说　谷氨酸是皮层神经元重要的兴奋性递质。中枢谷氨酸功能不足可能是精神分裂症的病因之一。谷氨酸受体拮抗剂如苯环己哌啶可在受试者身上引起幻觉及妄想，也会导致情感淡漠、退缩等阴性症状。

3. 5-羟色胺（5-HT）假说　早在 1954 年 Wolley 等就提出精神分裂症可能与 5-HT 代谢障碍有关的假说。最近 10 年来，新型抗精神病药在临床上的广泛应用，再次使 5-HT 在精神分裂症病理生理机制中的作用受到重视。

（四）脑结构异常

脑解剖和神经病理学研究发现近半数精神分裂症患者有脑室扩大、沟回增宽和胼胝体发育异常等脑结构的改变，患者的阴性症状和认知损害可能与这些变化有关。

（五）躯体生物学因素

内外环境中的各种因素，如感染、中毒、脑部创伤、内分泌改变等可促使潜在的致病因素转变为显著的疾病状态导致发病；神经发育因素，如母孕期病毒感染、分娩时产伤等也与疾病的发生有关。

【临床表现】

本病的临床症状十分复杂且多种多样，不同类型、不同阶段的临床表现可有很大差别。但它具有特征性的"分裂症状"，即思维和知觉障碍、情感、行为不协调和脱离现实环境。一般将精神分裂症的发展分为三个阶段：前驱阶段、发展阶段、残留阶段。

（一）前驱阶段

大多数患者在无明显诱因下缓慢起病，症状不典型、不明显，特征性症状未充分表现，此时称为前驱症状。患者可出现性格改变，如原本勤劳、热情、干净整洁的人变得懒散、对人冷淡、孤僻、不注意个人卫生，工作、学习能力下降等，此时易被误认为是思想问题或工作学习压力过大所致，不易识别。患者可有类神经症症状，表现为焦虑、抑郁、不典型强迫、注意力下降、失眠及白天萎靡不振、疲劳、头痛等症状，易误诊为"神经衰弱"。有些患者有语言和行为的改变，出现常人不可理解的语言和行为，说话颠三倒四、漫无边际。由于早期症状不具有特异性，此时不易发现或易被忽视。如果能早期识别和早期诊断，其预后可能会大大改善。

（二）发展阶段

发展阶段表现出精神分裂症最典型、最突出的精神症状。

1. 思维障碍　联想过程缺乏连贯性和逻辑性是本病特征性症状之一。

（1）思维联想障碍　在意识清楚的情况下出现思维散漫、思维破裂、思维贫乏等。

（2）思维逻辑障碍　主要表现为逻辑倒错、病理象征性思维（如将衣服反穿称为"表里如一"）、语词新作等。

（3）妄想　常见有被害妄想、关系妄想及影响妄想，还可见疑病妄想、钟情妄想、嫉妒妄想等。精神分裂症的妄想多为原发性（发生突然，完全不能用患者当时的处境和心理背景来解释），具有内容荒谬、泛化的特点，患者多不愿意暴露其病态体验而加以隐蔽。有的患者坚信自己的思想和行为被外力控制、干扰和支配（被控制感）；甚至认为自己被某些特殊仪器、电波、电子计算机操纵或控制（影响妄想）；有时则坚信自己的内心体验、所想的事已被人知道（被洞悉感）。被控制感、影响妄想和被洞悉感是精神分裂症的特征性症状。

2. 情感障碍　情感淡漠、情感不协调是本病的特征。情感淡漠的患者缺乏细腻或高级情感，对亲朋好友、同事欠关心。随着疾病的进展，患者情感淡漠日益严重，对周围任何事物缺乏应有的情感反应，对生活和学习的兴趣减少，最后可丧失与周围环境的情感联系。在情感淡漠的同时，可出现情感反应与环境不协调，与思维内容不配合。少数患者有情感倒错。

3. 感知觉障碍　精神分裂症最突出的感知觉障碍是幻觉，以幻听最为常见，可为评论性、议论性、命令性幻听，还可以思维鸣响的方式表现出来。在意识清楚的情况下反复出现持续性、顽固性幻听，是精神分裂症重要的症状。幻视也较常见，常与幻听同时存在。精神分裂症患者的幻觉体验多数情况下会影响其思维、行动，支配患者做出不合理的举动。

4. 意志、行为障碍　主要表现为意志活动减少或缺乏。患者的活动减少，缺乏主动性，行为孤僻、被动、退缩，对生活、学习及劳动的要求减低，不主动与人往来，无故旷课或旷工等。病情严重时对生活的基本要求也丧失，不料理个人卫生，长期不洗澡、不理发，终日无所事事，呆坐或卧床不起，完全脱离外界环境。有些患者表现为意向倒错，如吃一些不能吃的东西（泥土、肥皂等）、无故伤害自己的身体。部分患者表现为违拗、刻板动作、模仿动作、幼稚愚蠢的动作，甚至是冲动、自伤、伤人行为。

5. 其他表现

（1）紧张综合征　包括紧张性木僵和紧张性兴奋两种状态，两者可交替出现，是精神分裂症紧张型的主要诊断特征。紧张性木僵表现为精神运动性抑制。病情轻时常表现为少语、动作缓慢、长时间保持一个姿势；病情重时患者维持一个固定姿势，不语、不动、不吃喝、面无表情、对任何刺激均不起反应。严重的木僵患者，可出现"蜡样屈曲"和"空气枕头"。患者神志清楚，对周围的事物能感知，病情缓解后能回忆。紧张性木僵可与短暂的紧张性兴奋交替出现，患者表现为精神运动性不协调兴奋，行为冲动，不可理解，如突然起床、摔东西、伤人毁物或动作刻板、言语单调等。

（2）人格解体　在本病亦不少见，是患者对自我和周围现实的一种不真实感觉。患者感到头和身体"分家"，走路时自己的腿不存在；或诉说自己分裂成2个或3个人，丧失了"自我"的感觉。

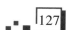

笔记栏

（3）自知力缺乏 绝大多数患者缺乏自知力，不承认自己有病、对自己的病态表现不能正确认识。拒绝就诊，拒绝接受治疗。

（4）无意识障碍 精神分裂症患者大多没有意识障碍，妄想、幻觉、联想障碍等都是在意识清晰情况下出现。

（5）无智能障碍 如果患者合作，一般查不出智能障碍。

（三）残留阶段

经治疗后，部分患者可获临床痊愈，即不存在精神病性症状，亦可残留类似神经衰弱的症状；部分患者可呈发作性；少部分患者迁延恶化，以衰退为转归，社会功能严重受损。

【议一议】
如何鉴别精神分裂症的阳性和阴性症状？

精神分裂症的症状，可因疾病类型、临床阶段有很大不同。在急性阶段，临床症状以幻觉、妄想、思维障碍、行为古怪等为主，这类症状称阳性症状，其特点是表现出在正常心理活动中不可能出现的精神症状。慢性阶段，临床主要症状以思维贫乏、情感淡漠、意志缺乏、孤僻内向为主，又称阴性症状，即在正常精神活动中应具备的成分的缺如，具有隐匿性。

【临床分型】

根据临床症状群的不同，本病可划分不同类型。临床分型对药物选择、预后估计有一定指导意义。常见分型如下：

1. 偏执型 又称妄想型，是精神分裂症最常见类型。发病多在青壮年或中年，起病较缓慢。病初表现敏感多疑，逐渐发展成妄想，并有泛化趋势，妄想内容日益脱离现实。往往伴有幻觉（特别是幻听）。情感和行为常受幻觉或妄想支配，甚至出现自伤和伤人行为。精神衰退现象不明显，治疗效果较好。

2. 青春型 较常见。多发病于青春期，起病急，病情发展较快。以情感不协调、思维障碍和行为幼稚为主要特点。表现为思维破裂，言语内容离奇，难以理解；情感喜怒无常、表情做作，扮鬼脸，傻笑；行为幼稚、愚蠢，常有兴奋冲动行为及本能（性欲、食欲）意向亢进；可有意向倒错出现。若及时治疗，效果较好。

3. 紧张型 较少见。患者群为青壮年，多急性起病，病程呈发作性。典型表现为紧张综合征，可交替出现紧张性木僵与紧张性兴奋，亦可单独发生，木僵多见。此型可自动缓解，治疗效果较其他类型好。

4. 单纯型 较少见。好发于青少年，隐匿起病，病程持续发展。以阴性症状为主，极少有幻觉和妄想。临床表现为情感淡漠，思维贫乏，行为退缩，意志活动缺乏。早期多出现类似"神经衰弱"的症状，易疲劳、失眠、工作效率下降，逐渐出现日益加重的个性改变，不关心周围的人和事，孤僻退缩懒散、社交活动贫乏。常在患病多年后才被家人重视，但可能已出现精神衰退，治疗效果较差。

5. 其他类型 患者的精神症状符合精神分裂症的诊断标准，但症状复杂，无法归入上述分型中的任一类型，亦或同时存在各型的精神症状，则归入其他类型。有未分化型、精神分裂症后抑郁、残留型及其他型。

需要注意的是：临床分型不是固定不变的，有的患者可以从一种类型转变为另一种类型。

【诊断标准】

依据特征性的思维和知觉障碍、情感不协调、淡漠以及意志、行为障碍等症状,无意识及智能障碍,常规化验均无特异性阳性发现,可考虑精神分裂症的诊断。为使精神分裂症的诊断标准规范化,制订了操作性临床工作诊断标准。现将 CCMD-3 关于精神分裂症的诊断标准介绍如下:

1.症状标准　至少有下述症状中的两项,并非继发于意识障碍、智能障碍以及情感高涨或低落。单纯型精神分裂症另有规定。

(1)反复出现的言语性幻听。

(2)明显的思维松弛、思维破裂、言语不连贯,或思维贫乏。

(3)思想被插入、被撤走、被播散、思维中断或强制性思维。

(4)被动、被控制或被洞悉体验。

(5)原发性妄想(包括妄想知觉、妄想心境)或其他荒谬的妄想。

(6)思维逻辑倒错、病理象征性思维或词语新作。

(7)情感倒错或明显的情感淡漠。

(8)紧张综合征、怪异行为或愚蠢行为。

(9)明显的意志减退或缺乏。

2.严重标准　自知力障碍,并有社会功能严重受损或无法进行有效交谈。

3.病程标准

(1)符合症状标准和严重标准至少已持续 1 个月,单纯型另有规定。

(2)若同时符合精神分裂症和心境障碍的症状标准,当情感症状减轻到不能满足心境障碍症状标准时,分裂症状需继续满足精神分裂症的症状标准至少 2 周以上,方可诊断为精神分裂症。

4.排除标准　排除器质性精神障碍及其他精神障碍。尚未缓解的精神分裂症患者,若又罹患本项中前述两类疾病,应并列诊断。

【治疗要点】

在精神分裂症的治疗中,抗精神病药物治疗起关键性作用。支持性心理治疗,改善患者社会心理环境,以及康复措施和训练,对减少及预防疾病复发、提高患者社会适应能力亦十分重要。一般在急性阶段,应及时应用抗精神病药物或其他治疗手段(如电抽搐治疗)控制精神病症状;对慢性阶段或恢复期患者,在药物巩固疗效的同时,辅以心理治疗、社会心理康复治疗。

(一)抗精神病药物治疗

1.药物选择

(1)典型抗精神病药(传统抗精神病药)　通过阻断多巴胺 D_2 受体起到抗幻觉、妄想的作用。常用的有氯丙嗪、奋乃静、三氟拉嗪、舒必利等。抗精神病药物的使用应因人而异。对需控制兴奋躁动的患者可选用氯丙嗪、奋乃静、氟哌啶醇;对于慢性期、起病缓慢、以阴性症状为主的患者宜选用三氟拉嗪、舒必利等。此类药物椎体外系不良反应较大。

(2)非典型抗精神病药物(新型抗精神病药)　通过阻断 5-HT 和多巴胺 D_2 受体起作用。主要包括利培酮、奥氮平、氯氮平等。此类药物不但在纠正感知障碍和思维障碍等阳性症状方面效果较好,而且能够有效控制情感淡漠、意志减退等阴性症状,同时不良反应少,特别是锥体外系不良反应轻于传统抗精神病药物,容易被患者接受。

2.用药原则　药物的选择应根据患者年龄、性别、临床类型、对药物的依从性、个体对药物的反应、经济状况及长期治疗计划等而定。国外一般推荐非典型抗精神病药物为一线药物。就我国当前的实际用药状况来看,典型药物氯丙嗪、奋乃静、舒必利仍广泛使用,可作为首选药物使用。药物治疗应系统而规范,强调早期、足量、足疗程、单一、个体化用药原则。理论上应尽可能使用一种抗精神病药物,有时可将低效价和高效价药物合并使用,但宜以一种为主。一般在药物不良反应出现后,才合并使用抗锥体外系不良反应的药物。对于有明显精神症状而拒服药或有藏药企图的患者,以及巩固疗效、预防复发、维持治疗的患者可选用长效制剂。

3.用药方法　药物剂量应因人而异。一般从小剂量开始,根据个体对药物的耐受情况和对药物的敏感性采用不同的速度缓慢加量,一般在 10 d 至 2 周加至治疗剂量,维持剂量通常为巩固治疗期间剂量的 1/2 ~ 2/3,切忌突然停药。药物疗程包括急性治疗期、巩固治疗期和维持治疗期。对首次发病或复发的患者,如及时、系统、有效地控制此病,痊愈的机会很大,预后也较好,一般疗程为 2 ~ 3 个月。在急性期精神症状已得到控制后,宜继续巩固治疗 3 ~ 6 个月,以期获得进一步改善。一般在第一次发作后,用药物维持治疗 1 ~ 2 年,可减少复发或再住院。首次发作且在一年的维持治疗期间无阳性症状及复发迹象,可试行停药观察方案。屡次发作患者维持治疗应持续 5 年,甚至终身服药。

(二)电抽搐治疗

精神分裂症具有躁动、冲动伤人行为、木僵或亚木僵状态、明显阴性症状者较适合使用电抽搐治疗,或在药物治疗的基础上合并使用电抽搐治疗,可缩短病程,有利于患者尽快康复。但必须严格掌握禁忌证,以确保患者安全。

(三)心理治疗和社会心理康复治疗

仅仅让患者消除精神症状是不够的。临床症状消失,自知力恢复,仅达到了临床痊愈的标准。理想状态应当为:由疾病导致的精力与体力的下降得到了恢复,达到并保持良好的健康状态,恢复原有的工作、学习能力,重建和谐稳定的人际关系,这样才算是达到了全面的社会康复。因此,心理治疗和社会心理康复治疗是精神分裂症治疗不可或缺的重要部分。

心理治疗不但可以改善患者的精神状态、提高自知力、增强治疗的依从性、降低疾病的复发,也可改善家庭成员间的关系,增加患者社会适应能力。行为治疗有助于纠正患者的某些功能缺陷,提高人际交往技巧。家庭治疗有助于患者宣泄不良情绪,减少心理应激,维持和改善功能水平及生活质量。

开展社区康复治疗,向社会公众普及精神卫生知识,使社会对精神障碍患者多一些宽容和理解,避免来自环境中的歧视和孤立给患者造成沉重的心理负担。在社区设立康复机构,对慢性患者开展各项康复治疗,进行日常生活能力、人际交往技能的训练和职业劳动训练,使患者尽可能保留社会生活功能,减轻残疾程度,以提高患者的社会适应能力。

第二节　精神分裂症患者的整体护理

精神分裂症患者症状复杂多样,自知力有不同程度的损害。部分患者生活不能自理,有暴力行为的危险,可能会对自身或他人造成伤害,影响社会秩序。鉴于其特殊性,所以运用护理程序做好护理工作十分重要。

【护理评估】

1. 精神症状评估

(1)认知活动　评估患者目前精神状况,是否存在认知障碍,有无思维方面的异常,有无出现错觉、幻觉,自知力是否完整等。

(2)情感活动　评估患者情感活动状况,了解情感活动与周围环境、思维内容是否协调,情感是否受幻觉妄想的影响。

(3)意志行为活动　评估患者意志和行为活动情况,是否有意志减退,对工作学习是否缺乏主动性,是否有精神运动性兴奋,意志行为活动是否受幻觉、妄想的影响。

2. 心理社会评估

(1)心理状况评估　评估患者的家庭情况、经济能力、性格特点、工作学习环境,与家人、朋友能否正常相处。

(2)社会功能评估　评估患者的人际交往能力、日常生活能力、职业能力、社会角色等状况,评估患者的社会支持以及家属对本病的认识情况、对患者所持的态度。

3. 生理功能评估　评估患者的生命体征是否正常,评估患者意识状态、全身营养、睡眠、饮食和排泄状况以及生活自理能力情况等,评估患者的家族史、以往疾病史,了解患者的用药情况、有无药物不良反应等。

【护理诊断】

1. 有暴力行为的危险(对自己或他人)　与行为受幻觉和妄想内容影响、意向倒错有关。

2. 不合作　与妄想、幻听、自知力缺乏有关。

3. 思维过程改变　与思维逻辑障碍、思维联想障碍、思维内容障碍有关。

4. 自理能力缺陷　与运动及行为障碍、精神衰退导致生活懒散有关。

5. 有受伤的危险　与行为受精神症状影响有关。

6. 社交孤立　与异常行为活动有关。

7. 睡眠形态紊乱　与妄想、幻觉、药物不良反应有关。

8. 排尿异常　与妄想、幻觉、药物不良反应、木僵状态有关。

【护理目标】

1. 控制异常行为　患者不发生冲动伤人、毁物的现象,能控制攻击性行为、暴力行为,能学会控制情绪的方法,适当表达自己的需要及欲望,能用恰当的方法发泄自己的愤怒。

2. 恢复社会功能　患者最大限度地完成社会功能,而不受思维改变的影响,能用他人可以理解的语言或非语言方式与人沟通,表现出适合自身智力水平和文化背景的判断力、自知力和解决问题的能力。

3. 正确评价　患者能正确评价自身价值,情绪好转,并且能维持良好的身体状况,能对疾病、幻觉、妄想有正确的认识,能叙述其内容,正确对待别人的评价,患者在出现严重焦虑和精神困扰时,能向工作人员诉说,且学会应对压力、危机的技巧。

4. 自知力好转或恢复　患者对精神症状有正确认识,自知力恢复或部分恢复,能正确认识各种治疗作用与不良反应的关系,愿意配合治疗和护理,主动服药。

5. 生活自理　患者在住院期间身体清洁无异味,在一定程度上能生活自理,按时、按要求进食,能按时入睡、睡眠改善,防止发生伤害。

【护理措施与健康教育】

(一) 基础护理

1. 生活护理

(1) 向患者宣传个人卫生和防病知识,督促帮助患者做好日常个人卫生。

(2) 做好晨晚间护理。

(3) 保持床单位清洁、整齐、干燥,防止褥疮。

(4) 预防患者继发感染。

(5) 认真检查患者皮肤情况,发现皮肤破溃、擦伤要及时处理。

(6) 对行为退缩、生活懒散的患者,应采取督促指导方法,教会患者日常生活的技巧,训练其生活自理能力,如穿衣、叠被、洗脸、刷牙等。训练应循序渐进,不能操之过急,对患者的点滴进步应及时表扬鼓励。

2. 饮食护理

(1) 为患者提供干净、舒适的进餐环境,保证充足的进餐时间,让患者细嚼慢咽、防止噎食。

(2) 结合原发疾病的情况,为患者提供易消化、营养丰富的饮食。同时注意补充水分。

(3) 尽可能地为患者提供喜爱吃的食物,以增加食欲。

(4) 对拒食者应了解原因,耐心劝说,协助进食,或做示范,消除患者的疑虑。

(5) 对暴饮暴食的患者要严格限制摄入量。

(6) 对兴奋、行为紊乱不知进食者,宜安排单独进食。

(7) 对木僵患者,由于患者常在夜深人静时恢复肢体活动、自行进食等,可将饭菜放置于患者床旁,保持环境安静,避开患者视线,观察其进食情况。

(8) 对吞咽困难、不能进食者,必要时给予鼻饲饮食或静脉补充营养物质,以保持营养、代谢的需要。

3. 睡眠护理

(1) 为患者创造良好的睡眠环境。保持病房空气新鲜、温度适宜、光线适宜、环境安静,除必要的观察和操作外不要干扰患者睡眠。

(2) 了解患者睡眠紊乱的原因,减少或去除影响患者睡眠的诱发因素。

(3) 为患者建立有规律的生活,为其安排适当的活动,以减少白天卧床、睡眠的时间。

(4) 睡前不可饮食过饱、不喝兴奋性饮料、不看刺激性电影,避免睡前兴奋。

（5）指导患者使用一些促进睡眠的方法,如深呼吸、放松术等。

（6）对严重睡眠障碍的患者,经诱导无效,可遵医嘱应用镇静催眠药物辅助睡眠,用药后注意观察患者睡眠的改善情况,并做好记录与交班。

4. 大小便护理

（1）观察患者大小便情况。尿潴留时可采用多种办法诱导患者排尿,必要时请示医生给予导尿或药物处理。长期导尿的患者,要防止泌尿系感染。

（2）保持大便通畅。对便秘者,可增加粗纤维的摄入,必要时给予开塞露或缓泻剂。3 d 无大便者可行灌肠促使排便。

（3）对卧床的患者,要定时提供便器,让患者逐渐适应床上排便。

（4）对认知障碍的患者,每日定时送其到卫生间,帮助患者认识并记住卫生间的标志和位置,训练患者养成规律的排便习惯。

（二）安全护理

1. 提供安全环境,加强安全管理　加强病区环境检查,发现设施损坏应及时维修。加强患者物品管理,在患者入院、返院时以及家属探视后,护理人员应做好安全检查工作,严防危险物品带进病房。避免患者单独使用危险物品,以防发生意外。

2. 掌握病情　做到重点患者心中有数,了解病情变化特点,并重点护理。对异常行为要劝说阻止,防止发生意外。

3. 采取措施防止发生意外

（1）定时巡视,清点患者人数,确保患者安全。

（2）对极度兴奋、冲动毁物的患者要隔离,由专人监护,防止摔伤、坠床,必要时可采取保护性约束措施。约束期间,应经常检查患者的安全、肢体血液循环、躯体舒适等情况。保护带不宜过紧,避免损伤皮肤,影响血液循环;亦不可过松,而失去约束住患者的作用。

（3）对不合作的患者要适当限制其活动范围,防止患者出现逃离医院的行为。

（4）对抑郁的患者,应将其置于护理人员易观察及安全的环境中,避免独处或单独活动。严密观察病情变化,严防患者消极自杀。

（5）对有自杀倾向或行为的患者,要专人护理,24 h 监护,使患者在护理人员的视线内。

（6）鼓励患者参加文娱活动,减少病态行为,促进患者康复。

（三）症状护理

1. 以幻觉、妄想为主要表现的患者　在幻觉妄想支配下,患者可出现伤人、自伤、毁物、不合作、出走等行为。与患者建立良好的护患关系,取得患者信任,了解患者幻觉和妄想的种类及内容。要耐心倾听患者叙述病理思维,不要过早指明病态表现,不要争论,防止患者隐瞒病情。不要引导患者反复重复病理体验,以免强化病理联想,使症状更加顽固。细心观察患者的言语、表情、动作及非言语行为是否受幻觉妄想的支配,及时处理异常情况,防止发生意外。有关系妄想者,护士在接触时,语言应谨慎,避免在患者听不到却看得到的地方低耳轻语、发出笑声或谈论其病情症状,以免加重病情。

2. 以兴奋为主要表现的患者　这些患者可出现冲动、伤人、毁物等行为,生活不能

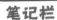

自理。掌握病情变化,不激惹患者。运用良好的言语有效地阻止患者的伤人及破坏性行为,必要时采取约束方法,帮助患者控制冲动行为。冲动结束后和患者共同评价冲动前后的感觉,让患者说出自己的感受,给予理解和帮助支持。

3. 以木僵为主要表现的患者 对患者态度和蔼,主动关心照顾患者,细心观察病情变化,减少不良刺激。针对患者丧失自理能力的情况,做好基础护理,防止躯体并发症的发生。采取保护性医疗。多数患者意识清楚,对外界事物能正确感知,不在患者面前谈论病情及无关的事情。如患者出现"蜡样屈曲"症状,在完成治疗护理后应及时将患者的肢体放置于舒适功能位置。

4. 意志行为抑制的患者 加强基础护理,保证患者的基本需要,防止发生皮肤损害以及其他意外事故。针对病情特点,为患者制订长期的生活自理能力训练计划,督促患者按计划训练,以达到适应社会生活的目的。

(四)用药护理

用药时,护士应严格执行操作规程,发药到手,看服到口。观察用药后不良反应,如患者出现锥体外系不良反应、心血管反应、皮肤过敏、精神方面的症状等应与医生及时取得联系,给予对症处理。对于藏药的患者还应在患者服药后检查其口腔、水杯,但要注意采取适当的方式,尊重患者的人格。对拒绝服药的患者,应耐心劝导,必要时采取注射长效制剂。注射给药时,对不合作的患者耐心解释劝说,尽量取得患者配合,对不配合者采取保护性约束。对输液患者确保始终不离开护理人员视线。鼓励患者表达对治疗的感受和想法。

(五)心理护理

1. 与患者建立良好的护患关系 护士要尊重患者,关心体贴患者,态度亲切温和,讲究沟通方式,与患者建立和谐的护患关系,取得患者信任,最后达到了解患者的心理状态和需求的目的。预见将要发生的危险行为,从而采取相应的护理手段和预防措施,确保患者的安全。并教会患者正确处理与自己有关的社会矛盾和生活事件,避免有害的应激对自身造成不良影响,协助患者维持心身平衡,使其在生理、心理各方面都处于接受治疗和管理的最佳状态,达到维护健康、预防疾病、促进康复的目标。

2. 正确运用沟通技巧 护理人员应掌握病情动态变化规律,与患者交谈时,语言具体、简单、明确,给患者足够的时间回答问题,不讽刺、责怪、训斥患者。对兴奋、冲动、毁物的患者,耐心倾听患者诉说,了解患者的需要,帮助患者建立社会能接受的行为模式,指导患者用非破坏性行为表达和发泄。不与患者争论有关妄想的内容。对思维贫乏的患者,护士不要提出过多要求。对不合作的患者,要耐心解释劝说,讲明治疗的目的和方法,帮助患者稳定情绪,将患者不配合治疗的行为降到最低限度。对有自杀倾向的患者,要了解患者的内心体验,帮助患者分析病态的思维方式,鼓励患者参加集体活动,消除自杀想法,积极配合治疗。

(六)康复护理

鼓励患者参加集体活动,淡化不良刺激因素对患者的影响。合理安排文娱活动,转移其注意力。患者新入院时,为患者制订住院期间的康复计划,督促、训练患者每日完成生活料理,参加一般性的活动如散步、做操、听音乐等。根据病情变化,适宜地指导患者参加一些简单的工娱治疗,如折纸、粘贴、养花、编织、唱歌、跳舞、做操等,有助于体现其生命价值、增强治疗信心,达到辅助治疗的目的。康复阶段,应加强患者的社会功能锻炼,根据个人的兴趣、爱好,在护士带领下参加适当的康复活动,如书法、绘画、表演、瑜伽、体育比赛、手工制作、炊事作业及外出购物活动等,为患者回归社会打下基础。

（七）健康教育

精神分裂症是一种慢性重性精神障碍,有反复发作的特点,复发次数越多,患者的社会功能损害和人格改变越严重,部分患者最终出现精神衰退和人格瓦解,给患者、家庭和社会带来很大的负担。精神分裂症患者接受治疗时,待精神症状基本消失后,仍需较长时间的药物维持治疗和心理方面的治疗。有效地控制症状复发,使其社会功能和行为最大限度地调整和恢复,是精神分裂症患者系统治疗的重要内容。但患者往往因为不了解疾病的特点、不能耐受药物的不良反应或者是对疾病的治疗失去信心等原因,对维持治疗的依从性较差,最终导致病情加重。因此,做好患者和家属的健康教育是精神科护理工作的重点。

1. 对患者　让患者了解有关精神分裂症的基本知识,使其认识到疾病复发的危害,认识到药物维持治疗和心理治疗对预防疾病复发、防止疾病恶化的重要性。同时指导患者掌握症状复发的先兆、药物的不良反应和预防措施,要求患者在医生指导下服药,不擅自增药、减药或停药,并坚持定期复诊。鼓励患者保持良好的生活习惯,提高综合性自我护理能力。引导患者克服自卑心理,扩大人际接触,保持正常的社会交往,并进一步锻炼生活和工作技能,尽早回归社会。

【议一议】
精神分裂症患者可以结婚生子吗?

2. 对家属　引导家属主动为患者创造良好的家庭氛围和人际互动关系。指导家属学习有关疾病知识,教会他们识别疾病复发的早期征兆,如睡眠障碍、情绪不稳、生活不能自理、懒散、不能正常完成社会功能等现象,一旦发现应及时送其到医院就诊。指导家属了解有关精神药物的知识,包括药物的作用、不良反应、服用疗程及注意事项,帮助患者管理药物并督促患者按时服药。告诫家属,已婚患者在精神症状未缓解前,不宜生育子女,如双方均为精神分裂症患者,建议避免生育。

案例分析

某女,26岁,未婚。半年前因母病故又加失恋,开始精神萎靡,呆滞,失眠。此后觉得邻居街坊常常"议论"她,对家里人说:"为什么我想的事他们都知道?"并怀疑有人在自己房间录音和录像。开始尚能完成一定工作,对人说耳边有说话声音:"我想什么事,耳边的声音就在说自己想的事情。"患者说自己的脑子被"另一个人"控制了,自己的哭和笑都受"另一个人"支配,是"他"强加于自己的。患者意识清楚、独自卧床、不合群、情绪不稳,有时自言自语,有时侧耳倾听。

分析:该患者属于精神分裂哪一型?

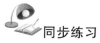

同步练习

一、选择题

1. 各类精神疾病中患病率最高的是　　　　　　　　　　　　　　　（　　　）
　　A. 心理生理障碍　　　　　　　　　　B. 心因性精神障碍

C. 精神分裂症　　　　　　　　　　　D. 神经症

E. 阿尔茨海默病

2. 精神分裂症的主要临床特征是　　　　　　　　　　　　　　　（　　）

A. 情绪高涨　　　　　　　　　　　B. 幻觉妄想

C. 冲动性行为　　　　　　　　　　D. 精神活动不协调

E. 智能损害

3. 对精神分裂症无效的治疗是　　　　　　　　　　　　　　　　（　　）

A. 电抽搐治疗　　　　　　　　　　B. 应用氯丙嗪

C. 应用奋乃静　　　　　　　　　　D. 暗示疗法

E. 心理治疗

4. 关于精神分裂症患者的用药护理,错误的是　　　　　　　　　（　　）

A. 服药后应检查患者口腔　　　　　B. 及时处理不良反应

C. 注意观察用药后不良反应　　　　D. 应按医嘱准确给药

E. 遇到不合作者,应解释劝说,禁止采取强制性治疗

5. 下列几组症状中对诊断精神分裂症最有意义的是　　　　　　（　　）

A. 言行紊乱、幼稚　　　　　　　　B. 兴奋、有幻听

C. 生活懒散、孤僻　　　　　　　　D. 思维联想缺乏连贯性和逻辑性

E. 意识清晰

6. 一般认为遗传因素在发病中起重要作用的精神障碍可能为　　（　　）

A. 心因性精神障碍　　　　　　　　B. 精神分裂症

C. 神经症　　　　　　　　　　　　D. 酒精所致精神障碍

E. 癔症

二、填空题

1. 根据临床症状群的不同,精神分裂症可划分为 _____、_____、_____、_____ 和其他类型。

2. 精神分裂症患者最突出的感知觉障碍是 _____。

3. 精神分裂偏执型最主要的表现是 _____ 和 _____。

4. 精神分裂症最具特征性的症状是思维联想过程缺乏 _____ 和 _____。

5. 紧张综合征包括 _____ 和 _____ 两种状态。

三、名词解释

1. 精神分裂症　2. 评论性幻听　3. 阳性症状　4. 阴性症状　5. 蜡样屈曲

四、简答题

1. 偏执型精神分裂症的临床表现有哪些?

2. 精神分裂症患者意志活动缺乏的临床表现有哪些?

3. 请写出5条精神分裂症患者的护理诊断及相关因素。

（信阳职业技术学院　黄　晶）

第十一章
心境障碍及其患者的护理

学习目标

1. 说出心境障碍的临床分型及表现。
2. 理解心境障碍的治疗要点。
3. 能够对心境障碍的患者实施护理。

第一节　心境障碍疾病概述

心境障碍是以显著而持久的情感或心境改变为主要特征的一组疾病,又称情感性精神障碍。临床上主要表现为情感高涨或低落,伴有相应的认知和行为改变,躯体症状较常见,病情重者可有精神病性症状。本组疾病病程有反复发作性特点,有较为明显的间歇期,期间精神状态基本正常。心境障碍一般预后较好,不遗留明显的人格改变,但部分可有残留症状或转为慢性。

本病的病因尚不清楚,大多数学者认为生物学因素(如遗传因素)或性格特征等因素在发病中起主导作用,但心理社会因素的促发作用不能忽视。

【议一议】
心境障碍包括哪几种类型?

1. **遗传因素**　流行病学调查结果表明遗传因素是本症发病的重要因素之一,但遗传方式目前尚不确定。有人认为其发病是遗传易感性和环境因素共同作用的结果。心境障碍患者中,有家族史者为30%~41.8%,患者亲属患病率比一般人群高10~30倍。血缘关系越近,患病率越高,并且有早期遗传现象,即发病年龄逐代提早,疾病严重性逐代增加。双生子与寄养子研究发现单卵双生比双卵双生的患病率高,患有心境障碍的亲生父母所生的寄养子罹患该病的概率高于正常父母所生的寄养子。

2. **神经生化、生理和脑影像学研究**　心境障碍是一种综合征,在患者身上发现的生化、生理的改变极为复杂,这种改变是否具有病因学意义尚无定论。

(1)神经生化改变　5-HT假说认为5-HT功能活动降低与抑郁症患者症状密切相关;去甲肾上腺素(NE)假说认为抑郁症患者中枢 NE 明显降低;躁狂症患者中枢 NE 水平比对照者或抑郁患者增高,这种增高与躁狂程度相关;多巴胺(DA)假说认为抑郁症患者脑内 DA 功能降低,躁狂症 DA 功能增高;γ-氨基丁酸(GABA)假说认为双相障碍患者血浆和脑脊液中 GABA 水平下降。

（2）神经内分泌功能异常　研究发现很多内分泌疾病（如库欣病、甲状腺功能亢进或低下）患者、女性更年期或使用激素（如雌激素）都可以出现情绪的高涨或低落。另有研究发现抑郁症患者血浆皮质醇分泌过多，分泌昼夜节律改变；重症抑郁症患者脑脊液中促皮质激素释放激素含量增加，提示患者可能有下丘脑-垂体-靶腺轴功能障碍。

（3）脑电生理变化　睡眠脑电图研究发现，抑郁症患者总睡眠时间减少，觉醒次数增多；快速眼动（rapid eye movement，REM）睡眠潜伏期缩短；抑郁程度越重，REM 睡眠潜伏期越短，且可预测治疗反应。30%左右的心境障碍患者有脑电图异常。

（4）神经影像变化　多数 CT 研究发现心境障碍患者脑室扩大，尤其单相抑郁与双相抑郁患者。有研究发现抑郁症患者左额叶局部脑血流量降低，降低程度与抑郁的严重程度呈正相关。

3. 心理社会因素　创伤性生活事件与心境障碍，尤其与抑郁症的发病关系密切。有报道最近 6 个月内有重大生活事件者，抑郁发作的危险性可增加 6 倍，自杀危险性增加 7 倍。生活事件的严重程度与发病时间有关，遇有意外灾害、至亲亡故、较大经济损失等重大负性生活事件者，1 年内抑郁发作危险性比正常人群高。慢性心理社会刺激如失业、慢性疾病等也会导致抑郁发作。西方国家的调查显示，低阶层比高阶层重性抑郁症患病率约高 2 倍，而双相情感障碍以高阶层为多。

根据 CCMD-3，心境障碍包括单相情感障碍、双相情感障碍和持续性心境障碍三种类型。其中单相情感障碍根据临床特征分为单相躁狂和单相抑郁，病程中只有躁狂相或只有抑郁相，称为单相躁狂（躁狂发作）或单相抑郁（抑郁发作）。双相障碍具有躁狂和抑郁交替发作的临床特征。反复发作的单相抑郁最常见，双相患者仅为单相抑郁的一半（图 11-1）。

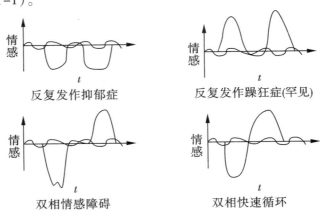

图 11-1　心境曲线

第二节　狂躁发作患者的护理

【临床表现】

躁狂发作主要有三个临床特征，即情感高涨或易激惹、思维奔逸和精神运动性兴奋,又称"三高症状"。如果上述症状一次发作持续在1周以上,称为躁狂发作(或称躁狂症)。

1. 情感高涨 必备的症状。患者主观体验愉快,自我感觉良好,整天兴高采烈,欢欣喜悦,感到天空格外晴朗,周围事物的色彩格外绚丽,自己无比快乐和幸福。心境高涨往往生动、鲜明、与内心体验和周围环境相协调,具有感染力,常引起周围人的共鸣。患者虽然失眠,但自感精力充沛,心情舒畅。

有的患者情绪反应不稳定、易激惹,时而欢乐愉悦,时而激动暴怒。部分患者以愤怒、易激惹、敌意为特征,并不表现为情感高涨,动辄暴跳如雷、怒不可遏,甚至可出现破坏及攻击行为,但常常很快转怒为喜或赔礼道歉。

2. 思维奔逸 表现为联想迅速,自觉大脑反应格外敏捷,思维内容丰富多变,概念接踵而至,有时感到说话跟不上思维的速度,常表现为说话声大、语速变快、高谈阔论、滔滔不绝、手舞足蹈、眉飞色舞。但讲话内容较肤浅,且凌乱无意义,常给人以信口开河之感。患者注意力不集中,常随境转移,讲话的内容常从一个主题很快转到另一个主题,表现为意念飘忽,有的患者可出现音联和意联。

3. 活动增多 患者精力显得异常旺盛,兴趣范围扩大,喜热闹、交往多,精力旺盛,忙碌不停,爱管闲事,好打抱不平,兴趣广泛但无定性。动作快速敏捷,活动明显增多,但做任何事常常是虎头蛇尾,有始无终。对自己的行为缺乏正确判断,如任意挥霍钱财,乱购物,处事欠深思熟虑,行为轻率不顾后果。

4. 躯体症状 患者很少有躯体不适主诉,可有交感神经功能兴奋症状,表现为面色红润、双目有神、瞳孔轻度扩大、心率加快、便秘等。患者体力过度消耗,容易引起失水、体重减轻等。患者食欲增加,性欲亢进,睡眠需要减少,往往影响周围人的正常休息。

5. 精神病性症状 部分患者在情绪高涨的基础上可能出现幻觉与妄想。幻觉多为幻听,内容多是称赞自己的才能和权力,与其情绪相符合。妄想的内容常与其自我评价过高密切相关,甚至形成夸大妄想,但内容并不荒谬,与现实联系紧密,经过努力可能办到;而且妄想很少是固定不变的。有时也可出现关系妄想、被害妄想等,一般持续时间不长。

6. 其他症状 躁狂发作时患者的主动和被动注意力均有增强,但不能持久,易为周围事物所吸引。在急性发作期这种随境转移的症状最为明显。部分患者有记忆力的增强,常常充满许多细节琐事,对记忆的时间常失去正确的分界,以致与过去的记忆混为一谈而无连贯。在发作极为严重时,患者呈极度的兴奋躁动状态,可有短暂、片段的幻听,行为紊乱而毫无指向,伴有冲动行为;也可出现意识障碍,有错觉、幻觉及思维不连贯等症状。多数患者在疾病的早期即丧失自知力。

躁狂发作临床表现较轻者称为轻躁狂。患者可存在持续至少数天的情感高涨、精力充沛、活动增多,有显著的自我感觉良好,注意力不集中也不能持久,轻度挥霍,社交活动增多,性欲增强,睡眠需要减少。有时表现为易激惹,自负自傲,行为较莽撞,但不伴有幻觉、妄想等精神病性症状,对患者社会功能有轻度的影响。部分患者有时达不到影响社会功能的程度,一般人常不易觉察。

老年躁狂发作的患者临床上表现为心境高涨的较少,主要表现为易激惹,狂妄自大,有夸大观念及妄想,言语增多,但常较啰唆,可有攻击行为。意念飘忽和性欲亢进等症状亦较少见。病程较为迁延。

【病程和预后】

无论是单次躁狂发作，还是复发性躁狂症，大多数为急性或亚急性起病，好发季节为春末夏初。躁狂症的发病年龄在 30 岁左右，有的发病较早，在 5 ~ 6 岁发病，也有的在 50 岁以后发病，但 90% 以上的病例起病于 50 岁以前。

躁狂发作的自然病程，一般认为持续数周到 6 个月，平均为 3 个月左右，有的病例只持续数天，个别病例可达 10 年以上。有人认为反复发作的躁狂症，每次发作持续时间几乎相仿，多次发作后可成慢性，有少数患者残留轻度情感症状，社会功能也未完全恢复至病前水平。现代治疗最终能使 50% 的患者完全恢复。有人认为在一生中只发作一次的病例仅占 5%，但也有人认为可高达 50%。在最初的 3 次发作，每次发作间歇期会越来越短，以后发作间歇期持续时间不再改变。对每次发作而言，显著和完全缓解率为 70% ~ 80%。

【诊断标准】

以情感高涨为主，与其处境不相称，可以从高兴愉快到欣喜若狂，某些病例仅以易激惹为主。病情轻者社会功能无损害或仅有轻度损害，严重者可出现幻觉、妄想等精神病性症状。

1. 症状　以情绪高涨或易激惹为主，并至少有下列 3 项（若仅为易激惹，至少需 4 项）：①注意力不集中或随境转移；②语量增多；③思维奔逸（语速增快、言语迫促等）；④联想加快或意念飘忽的体验；⑤自我评价过高或夸大；⑥精力充沛、不感疲乏、活动增多、难以安静，或不断改变计划和活动；⑦鲁莽行为（如挥霍、不负责任或不计后果的行为等）；⑧睡眠需要减少，性欲亢进。

2. 严重标准　严重损害社会功能，或给别人造成危险或不良后果。

3. 病程标准　符合症状标准和严重标准至少已持续 1 周。可存在某些精神分裂性症状，但不符合精神分裂症的诊断标准，若同时符合精神分裂症的症状标准，在精神分裂症状缓解后，满足躁狂发作标准至少 1 周。

4. 排除标准　排除器质性精神障碍，或精神活性物质和非成瘾物质所致躁狂。

【治疗要点】

1. 心境稳定剂　心境稳定剂是指对躁狂或抑郁发作具有治疗和预防复发的作用，且不会引起躁狂与抑郁转相，或导致发作变频繁的药物。常用的心境稳定剂包括碳酸锂及抗癫痫药丙戊酸盐、卡马西平，其他一些抗癫痫药，如拉莫三嗪、托吡酯、加巴喷丁，以及第二代抗精神病药物，如氯氮平、奥氮平、利培酮与喹硫平等，可能也具有一定的心境稳定剂作用。

（1）碳酸锂　是治疗躁狂发作的首选药物，既可用于躁狂的急性发作，也可用于缓解期的维持治疗，总有效率约 80%。对躁狂的复发也有预防作用。一般来说，锂盐对轻症躁狂比重症躁狂效果好。

急性躁狂发作时剂量为 600 ~ 2 000 mg/d，一般从小剂量开始，3 ~ 5 d 逐渐增加至治疗剂量，分 2 ~ 3 次服用，一般在 1 周后见效。为迅速获得疗效可在早期加用氯丙嗪或氟哌啶醇。老年及体弱者剂量适当减少，与抗抑郁药或抗精神病药合用时剂量也应减少。由于锂盐的治疗剂量与中毒剂量比较接近，应在血锂浓度的监测下使用，并根据病情、治疗反应和血锂浓度调整剂量。急性期治疗血锂浓度应维持在 0.8 ~ 1.2 mmol/L,维持治疗时为 0.4 ~ 0.8 mmol/L,血锂浓度的上限为 1.4 mmol/L。

（2）抗癫痫药　主要有酰胺咪嗪（卡马西平）和丙戊酸盐（钠盐或镁盐），广泛用于治疗躁狂发作、双相障碍维持治疗及用锂盐治疗无效的快速循环型、混合型发作。

酰胺咪嗪抗躁狂作用肯定,特别适应于不能耐受锂盐者。应从小剂量开始,逐渐增加至 600 ~ 1 200 mg/d,分 2 ~ 3 次口服。常见不良反应有镇静、恶心、视物模糊、皮疹、再生障碍性贫血、肝功能异常等。

丙戊酸盐是情感稳定剂,从小剂量开始,每次 200 mg,2 ~ 3 次/d。逐渐增加至 800 ~ 1 200 mg/d。最大剂量不超过 1.8 g/d,有效血药浓度为 50 ~ 100 μg/mL。丙戊酸盐较为安全,常见不良反应为胃肠道症状、震颤、体重增加等。肝、肾功能不全者应减量,白细胞减少及严重肝脏疾病者禁用。

（3）抗精神病药物　由于抗躁狂药起效较慢,碳酸锂起效需在用药后 5 ~ 10 d,故急性期精神运动性兴奋症状明显的患者常合并使用抗精神病药,尤其是对一些高度兴奋和（或）伴有精神病性症状的患者,待躁狂症状消失,即可减量以至停用。目前尤其推荐新一代的非典型抗精神病药,如喹硫平、奥氮平等,一般可口服给药,有明显兴奋症状者可用肌内注射给药。

2.电休克治疗和改良电休克治疗　是治疗躁狂的有效方法之一,有安全、有效、迅速的特点,对急性重症躁狂发作极度兴奋躁动的患者,可起到快速控制兴奋的作用;对锂盐治疗无效或不能耐受的患者有一定治疗效果。起效迅速,可单独应用或合并其他药物治疗,一般隔日 1 次,8 ~ 12 次为 1 个疗程,一般 3 ~ 5 次即可控制症状。合并其他药物治疗的患者应适当减少药物剂量,急性症状控制后仍需抗躁狂药巩固维持疗效。

3.心理治疗　发作期间应给予适当的娱乐活动,以稳定患者情绪,并让其参加自己喜欢的活动,来转移其病态反应。对于容易激惹的患者,要尽量稳定其情绪,用疏导的方法向其解释,转移其冲动行为,逐步使患者能够自我控制,消除冲动行为。对于躁狂症患者提出的一些要求,如合理则应予以满足,防止因拒绝患者而引起冲动攻击行为。在疾病恢复期,采用认知疗法进行治疗,纠正患者的特殊认知模式,修改或消除那些不合适的行为模式。

4.维持治疗　躁狂症状虽容易控制,但也容易复发,故需一定时间的维持治疗。对初发者,锂治疗应在躁狂恢复后至少再维持 6 个月,锂盐维持治疗剂量可用急性治疗期的一半,500 ~ 1 500 mg/d。第一次发病或发作间隔超过 1 年者不必用维持治疗,对于每年均有发作者应长期用锂盐维持。

5.抗复发治疗　初发躁狂症的患者,治愈维持一段时间即可逐渐停药,无须抗复发治疗。但若发现有复发的症状如睡眠减少、说话多、活动多,应立即恢复治疗。反复发作的躁狂症患者,治愈后抗复发治疗要视复发的规律进行。如碳酸锂 500 ~ 750 mg,2 次/d 口服,另外中小剂量的抗精神病药常用作躁狂症的抗复发药。

【护理】

（一）护理评估

1.评估主观资料

（1）认知活动　评估精神障碍患者有无联想障碍、注意力障碍、夸大观念、妄想以及对自己精神状态的认识能力和程度。

（2）情感活动　评估精神障碍患者的情绪有无不稳定、自我感觉很好、容易激惹、急躁，评估精神障碍患者的心情是否高涨。

（3）意志行为活动　评估精神障碍患者有无活动明显增多、行为异常，是否为兴奋状态，自我控制能力如何，有无冲动、攻击行为等。

2.评估客观资料

（1）躯体状况　评估精神障碍患者有无睡眠需要减少、精力异常旺盛以及食欲情况，有无交感神经兴奋表现等。

（2）对精神疾病的认知　评估精神障碍患者有无自知力以及损害程度。

（3）社会心理状况　评估精神障碍患者的家庭环境、各成员之间关系是否融洽、经济状况、受教育情况、工作环境及社会支持系统。

（4）既往健康状况　评估精神障碍患者的家族史、患病史、药物过敏史。

（5）治疗用药情况　评估精神障碍患者以往治疗用药情况、药物不良反应、有无碳酸锂中毒等情况。

（6）实验室及其他辅助检查　评估精神障碍患者的血、尿、便常规，血生化，心电图，脑电图检查以及特殊检查等结果。

（二）护理诊断

1.营养失调（低于机体需要量）　与极度兴奋躁动、无法或拒绝静坐进食，能量消耗量超过摄取量有关。

2.睡眠形态紊乱　与持久兴奋对睡眠无需求及交感神经亢进有关。

3.思维过程改变　与重度躁狂兴奋及思维异常有关。

4.对自己或他人有暴力行为的危险　与情绪易激惹、意识障碍等有关。

5.社交障碍　与极度兴奋、情绪不稳定、易激惹及有暴力行为的危险有关。

（三）护理措施

1.一般护理

（1）提供安全和安静的环境　躁狂患者情绪兴奋，躁动不安，且注意力增强，很容易受周围环境影响，因此应提供一个较宽大的空间，居室须安静、舒适，保持空气新鲜、避免阳光刺激。室内物品要求颜色淡雅、整洁，尽量简化以避免患者兴奋毁物。应与其他冲动易激惹的患者分开管理，以减少患者间情绪相互感染。密切注意患者的精神状态，对情绪亢奋、行为不能自制者，须防止其毁物伤人；对情绪低落者，须防止其自杀。

（2）维持适当的营养　患者由于极度兴奋，整日忙碌于自认为有意义的活动，而忽略了最基本的生理需求，护理人员必须以少量多餐的方式主动地提供高营养、易消化的食物及充足的饮水，满足患者的生理需求。同时，合理地安排患者活动、休息和睡眠的时间，并提示患者维持适当的穿着及个人卫生。

（3）指导患者重建规律有质量的睡眠模式　指导并督促患者每日养成定时休息习惯，如有入睡困难，可遵医嘱给予镇静催眠药治疗，以保证患者足够的休息时间，这有利于控制症状，安定情绪，促使病情早日康复。

（4）引导患者正确消耗过剩的精力　躁狂症患者往往精力充沛、不知疲倦，加之急躁不安、自控力差、易激惹、容易使精力发泄变成破坏性行为,护理人员应正面引导患者做不需要专心、又无竞争性的活动,以发泄过剩的精力,如参加工娱治疗、打球、跑步、拔河比赛、擦地板等活动,并加以鼓励和肯定。

2. 症状护理　部分躁狂症患者以愤怒、易激惹、敌意为特征,甚至可出现破坏和攻击行为。护理人员需及时了解患者既往发生暴力行为的原因,是否有新的诱发因素出现,设法消除或减少这些因素。护理人员要善于早期发现暴力行为的先兆,如情绪激动、无理要求增多、有意违背正常秩序、出现辱骂性语言、动作多而快等,以便及时采取预防措施,避免暴力行为的发生。对处在疾病急性阶段的患者,应尽可能地满足其大部分要求,对于不合理、无法满足的要求也应尽量避免采用简单、直接的方法拒绝,以避免激惹患者。当确定患者有明显的暴力行为先兆时,应立刻按照暴力行为的防范措施处理。

3. 用药护理　躁狂患者有不同程度的自知力缺乏,不安心住院,甚至拒绝治疗。应耐心劝说,鼓励患者表达对治疗的感觉和看法,针对个体进行帮助分析并设法解决。在用药的过程中,护理人员应密切观察患者的合作性、药物的耐受性和不良反应,特别是对应用锂盐治疗的患者要更加关注,注意血锂浓度的监测,防止发生锂盐中毒。对恢复期的患者,应明确告知维持用药对巩固疗效、减少复发的意义,并了解患者不能坚持服药的原因,与患者一起寻找解决的办法。对容易忘记服药的患者,则必须与其商量将吃药与日常活动配合在一起的方法,并取得家属配合。

4. 心理护理　建立良好的护患关系。患者常常兴奋好动,语言增多,患者诉说的诸多感受,往往并非是真正的内心感受和体验,而是用否认的意念来逃避真正的想法。因此,建立良好的护患关系有利护患间的沟通和交流,让患者表达内心的真实想法,以利病情的缓解。

5. 健康教育

(1) 患者　①协助患者认识疾病的有关知识,教会患者控制情绪的方法,学习新的应对技巧;②指导患者掌握症状复发的先兆,预防复发;③教患者掌握药物的不良反应,坚持用药;④定期门诊复查。

(2) 家属　①指导家属疾病知识及预防复发的知识,教会家属为患者创造良好的家庭环境,锻炼患者的生活和工作能力;②指导家属学会识别、判断疾病症状的办法;③使家属了解督促和协助患者按时服药、定期复查的重要性。

第三节　抑郁发作患者的护理

【临床表现】

抑郁发作以明显而持久的心境低落为主,并有相应的思维和行为改变,病情严重者可有精神病性症状。表现可分为核心症状、心理症状群与躯体症状群三方面。如果抑郁症状一次发作持续存在 2 周以上即为抑郁发作(也称抑郁症)。

1. 核心症状　包括心境或情绪低落、兴趣缺乏及乐趣丧失"三低症",是抑郁的关键症状。

(1) 情绪低落　患者终日忧心忡忡、愁眉苦脸,可从轻度心情不佳、闷闷不乐到忧伤、悲观、绝望。此种低落的情绪不为喜乐的环境而改变,患者即使碰到令人高兴的事也"高兴不起来",对现在感到无用和无助,对将来感到无望。患者常常可以将自己在抑郁状态下体验的悲观、悲伤情绪与丧亲所致的悲哀相区别。有时患者也会察觉自己与别人不同,因而尽力掩饰伪装,称之为"微笑性抑郁"。典型的病例其抑郁心境具有晨重夜轻节律的特点,清晨或上午陷入心境低潮,下午或傍晚渐见好转,此时能进行简短交谈和进餐。

(2)兴趣缺乏　丧失既往生活、工作的热忱,对任何事都兴趣索然。患者行为缓慢,活动减少,生活被动、疏懒,多终日独坐一处,不想做事,不愿和周围人接触交往,逐渐发展到不去工作、疏远亲友、回避社交。

(3)乐趣丧失　患者无法从生活中体验到乐趣,或称为快感缺失。

2. 心理症状群

(1)焦虑　焦虑常是抑郁症的主要症状,常与抑郁伴发,患者表情紧张、恐惧,坐立不安,惶惶不可终日,搓手顿足、来回踱步等,特别是更年期和老年抑郁症患者更明显。伴发的躯体症状可以掩盖主观的焦虑体验而成为临床主诉。

(2)自罪自责　在情感低落的影响下,患者自我评价过低,往往以消极和否定的态度看待自己,过分贬低自己的能力、才智,对过去感到自责自罪,严重时可达妄想程度。

(3)自杀观念和行为　是患者最危险的症状。有些患者病理性意志增强,可反复出现自杀观念和行为,不惜采用各种手段和途径,进行周密计划以达到自杀目的。抑郁者的自杀率是正常人的 20 倍,约有 67% 的患者有自杀观念,有 10% ~ 15% 的患者有自杀行为,有过一次重度抑郁(达到要住院的程度)的人群中,最后有 1/6 死于自杀。抑郁症自杀行为可出现在疾病的任何时期,但往往发生在缓解期,可能是重症期精神运动性抑制而不能将自杀行为付诸行动。

(4)精神病性症状　抑郁症患者悲观失望,有罪过感、无价值感,在此基础上形成妄想,如罪恶妄想、疾病妄想、被害妄想(患者认为是罪有应得)等。可有轻度的感知觉障碍,如幻听、幻视,但抑郁心境缓解后不持续存在,对疾病缺乏自知力。

(5)认知症状　主要是注意力和记忆力的下降。这类症状可逆,随治疗的有效而缓解。认知扭曲也是重要特征,如对各种事物均做出悲观解释,将周围一切都看成灰色的。

(6)精神运动性迟滞　患者思维联想速度缓慢,反应迟钝,注意力集中困难,记忆力减退。临床表现为主动言语减少,回答问题拖延很久,语速明显减慢,声音低沉,患者感到大脑不能用了,思考问题困难,工作和学习能力下降。有的患者回答问题过程中,声音越来越小,语速越来越慢,词语越来越减少,严重者无法进行交流。甚至可达木僵状态,称为"抑郁性木僵"。部分患者可出现激越症状。

3. 躯体症状群

(1)睡眠障碍　典型的睡眠障碍是早醒,比平时早醒 2 ~ 3 h,醒后不能再入睡,在早醒的同时常伴有情绪的低潮。有的表现为入睡困难,睡眠不深,少数患者表现为睡眠过多。

(2)食欲减退、体重减轻　多数患者都有食欲缺乏症状,患者不思茶饭或食之无味,味同嚼蜡,常伴有体重减轻。体重减轻与食欲减退不一定呈比例,少数患者可出现食欲增强、体重增加。

（3）性功能减退　可出现性欲减退乃至完全丧失。有些患者勉强维持性行为，但无法从中体验到快乐。

（4）非特异性躯体症状　患者可表现身体任何部位的疼痛，躯体不适主诉可涉及各脏器，自主神经功能失调的症状也较常见。

抑郁发作临床表现较轻者称为轻度抑郁，主要表现为情感低落、兴趣和愉快感的丧失、易疲劳，自觉日常工作能力及社交能力有所下降，不会出现幻觉和妄想等精神病性症状，但临床症状较环性心境障碍和恶劣心境为重。

老年抑郁症患者除有抑郁心境外，多数患者有突出的焦虑、烦躁情绪，有时也可表现为易激惹和敌意。精神运动性迟缓和躯体不适的主诉较年轻患者更为明显。因思维联想明显迟缓以及记忆力减退，可出现较明显的认知功能损害症状，类似痴呆表现，如计算力、记忆力、理解和判断能力下降，国内外学者将此种表现称为抑郁性假性痴呆。躯体不适主诉以消化道症状较为常见，如食欲减退、腹胀、便秘等，常常纠缠于某一躯体主诉，并容易产生疑病观念，进而发展为疑病、虚无和罪恶妄想。病程较冗长，易发展成为慢性。

【病程和预后】

抑郁症大多数表现为急性或亚急性起病，好发季节为秋冬季。女患者可在月经期间发病。60岁后首次发病者较少。每次发作持续时间因人而异，持续时间比躁狂症长，平均病程为6~8个月，少数发作持续长达1~2年。病程长短与年龄、病情严重程度以及发病次数有关。一般认为发作次数越多，病情越严重，伴有精神病性症状，年龄越大，病程持续时间就越长，缓解期也相应缩短。

心境障碍的预后与遗传、人格特点、躯体疾病、社会支持、治疗充分与否等因素有关，预后一般较好，间隙期精神状态基本正常。但反复发作、慢性、老年、有心境障碍家族史、病前为适应不良人格、有慢性躯体疾病、缺乏社会支持系统、未经治疗和治疗不充分者，预后往往较差。研究发现，大多数经治疗恢复的抑郁症患者，仍有30%在一年内复发；有过1次抑郁发作的患者，其中50%的患者会再发，有过2次抑郁发作的患者，今后再次发作的可能性为70%，有3次抑郁发作患者，几乎100%会复发。

【诊断标准】

诊断以情感低落为主，与其处境不相称，可以从闷闷不乐到悲痛欲绝，甚至发生木僵，严重者可出现幻觉、妄想等精神病性症状。某些病例的焦虑与运动性激越很显著。

1. 症状标准　以情感低落为主，并至少有下列4项：①兴趣丧失、无愉快感；②精力减退或疲乏感；③精神运动性迟滞或激越；④自我评价过低、自责，或有内疚感；⑤联想困难或自觉思考能力下降；⑥反复出现想死的念头或有自杀、自伤行为；⑦睡眠障碍，如失眠、早醒，或睡眠过多；⑧食欲降低或体重明显减轻；⑨性欲减退。

2. 严重标准　社会功能受损，或给本人造成痛苦或不良后果。

3. 病程标准　符合症状标准和严重标准至少已持续2周。可存在某些精神分裂性症状，但不符合精神分裂症的诊断。若同时符合精神分裂症的症状标准，在精神分裂症状缓解后，满足抑郁发作标准至少2周。

4. 排除标准　排除器质性精神障碍或精神活性物质和非成瘾物质所致抑郁。

【治疗要点】

1. 抗抑郁药　抗抑郁药是当前治疗各种抑郁障碍的主要药物,能有效解除抑郁心境及伴随的焦虑、紧张和躯体症状,有效率为 60% ~ 80%。尽可能使用单一种类的 1 种药物,至少在治疗开始时,为了观察效果及预防不良反应,不宜合用多种抗抑郁药。初期用药原则是从小剂量开始递增,但必须保证达到充足的治疗量,最好达到药物的最佳血浓度范围。新一代抗抑郁药的不良反应较少,可以立即足量应用。虽然维持用药在一定程度上预防了抑郁症的复发,但不能防止转向躁狂发作,甚至可能促发躁狂的发作,当使用抗抑郁药物发生转躁时,即应按双相障碍治疗。

(1)选择性 5-HT 再摄取抑制剂(SSRIs)　氟西汀(20 mg/d)、帕罗西汀(20 mg/d)、舍曲林(50 mg/d)、氟伏沙明(氟伏草胺,100 mg/d)、西酞普兰(20 mg/d)等。由于 SSRIs 的半衰期都较长,大多在 18 ~ 26 h,每日只需服药一次。见效需 2 ~ 4 周。SSRIs 不良反应较少而轻微,尤其是抗胆碱能及心脏的不良反应少。常见的不良反应有恶心、呕吐、厌食、便秘、腹泻、口干、震颤、失眠、焦虑及性功能障碍等,偶尔出现皮疹,少数患者能诱发轻躁狂。不能与单胺氧化酶抑制药合用。

(2)去甲肾上腺素(NE)和 5-羟色胺(5-HT)双重摄取抑制剂(SNRIs)　主要有文拉法辛,有效治疗剂量为 75 ~ 300 mg/d,一般为 150 ~ 200 mg/d,速释剂分 2 ~ 3 次服,缓释剂为胶囊,日服 1 次。常见不良反应有恶心、口干、出汗、乏力、焦虑、震颤、阳痿和射精障碍。不良反应的发生与剂量有关,大剂量时部分患者血压可能轻度升高。无特殊禁忌证,严重肝肾疾病、高血压、癫痫患者应慎用。不能与单胺氧化酶抑制药联用。

(3)NE 和特异性 5-HT 能抗抑郁药　米氮平是代表药,有良好的抗抑郁、抗焦虑及改善睡眠作用,起始剂量 30 mg/d,必要时可增至 45 mg/d,晚上顿服。常见不良反应为镇静、嗜睡、头晕、疲乏、食欲和体重增加。

(4)三环类及四环类抗抑郁药　米帕明(丙咪嗪)、氯米帕明(氯丙咪嗪)、阿米替林及多塞平(多虑平)是临床上常用的三环类抗抑郁药,主要用于抑郁症的急性期和维持治疗,总有效率约为 70%。不良反应常见有口干、嗜睡、便秘、视物模糊、排尿困难、心动过速、体位性低血压和心率改变等。马普替林为四环类抗抑郁药,其抗抑郁作用与三环类药物相似,也有明显的镇静作用,但起效较快(4 ~ 7 d),不良反应较少,主要有口干、嗜睡、视物模糊、皮疹,体重增加等,偶可引起癫痫发作。

2. 电抽搐治疗　电抽搐治疗(ECT)具有抗抑郁与抗精神病性症状的双重作用,对于有严重消极自杀言行或抑郁性木僵的患者,ECT 是首选的治疗。一般 6 ~ 10 次为一疗程,治疗间隔时间不宜短于 48 h。ECT 不能预防复发,治疗后仍需用药物维持治疗。ECT 除可用于有严重消极自杀、抑郁性木僵等患者外,还可适用于使用抗抑郁药治疗无效的患者、患有躯体疾病又不适于抗抑郁药的患者、有骨折史和骨质疏松者、年老体弱患者,部分心血管疾病者也可适用。

3. 心理治疗　针对患者的心理社会因素以及所处的不良环境,应给予患者言语和行动上的支持。轻症抑郁症应在早期与患者讨论其生活状态,指导、鼓励患者正确认识和对待自身疾病;严重抑郁症者应避免增加患者的心理压力,加重患者的失望感。在患者发作的间歇期,对有可能复发的患者,应矫正患者心理应对方式。通过认知疗法、行为治疗、人际心理治疗、婚姻及家庭治疗等一系列的治疗技术,帮助患者识别和改变认知歪曲,改善患者人际交往能力和心理适应功能,提高患者家庭和婚姻生活的满意度,促进康复,预防复发。

4.维持治疗 下列情况需维持治疗:①3 次或 3 次以上抑郁发作者。②既往 2 次发作,如首次发作年龄小于 20 岁;3 年内出现两次严重发作或 1 年内频繁发作 2 次和有阳性家族史者。维持时间长短、剂量需视发作次数、严重程度而定。

【护理】

(一)护理评估

1.评估主观资料

(1)认知活动 评估精神障碍患者有无自责自罪观念及妄想、疑病观念、疑病妄想、被害妄想和关系妄想,有无自卑、无价值感,无助、无望及无力感以及对自己疾病的认识情况。

(2)情感活动 评估精神障碍患者是否兴趣减退或丧失,有无愁眉不展、唉声叹气、悲观绝望、哭泣流泪、焦虑恐惧、自罪感、负罪感等。

(3)意志行为活动 评估有无意志活动减少、不愿参加平素感兴趣的活动,有无懒于生活料理及不顾个人卫生,有无自杀自伤的消极企图及行为。

2.评估客观资料

(1)躯体状况 评估精神障碍患者有无疲乏无力、心悸、胸闷、胃肠不适、便秘、性功能下降等,有无体重明显减轻或增加。

(2)对疾病的认识 评估精神障碍患者的自知力和损害程度。

(3)社会心理状况 评估精神障碍患者的家庭环境、经济状况、受教育情况、工作环境及社会支持系统。

(4)既往健康状况 评估精神障碍患者的家族史、患病史、药物过敏史。

(5)治疗用药情况 了解精神障碍患者以往用药情况、药物不良反应等。

(6)实验室及其他辅助检查 评估精神障碍患者的血、尿、便常规,血生化、心电图、脑电图的结果。

(二)护理诊断

1.有自伤/自杀的危险 与严重抑郁悲观情绪或自责自罪观念有关。

2.营养失调(低于机体需要量) 与自责自罪观念、躯体症状或木僵状态有关。

3.睡眠形态紊乱 与悲观情绪或入睡困难有关。

4.思维过程改变 与思维联想受抑制、认知活动受影响或出现人格解体等有关。

5.社交孤立 与严重抑郁悲观情绪或行为异常等有关。

6.有暴力行为的危险 与抑郁扩大自杀行为有关。

(三)护理措施

1.一般护理

(1)饮食护理 食欲缺乏、便秘是抑郁患者常出现的症状。饮食种类应选择患者较喜欢的食物,食物宜含有充足热量、蛋白质、维生素及纤维。可采取少量多餐的进食方式。若患者有低价值感或自罪妄想不愿进食或拒食时,按相应护理措施处理。若患者坚持不肯进食,或体重持续减轻,则必须采取进一步的护理措施,如喂食、鼻饲、静脉输液等。

（2）生活护理　抑郁患者由于情绪低落、悲观厌世、毫无精力和情绪顾及自己的卫生及仪表,对轻度抑郁患者护理人员可鼓励其在能力范围内自我料理;重度抑郁患者则应帮助其洗脸、洗脚、口腔护理、会阴护理、更衣、如厕、仪表修饰,使患者感到整洁、舒适。允许患者适度的依赖,有助于减轻心理压力。

（3）睡眠护理　患者大部分时间卧床不动、不易入睡、睡眠浅、易醒或早醒,而这些又会加剧患者的情感低落,患者的许多意外事件,如自杀、自伤等就发生在这种时候。护理人员应主动陪伴和鼓励患者白天参加多次短暂的文娱活动,如打球、下棋、唱歌、跳舞等。为患者创造舒适安静的入睡环境,可采取睡前喝热饮、热水泡脚或洗热水澡等协助患者入睡,避免看过于兴奋、激动的电视节目或会客、谈论病情。

【议一议】

日常生活中,如何预防抑郁症的发生?

2.安全护理　与患者建立良好的治疗性人际关系,随时了解患者自杀意志的强度及可能采取的方法,密切观察有无自杀的先兆症状,尤其在交接班时间、吃饭时、清晨、夜间或工作人员较少时,不让患者单独活动,可陪伴患者参加各种团体活动。谨慎地安排患者生活和居住的环境,安置患者住在护理人员易观察的房间,环境设施安全,光线明亮,整洁舒适,墙壁以明快色彩为主,以利于调动患者积极良好的情绪。严格管理制度,定期巡视。加强对病房设施的安全检查,严格做好药品及危险物品的保管工作,杜绝不安全因素。

3.症状护理　对有自杀、自伤行为精神障碍患者的护理（详见第五章第五节）。

4.心理护理　①建立良好的护患关系,要有温和、接受的态度,对精神障碍患者要有耐心和信心,鼓励患者抒发自身的感受,帮助患者了解抑郁症的知识,护理人员应设法打断患者的一些负性思考,帮助患者回顾自己的优点、长处、成就,培养正性的认知方式。②严重抑郁患者思维过程缓慢,思维量减少,护理人员应鼓励患者表达自己的想法,引导患者增加对外界的兴趣,协助患者完成某些建设性的工作和参与社交活动,为患者创造和利用各种个人或团体人际接触的机会,以协助患者改善处理问题、人际互动的方式、增强社交的技巧。

5.健康教育

（1）患者　①向患者介绍疾病的有关知识,指导患者识别疾病复发的先兆及预防复发方法;②教患者掌握药物的不良反应和预防措施,鼓励患者坚持用药,定期到门诊复查;③鼓励患者积极主动参加家庭和社会活动,锻炼自理能力和社会适应能力;④帮助患者面对和恰当处理现实环境中的各种应激源。

（2）家属　①指导家属有关疾病知识和预防疾病复发的常识,为患者创造良好的家庭环境和人际互动关系;②指导家属帮助患者管理药物并监护患者按时服药,密切观察病情变化和药物不良反应,保护患者不受冲动或自残行为的伤害。

第四节　心境障碍其他类型患者的护理

一、双相障碍

双相障碍是在病程中既有躁狂发作(躁狂相),又有抑郁发作(抑郁相),并伴有相应思维和行为异常的一类精神障碍。发作间期通常以完全缓解为特征。与其他心境

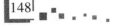

障碍相比,本病在男女性中的发病率较为接近。通过长期的临床观察,单相躁狂发作者极为少见,仅占心境障碍的1%左右,同时经长期纵向研究,发现几乎所有患者在躁狂发作前常有轻微和短暂的抑郁发作,所以多数学者认为只要存在躁狂发作就是双相障碍,只有抑郁发作才可能表现为单相障碍。

如果在目前疾病发作中,躁狂和抑郁症状同时存在,临床表现都很突出,如情感高涨而运动减少,情感低落而思维奔逸,持续病期不短于2周,诊断为双相障碍混合发作。

双相障碍的躁狂发作通常起病突然,持续时间2周至四五个月不等;抑郁发作持续时间较长,约6个月,除在老年期外,很少超过1年。两类发作通常都继之于应激性生活事件或其他精神创伤,首次发病可见于任何年龄,但大多数发病于50岁之前。发作频率、复发与缓解的形式均有很大变异,但随着时间推移,缓解期有逐渐缩短的趋势。中年之后,抑郁变得更为常见,持续时间也更长。

双相障碍应遵循长期治疗的原则,主要的治疗药物是既能使躁狂、抑郁症状消失,又具有预防复发效果的心境稳定剂。锂盐是心境稳定剂的首选药物,锂盐加丙戊酸抗躁狂效果大于抗抑郁效果,是锂盐单一治疗无效或对丙戊酸疗效差的躁狂症的首选方案,有明显的急性控制效果及躁狂预防效果。也有学者主张在使用心境稳定剂的基础上联用抗抑郁药物如SSRIs治疗,一旦抑郁症状缓解,可继续给予心境稳定剂维持治疗,同时逐渐减少、停止抗抑郁药物,避免转为躁狂。

二、持续性心境障碍

1. 环性心境障碍 是指情感高涨与低落反复交替出现,但程度较轻,且均不符合躁狂或抑郁发作时的诊断标准。轻度躁狂发作时表现为十分愉悦、活跃和积极,且在社会生活中会做出一些承诺;但转变为抑郁时,不再乐观自信,而成为痛苦的"失败者"。随后,可能回到情绪相对正常的时期,或者又转变为轻度的情绪高涨。一般心境相对正常的间歇期可长达数月,其主要特征是持续性心境不稳定。这种心境的波动与生活应激无明显关系,与患者的人格特征有密切关系,过去有人称为"环性人格"。

2. 恶劣心境 指一种以持久的心境低落状态为主的轻度抑郁,从不出现躁狂。抑郁常持续2年以上,期间无长时间的完全缓解,如有缓解,一般不超过2个月。此类抑郁发作与生活事件和性格都有较大关系,也有人称为"神经症性抑郁"。常伴有焦虑、躯体不适感和睡眠障碍,也可有强迫症状出现,但无明显的精神运动性抑制或精神病性症状。

案例分析

患者男性,35岁,工人。患者在2004年2月无明显诱因表现话多,无故指责他人。称自己能升官发财,能当局长,能做生意、多赚钱,无控制地买东西,散发给陌生人。对人一见如故,讲话滔滔不绝,难以打断其话题,内容多为自吹自擂。别人稍不如其意,就发脾气、骂人,有时甚至动手打人。活动多,爱管闲事,整日忙碌,有时站在马路上指手画脚,不认为自己有病需要入院治疗。经服用氯丙嗪等药物数周后"痊愈",于2005年5月出院。

患者出院之后3次复发而反复住院治疗。每次症状基本相同,均为活动多、兴奋、话多、夸大、易发怒。经口服碳酸锂、氯丙嗪,电抽搐等治疗后"痊愈"出院。病情缓解后,自知力恢复,生活劳动基本正常,无残留症状。

    分析:1.该患者最可能的诊断是什么?

        2.提出针对此患者的主要护理诊断。

        3.制订对该患者的护理措施。

同步练习

一、选择题

1. 抑郁症患者可出现的症状有 （   ）

    A. 思维奔逸   B. 木僵状态

    C. 愚蠢行为   D. 情感倒错

    E. 意志增强

2. 典型抑郁发作1 d内情绪波动的规律是 （   ）

    A. 晨重暮轻   B. 晨轻暮重

    C. 中午起逐渐加重   D. 半夜最重

    E. 中午最重,以后减轻

3. 情感性精神障碍一般具有以下特点 （   ）

    A. 发作一次,加重一次,残留阴性症状   B. 一次发作,永不缓解

    C. 反复发作,从无缓解期   D. 反复发作,大多数能缓解

    E. 一次发作,终身不发

4. 关于心境障碍的生化研究结果,目前多数学者认为是 （   ）

    A. 去甲肾上腺素的活性升高导致抑郁   B. 5-羟色胺降低导致抑郁发作

    C. 去甲肾上腺素的活性降低导致躁狂发作   D. 5-羟色胺升高导致抑郁发作

    E. 多巴胺代谢产物高香草酸升高,导致抑郁

5. 躁狂发作睡眠障碍的特点是 （   ）

    A. 入睡困难   B. 多梦

    C. 早醒   D. 睡眠需要减少

    E. 易惊醒

6. 抑郁发作睡眠障碍的特点是 （   ）

    A. 入睡困难   B. 睡眠过多

    C. 早醒   D. 多梦

    E. 易惊醒

7. 对轻、中度抑郁发作治疗一般首选 （   ）

    A. MAOIs   B. 电抽搐治疗

    C. SSRIs   D. 抗精神病药

    E. 锂盐

8. 患者女性,26岁。自述脑子反应快,特别灵活,好像机器加了"润滑油",思维敏捷,概念一个接一个地不断涌现出来,说话的主题极易随环境而改变(随境转移)。可能患有 （   ）

    A. 躁狂症   B. 疑病症

    C. 神经衰弱   D. 精神分裂症

    E. 精神发育迟滞

9. 某抑郁症患者,女性,25岁,复发情绪抑郁,悲观厌世,认为自己是历史罪人,只有死路一条,反复自杀未遂。该患者目前首选治疗方法是 （   ）

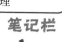

A.心理治疗   B.电抽搐治疗

C.丙米嗪   D.氟西汀

E.舒必利

10.患者男性,42 岁,近 1 周突然兴奋,躁动不安,伤人毁物。在药物治疗时易引起患者摔伤的
　　因素是　　　　　　　　　　　　　　　　　　　　　　　　　　(　)

A.坠床   B.不合作

C.躁动不安   D.变换体位

E.药物不良反应

二、填空题

1.根据国内外最近颁布的精神障碍分类系统,心境障碍包括_____、_____和_____等
几个类型。

2.躁狂发作的典型临床表现是"三高"症状,即_____、_____和_____。

3.抑郁发作的典型临床表现是"三低"症状,即_____、_____和_____。

三、名词解释

1.心境   2.心境障碍   3.双相障碍

四、简答题

1.简述抑郁发作的典型症状。

2.简述情感障碍的治疗原则。

3.简述抑郁发作患者的一般护理。

（南阳医学高等专科学校　　曲伟峰）

第十二章

癔症患者的护理

🌸 **学习目标**

1. 说出分离性、转换性障碍的病因及发病机制、类型和诊断标准。
2. 描述分离性障碍、转换性障碍的临床表现。
3. 熟悉护理评估程序,运用恰当的心理治疗制订个体化的心理护理。

癔症也称歇斯底里,是指一种以解离症状和转换症状为主的精神症状。解离症状表现为部分或完全丧失对自我身份识别和对过去记忆;转换症状表现在遭遇无法解决的问题和冲突时所产生的不愉快心情,以转化成躯体症状的方式出现,但症状与患者的现实不相符,也无可证实的器质性病变。

【病因与发病机制】

现代医学界普遍认同这样一个观点,癔症是个体易感素质(先天)和心理社会因素(后天)共同作用的结果。

1. 人格特征　患者病前性格特点显著,称表演型人格特征,与本病有明显关系。此类性格特点是:情感丰富而肤浅,情绪反应不稳定;以自我为中心,喜欢炫耀自己,言谈举止较夸张,希望吸引他人关注;暗示性强,性格细致敏感,表现得比较轻信;富于幻想,常以幻想替代现实。

2. 精神因素　紧张、压力、恐惧等精神刺激,常是本病首次发作的直接因素,之后发病情景的再现或以前发病经历的再体验可导致再次发病。

3. 其他　脑外伤及某些躯体疾病可促成发病。

【临床表现】

根据 CCMD-3,癔症包含两种表现形式,一种以分离症状为主,另一种以转换症状为主。

1. 分离性障碍　即癔症性精神障碍,起病常与精神因素密切相关,病前有较明显的人格缺陷。大多数患者的症状是无意识的,可以有遗忘、漫游、人格状态改变等表现,且表现出的症状常与亲人的躯体或精神症状相类似,而且会给旁人一种患者通过患病有所收益的感觉,如获得同情、帮助,摆脱困境等。

(1)分离性遗忘　又称阶段性遗忘或选择性遗忘。在没有器质性病变或损伤的基础上,常不能回忆起某一段时间的生活经历,有时甚至否认既往的生活和身份(全部遗忘),被遗忘的事件往往与患者的精神创伤有关,遗忘常具有选择性,也有部分患者表现为丧失全部记忆。通常表现为局限性遗忘、选择性遗忘、广泛性遗忘、顺行性遗忘或系统性遗忘,后三种类型在临床上较为少见。

(2)分离性漫游 也称神游症。发生在觉醒状态下,突然离开日常生活环境不辞而别,离家出走,甚至到外地漫游。事先没有任何目的和计划,神游的开始和结束都十分突然。在神游期间,患者给人清醒正常的感觉,能自我照顾,有些患者使用新的身份,若与患者深入接触可以发现其意识范围缩小,自我身份识别障碍等。一般持续数小时或数天,患者突然清醒,对神游期间的经历不能回忆,或者仅有部分回忆。

(3)分离性身份识别障碍 包括交替人格、双重人格、多重人格等。表现为两种或两种以上的人格交替出现,新的身份表现出与原有身份完全不同的人格,转换常很突然,对以往身份遗忘而以另一身份进行日常活动,每种人格都较完整,甚至与病前人格完全对立,首次发作常与精神创伤关系密切。

(4)分离性精神病 包括解离性木僵和解离性附体障碍。①解离性木僵:表现为呼之不应、四肢发硬、双目紧闭、眼见颤动,但姿势、肌张力等无明显异常,数十分钟可缓解;②解离性附体障碍:意识范围缩小,处于自我封闭状态,常见亡灵、神鬼附体,从言谈到举止都似被外界力量控制。

2. 转换性障碍 即癔症性躯体障碍,主要指运动障碍和感觉障碍等转换性症状,也包括躯体、内脏障碍等躯体化症状。

(1)运动障碍 临床可表现为肢体瘫痪、震颤、不随意运动、起立或步行不能、失音或缄默症等。临床上比较多见的有以下几种情况。①肢体瘫痪:可以是单瘫、截瘫或偏瘫,没有相应的神经系统阳性体征,慢性病例可以出现失用性肌肉萎缩。肢体震颤可以是肌肉粗大阵挛、不规则抽动,有些患者不能站立,或不能行走,或行走时双足并拢呈雀式跳行,或呈摇摆步态。但在暗示下,他们可能随着音乐翩翩起舞。不用语言而用手势或文字表达的症状称为缄默症,想说话但不能发声,或只能耳语、用嘶哑声音交谈,检查无发音系统障碍,称为失音症。②抽搐发作:表现为出乎意料的痉挛发作、局部肌肉抽动或阵挛。一般在受到暗示或情绪激动时突然发生,或缓慢躺倒不语不动,或翻滚扭动,或呈角弓反张姿势,呼吸时急时停,可有撕衣揪发、捶胸咬人等动作,其中痉挛发作与癫痫大发作十分相似,有的表情痛苦,双眼噙泪,但无口舌咬伤、跌伤及大小便失禁,数十分钟后可自行缓解。

【议一议】
如何鉴别癔症抽搐发作和癫痫大发作?

(2)感觉障碍 临床可表现为感觉缺失、感觉过敏、感觉异常、视觉障碍和听觉障碍。①感觉缺失:可以是局部或全身的感觉缺失,也可以表现为手套或袜套式感觉消失,缺失的感觉可为痛觉、温觉、冷觉、触觉,且缺失范围与神经分布不一致。②感觉过敏:皮肤表面或内脏有烧灼感、蚁走感等,比如局部皮肤对触摸特别敏感,很轻的抚摸都会感到疼痛不堪。③感觉异常:如检查无异常的情况下,咽部有异物感或梗阻感,称"癔症球",头部紧箍感、沉重感,称"癔症盔",精神因素引起的头痛或其他躯体部位的疼痛,称心因性疼痛。④视觉障碍:表现为失明、弱视、管状视野、单眼复视等,可突然发生突然恢复,视觉诱发电位正常。⑤听觉异常多数表现为听觉突然消失,而电测听和听诱发电位无异常。

【诊断标准】

1.症状标准

(1)有心理社会作为诱因,并至少包含下列1项:①癔症性遗忘;②癔症性漫游;③癔症性多重人格;④癔症性精神病;⑤癔症性运动和感觉障碍;⑥其他癔症形式。

(2)没有可解释上述症状的躯体疾病。

2.严重标准　社会严重受损。

3.病程标准　起病与应激事件有明确联系,病程多反复迁延。

4.排除标准　排除器质性精神障碍(如癫痫所致精神障碍)、诈病。

【治疗要点】

癔症的发生主要与心理社会应激因素、个性特征有密切关系,症状是功能性的,可以因生活事件的出现而反复发作。因此心理治疗有重要的地位,特别是建立信任的医患关系是治疗成功的前提。在患者症状比较严重的,要给予药物治疗。通常,心理治疗和药物治疗、物理治疗等相配合,会取得更好的效果。

1.心理治疗　不但可以缓解症状,加快自然的治愈过程,而且能够帮助患者学会新的应对应激的策略和对付未来问题的方法,对消除病因、巩固疗效是至关重要的。较常用的方法有暗示治疗、催眠治疗、解释性心理治疗、分析性心理治疗、行为治疗和家庭治疗。暗示和催眠治疗对分离性恍惚状态有较佳的疗效。在心理治疗过程中,解释、鼓励和支持十分重要,在治疗中必须明白患者目前的状态是不能解决现实或意识中的矛盾的结果,巧妙地将患者的疾病与心理问题分离再分别给予解决。要取得好的治疗效果,需要医生和患者建立信任的医患关系,需要家属密切配合。

2.药物治疗　根据病情对症选用药物,主要缓解患者急性发作时的症状,如失眠、紧张可用抗焦虑药,情感爆发、朦胧状态可选用地西泮或抗精神病药注射,以尽快恢复意识状态。在患者情绪平稳期,也可适当考虑中成药治疗。

大多数分离、转换性障碍患者会自然缓解或经过行为治疗、暗示、环境支持缓解。治疗成功的关键在于,劝说患者接受躯体症状是心理社会问题的直接表现这一观点。治疗中应始终贯彻不直接针对症状、不鼓励症状的残留、掌握适应环境的原则。

【护理】

癔症患者的表现常常与一定的人格特征及不同的社会文化背景,加上生活事件等诱因下,表现形式不同。因此,护理人员要善于观察,从生理、心理、社会文化、家庭等多层面去了解和评估患者,对其所面临的困难和呈现的问题,依护理人员能协助其解决与改善的部分加以分类,做出护理诊断,排列出处理的优先次序,并运用护理程序的工作方法为患者做好整体护理。

(一)护理评估

1.生理功能评估

(1)一般情况　评估患者日常生活情况,如生命体征、睡眠、衣着、饮食、大小便、月经情况、自理能力、营养状况;与周围环境接触如何;对周围的事物是否关心;与家庭邻里人际关系如何;主动接触与被动接触情况;是否合作。

(2)目前躯体状况　癔症患者常常有许多心因性的躯体不适主诉,如有无运动性不安、肌肉紧张、自主神经功能紊乱等表现;有无感觉过敏、异常、缺失、皮肤不适等;这些症状是心理痛苦在躯体的表现,要认真评估这些躯体不适,鉴别其性质是器质性的还是心因性的,以便做出正确处理。

2. 心理因素评估

(1)评估患者的精神症状、情感状态、行为表现等方面 评估患者有无意识改变或感觉障碍、运动障碍,是否有奇特的外貌装饰等,有无焦虑、恐惧、情感爆发,是否具有表演性等情绪症状,有无怪异行为,有无痉挛发作等。

(2)评估患者病前性格特点和对应激的心理应对方式 有助于针对性地实施心理治疗和心理护理措施,病前个性特点的评估包括患者的思维方式、认知结构、情感表现和行为方式等,评估个性与心理应付方式最好使用心理评估问卷(如艾森克人格问卷、明尼苏达多相人格调查表、特制应对方式问卷等)来测定,临床上主要通过与患者交谈和观察进行初步评估,如询问患者:你对婚姻(或家庭、学习、工作、子女……)最不满意的地方是什么? 什么是你最烦恼的事? 遇到麻烦或挫折时的反应是什么?

3. 社会文化评估 评估有无宗教信仰及风俗习惯,个人生活方式有无不同,患者人际交往能力有无受影响,患病后有无改变,患者对疾病的认识能力,是否愿意住院,文化程度,社会背景及支持系统,近期有没有生活事件,内容及强度如何,如何应对等。

4. 家庭与环境方面评估 患者幼年时的生活环境,父母的教养方式,家庭经济状况及成年后的婚姻状况,子女生活及工作学习环境等情况,家属对患者患病前、后的评价如何,患病后家属对患者的态度如何,尤其要了解对患者有重要影响力的人,以制订合理有效的治疗和护理计划。

5. 其他方面评估 患者的家族史、既往疾病史,以往用药情况治疗效果,有无药物不良反应等,评估患者的常规化验以及特殊检查结果。

(二)护理诊断

1. 睡眠形态紊乱 与情绪不稳、情绪爆发有关。

2. 恐惧 与发作事件有关。

3. 突发性意识障碍 与意识水平改变有关。

4. 感知觉紊乱 与感觉过敏、缺失、异常有关。

5. 有外伤的危险 与抽搐发作有关。

6. 有暴力行为的危险 与情绪爆发有关。

7. 自我保护能力改变 与选择性遗忘、癔症性木僵有关。

8. 社交能力受损 与对社会活动的回避有关。

(三)护理措施

1. 安全和生活护理

(1)为患者提供安全舒适的环境,减少不良刺激。做好安全检查,避免环境中的危险物品和其他不安全因素,防止患者在症状影响下发生意外情况。

(2)提供基础护理,保证患者饮食、睡眠、排泄等生理需要的满足。安排合理的作息制度,鼓励患者参加适当的康复活动。

2. 对症护理

(1)在癔症发作时,及时采取保护措施,同时将患者和家属隔离,不过分关心,不表示轻视,不表现惊慌失措,避免其他患者围观,以免这些不良因素增加患者的暗示作用,加重症状。

（2）当癔症相关的焦虑反应表现为挑衅和敌意时,须加以适当限制,并对可能的后果有预见性。如出现情感暴发或痉挛发作,应安置在单间,适当约束。

（3）患者存在意识朦胧时,需加强生活护理和观察,防止患者受伤或发生冲动走失等意外事件,同时运用合适时机强化其原来身份,促使恢复自我定向。

（4）严密观察患者的情绪反应,加强与患者的沟通,对于不合理要求应给予认真劝说,防止患者做作性自杀企图成功。

（5）对癔症性失明、失聪患者,应让其了解功能障碍是短暂的,通过检查证明无器质性损害,在暗示治疗见效时,应加强功能训练。

（6）对患者当前的应对方式表示认同,鼓励患者按可控制的方式表达激动情绪,但不过分关注。

（7）注意倾听患者主诉,接纳其感受,以减轻患者的内心痛苦。

（8）在发作间歇期教会患者放松技术,配合医生做好暗示治疗。

（9）遵医嘱使用相应治疗药物,如抗焦虑、抗精神病药物等,控制癔症的发作。

（10）做好家属工作,争取家庭和社会对患者的支持。

3. 心理护理

（1）建立良好的护患关系,以和善、真诚、支持、理解的态度对待患者,使患者对医务人员产生信任。

（2）鼓励患者表达自己的情绪和不愉快的感受,协助其识别和接受负性情绪及相关事件,进一步探讨应激源与诱因,利于护士发现患者的心理问题,开展针对性的护理措施。

（3）提供支持性心理护理,耐心倾听患者的诉说,了解患者的感受和体验,对患者的痛苦给予高度的理解和尊重。

（4）帮助患者学会放松,教给患者应用意向引导、深呼吸、静坐、慢跑等或用生物反馈仪训练肌肉放松。

（5）帮助患者注意症状之外的其他事情,终止负性和应激性思维。

（6）帮助患者矫正扭曲的认知,或改变各种不正确的看法,从而使患者改善或消除适应不良的情绪和行为。

（7）强调患者的能力和优势,忽略其缺点和功能障碍,提供可解决问题的方案,并鼓励和督促实施,并及时给予表扬促进其进步。

（8）提高应对能力,与患者共同探讨其压力源及诱因,共同制订出适合患者的压力应对方式,用行为示范方法,并提供环境和机会让患者学习和训练新的应对技巧。

（9）促进社会功能恢复,护理人员帮助患者认清现有的人际资源,扩大其社会交往的范围,协助患者获得家庭的理解及维持正常的角色行为,家庭是患者最主要的社会支持系统,并鼓励患者发展新的社会支持系统,以便增加情感上的支持。帮助患者改善自我照顾能力,鼓励患者努力学会自我调节,尽早摆脱依赖性。

4. 健康教育

（1）患者的个性特征与癔症的发作有很密切的关系,根据患者的特点、文化程度、家庭及社会背景,制订个体化的健康教育。帮助患者充分认识自己,挖掘出自身性格上的弱点及与疾病的关系。教会患者一些科学实用的处理问题的方法,不断完善自己的性格,学会处理好人际关系,调整不良的情绪,增强心理承受能力。

（2）教会家属应理解患者,既要关心和尊重患者,又不能过分迁就,帮助患者合理安排生活和工作,一起和患者解决面临的问题,教会家属帮助患者恢复社会功能和人际交往能力。使家属了解患者的身心健康与生活事件、个性特点、应对方式以及社会家庭环境对疾病复发的影响,做好家庭护理促进疾病康复。

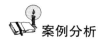 案例分析

患者女性,24 岁,办公室职员。因"阵发性憋气、四肢僵硬 7 d、不会说话 1 d"来就诊。患者 1 周前因与同事闹意见突然发作"憋气"、倒在地上,四肢发硬,剧烈抖动、无咬破舌头及尿失禁。经数分钟后好转,对发作经过自诉记不清。此后有多次类似发作,有时有哭笑无常,且用手抓自己头发并做咬人的样子,每次发作经历数分钟到 1 h。发作过后除诉全身酸痛外,其他正常。1 d 前与另一同事生气后突然不会说话,能用书写形式表达意见或回答问题。既往史:患者 2 年前因祖母去世后,痛不欲生,后哭哭笑笑,并以祖母的口气和母亲说话,5 d 后渐恢复正常。患者自幼在家受祖母宠爱,娇惯任性,易动感情、易哭。平素对人热情、活泼、爱说爱笑、能歌善舞。参加工作后,与个别同事有意见,但自己不肯明说,暗自生气。

分析:说出这名患者的疾病分型及具体的症状有哪些?

同步练习

一、选择题

1. 癔症患者的性格特点是 （ ）
   A. 固执　　　　　　　　　　　B. 孤僻
   C. 敏感　　　　　　　　　　　D. 富于幻想
   E. 冲动任性

2. 癔症性精神障碍发作时的意识改变通常为 （ ）
   A. 谵妄　　　　　　　　　　　B. 潜意识释放
   C. 意识范围狭窄　　　　　　　D. 昏睡
   E. 浅昏迷

3. 癔症常见的感觉障碍 （ ）
   A. 失聪　　　　　　　　　　　B. 失明
   C. 失音　　　　　　　　　　　D. 局部感觉缺失或过敏
   E. 以上都对

4. 女性,24 岁,服务员,同男友交往 3 年,对方提出分手,中断恋爱关系,情绪不稳,开始出现失眠、噩梦、头晕,某晚半夜突然尖叫一声,意识丧失,四肢抽动,小便失禁,持续 2~3 min,自行停止,清醒后对发作过程不能回忆。最可能的诊断是 （ ）
   A. 恐怖性神经症　　　　　　　B. 焦虑性神经症
   C. 疑病性神经症　　　　　　　D. 癔症
   E. 癫痫

5. 农村母亲,50 岁,听到城市打工的儿子遭到车祸后,两耳再也听不到别人说话声,但有人在身后喊她,她能回头看,这是 （ ）
   A. 癔症性运动性障碍　　　　　B. 癔症性感觉障碍
   C. 急性应激障碍　　　　　　　D. 创伤后应激障碍

笔记栏

E.适应障碍

二、填空题

1.癔症是以_____和_____为主的精神障碍。

2.解离性遗忘表现为_____、_____、_____、_____、_____或_____。

3.解离性身份识别障碍包括_____、_____、_____等。

4.癔症性躯体障碍包括_____和_____两种主要症状,后者又包括_____、_____、_____、_____、_____。

三、名称解释

1.解离性障碍　　2.转换性障碍

四、简答题

1.简述癔症性精神障碍的表现形式及特点。

2.请写出5条癔症性精神障碍患者的护理诊断及相关因素。

（新乡医学院第二附属医院　张凌芳）

第十三章 应激相关障碍及其患者的护理

学习目标

1. 识别应激源的分类、应激的生理反应及心理反应。
2. 理解应激相关障碍的临床类别及表现。
3. 能够制订急性应激障碍、创伤后应激障碍的护理措施。

第一节 应激过程与心理应激状态

一、对应激源的认识和评价

应激又称压力或紧张,是机体通过认识、评价而察觉到应激源的威胁,引起的生理、心理改变的过程,是个体对面临的威胁或挑战做出适应和应对的过程。应激源是指能够引起个体产生应激的各种刺激,需要个体动员自身的心理生理资源或外部资源进行调节,重新加以适应的生活境遇的改变和环境改变,也成为应激性生活事件。

应激源简称"生活事件",我们把应激源按性质大体分为四类进行介绍:

1. 躯体性应激源 对人的躯体直接产生刺激作用,包括各种理化、生物刺激及疾病因素等。

2. 心理性应激源 指来自人们头脑中的紧张性信息,主要指冲突、挫折等。

3. 社会性应激源 指能导致个人生活风格变化,并要做出调整或适应的事件。

4. 文化性应激源 指因语言、风俗、宗教信仰等改变造成的刺激或情境。

认知评价是个体对遇到的生活事件的性质、程度和可能的危害情况的认知评估。认知在生活事件到应激反应的过程中起着重要的中介作用。同样的应激源,认知不同,所引起的应激反应也截然不同。认知评价分为初级评价和次级评价。①初级评价:指个体在某一事件发生时立即通过认知活动判断其是否与自己有利害关系,是对事件类型的最初评估,如果初级评价与己有关,则进入次级评价。②次级评价:个体对事件的性质、属性和个体的能力做出估计,进行有关应对策略的权衡与分析。次级评估正确,有助于个体的内在平衡与稳定;相反,会导致生理和心理上的一系列变化。

二、正常生理应激过程

应激的生理反应过程是通过神经系统内分泌系统和免疫系统相互间联系和调节作用实现的。整个调节过程从三个方面进行：

1. 交感神经-肾上腺髓质系统调节　当机体遭遇特殊紧急情况（如严重脱水、失血等）或应激状态时，中枢神经接受刺激，使交感神经-肾上腺髓质轴被激活，释放大量儿茶酚胺，引起肾上腺素和去甲肾上腺素大量分泌，导致心理、躯体、内脏等功能改变，即所谓非特应系统功能增高。

2. 下丘脑-腺垂体-肾上腺皮质系统调节　当应激源作用于人体感官时，引起神经冲动，传递到下丘脑引起促肾上腺皮质激素释放因子（corticotropin-releasing factor，CRF）分泌，CRF 通过脑垂体门脉系统再作用于腺垂体，促使腺垂体合成分泌促肾上腺皮质激素（adrenocorticotropic，ACTH），ACTH 再刺激肾上腺皮质激素的合成与释放，特别是糖皮质激素的合成和分泌增加，使血糖上升，抑制炎症、蛋白分解，增加抗体等。

3. 神经、内分泌、免疫系统的相互调节作用　一方面神经系统直接支配胸腺、淋巴结、骨髓、脾等免疫器官，另一方面，促肾上腺皮质激素等也可通过与淋巴细胞表面的受体结合发挥调节作用。强烈持久的应激过程会影响下丘脑的正常功能，使内环境严重紊乱，导致胸腺和淋巴组织退化或萎缩，免疫功能抑制，反过来影响神经系统和内分泌系统功能调节。

三、心理应激状态的表现

【思一思】
　　积极的应激心理反应可有哪些表现？

应激的心理反应存在积极和消极两个方面，积极的心理反应可使人警觉水平提高，感觉灵敏，注意力集中，认知评价清晰；消极的心理反应则相反，主要表现在认知、情绪和行为三个方面。

1. 认知反应　良性应激可增强认知功能，但持续强烈的应激可损害认知功能，使个体产生负面反应，表现为意识障碍，注意力受损，记忆减退等。常见的负面认知性应激反应有偏执、灾难化、反复沉思、"闪回"与"闯入性思维"、否认、投射、选择性遗忘等。

2. 情绪反应　个体受诸多因素的影响，不同的应激源刺激产生程度不同的情绪反应。常见的不良情绪反应有焦虑、恐惧、抑郁、愤怒、敌意、无助等。

3. 行为反应　积极的行为性应激可激发主体的能动性，而消极的行为性应激则会使个体出现逃避、退化等行为。常见的消极行为反应有逃避与回避、退化与依赖、敌对与攻击、无助与自怜、物资滥用等。

第二节　应激相关障碍患者的护理

应激相关障碍（stress-related disorder）是一组主要由心理、社会（环境）因素引起异常心理反应所导致的精神障碍，也称反应性精神障碍，包括急性应激障碍、创伤后应激障碍和适应障碍，其共同特点为：①心理社会因素是发病的直接原因；②症状表现与心理社会因素的内容有关;③病程、预后与精神因素的消除有关;④病因大多为剧烈或持久的精神创伤因素,如战争、亲人突然死亡、经历重大灾害事故、罹患重大疾病、被强奸、失恋、家庭矛盾等;⑤一般预后良好,无人格方面的缺陷。

【病因与发病机制】

应激相关障碍的发病机制比较复杂,主要是一组由心理、社会环境因素引起异常的心理反应导致的精神障碍。一般认为,机体在应激状态时可通过中枢神经系统、神经生化系统、神经内分泌系统、免疫系统等相互作用,影响机体内环境平衡,引起各器官功能障碍、组织结构变化,出现一系列生理、心理的改变。生理方面表现为心率增快、呼吸急促、血压增高、肌肉紧张、大汗、尿频;认知方面表现为记忆力下降、注意力不集中;情感方面表现为情绪不稳、焦虑、恐惧、抑郁;行为方面表现为高度警觉、激越或退缩。

【临床表现】

(一)急性应激障碍

急性应激障碍又称为急性心因性反应,是由突发且异乎寻常的强烈应激生活事件所引起的一过性精神障碍。其临床特征为:急剧、严重的精神创伤为直接原因;在遭受刺激的数分钟至数小时内发病。临床表现大体分为以下几种:

1. 以意识障碍为主的表现　即意识范围受限,清晰度下降、注意狭窄、定向力障碍,对外界事物感知迟钝,有的可出现片段的心因性幻觉。

2. 以伴有情感迟钝的精神运动性抑制为主的表现　即目光呆滞,行为退缩,运动迟缓,少语少动或不语不动的木僵状态。此型一般不超过1周,有的可转入兴奋状态。

3. 以伴有强烈恐惧体验的精神运动性兴奋为主的表现　即对周围环境处于高度警觉状态,激越,愤怒,有冲动、毁物行为。

4. 部分患者可伴有严重的情绪障碍　如焦虑、抑郁;也可同时伴有自主神经症状,如脸红、呼吸急促、大汗、心悸、震颤等。

以上症状可单独出现,也可混合出现,不同患者表现上有较大差异。有时患者不能回忆应激性事件,有时也会出现闪回或重现创伤性经历。如果应激源被消除,症状往往历时短暂(不超过1个月,如症状持续超过1个月,则为创伤后应激障碍),预后良好,缓解完全。

急性应激障碍出现与否及严重程度取决于个体的易感性和应对方式,并非每个人在面临重大打击时都出现这一障碍。

(二)创伤后应激障碍

创伤后应激障碍(post-traumatic stress disorder,PTSD)又称延迟性心因性反应,是指突发的、威胁性或灾难性生活事件导致个体延迟出现和长期持续存在的精神障碍。其临床特征为:以再度体验创伤为特征,并伴有情绪的易激惹和回避行为;PTSD的核心症状是闯入性体验、回避、警觉性增高。具体表现如下:

1. 闯入性体验症状　表现为无法控制地以各种形式重新回忆创伤经历和体验。无法控制症状的发生时间和次数,个体出现强烈的痛苦感觉,就像再次经历创伤事件一样。主要有三种形式:①短暂"重演"性发作,无任何因素影响,创伤情景反复,或使患者出现错觉、幻觉,这种现象称为"闪回";②暴露于创伤性事件相关或类似的事件、

【思一思】
应激相关障碍的木僵与癔症解离性木僵表现形式有何不同?

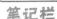

情景等时,出现强烈的情感痛苦或生理反应;③在梦中反复重现创伤性事件或做噩梦。

2.回避症状　对创伤的刺激做持久的回避,以及对一般事物的反应显得麻木,没有情绪体验,试图在生理和情感上远离创伤,主要表现为:①回避谈及与创伤有关的思想及感受,地点及人物,或其他重要方面;②对周围环境表现麻木,兴趣活动减少,疏远他人,有觉得他人很陌生的感受,情感范围受限(如不能表达爱恋),对未来失去憧憬等。

3.警觉性增高症状　在创伤暴露后的第 1 个月最为明显,具体表现为:①入睡困难、睡眠表浅或易醒;②易出现惊恐反应,如焦虑、恐惧、心慌、出冷汗等,或为易激惹或发怒;③注意力难以集中。

临床表现随年龄的不同有所差异,成人多主诉与创伤有关的噩梦、梦魇,儿童多表现为从梦中惊醒、尖叫或诉头痛、胃肠不适等躯体症状。症状通常在创伤后延迟出现,间歇期间无症状,时间数日至数月,甚至长达半年以上。症状可持续数月至数年,大多数患者可自愈或治愈,少数患者可有人格改变或有神经症病史等附加因素,而加重疾病过程,导致预后不良。

(三)适应障碍

适应障碍(adjustment disorder)是指在易感人格的基础上,遇到了应激性生活事件,出现适应性情绪障碍、适应性不良性行为障碍和社会功能受损。临床特点:

1.一种短期的、轻度的烦恼状态和情绪失调,常影响社会功能,但不出现精神病性症状。

2.本病的临床症状变异较大,主要表现为情感障碍,或出现不良行为、生理功能障碍而影响生活。成年人多表现为抑郁症状,青少年多表现为品行障碍,儿童则多表现为退缩现象,如尿床、幼稚语言等。根据临床症状的不同,具体类型分为:

(1)以焦虑、抑郁等情感障碍为主的抑郁型和焦虑型　①抑郁型适应障碍,是成人中最常见的适应障碍表现,以抑郁心境为主,表现为情绪低落、无望等;②焦虑型适应障碍,以焦虑为主,表现为紧张、注意力难以集中、易激惹等;③混合型适应障碍,表现为抑郁和焦虑的综合症状。

(2)以适应不良行为为主的品行障碍型和行为退缩型　①品行障碍型适应障碍:表现为对他人利益的侵犯或不遵守社会准则和规章,违反社会公德,如逃学、打架斗殴等;②行为退缩型适应障碍:主要表现为孤僻离群、尿床、幼稚言语或吸吮手指等。

3.以上类型均可出现生理功能障碍,如睡眠不好、食欲缺乏、头痛、胃肠不适、体重减轻等症状,同时可因适应不良的行为导致社会功能受损。

患者的临床表现可以某类型为主要症状,也可混合出现,通常在应激性事件或生活改变发生后 1 个月内起病,但一般不超过 6 个月。

【诊断标准】

(一)急性应激障碍

1.症状标准　以异乎寻常的严重精神刺激为原因,并至少有下列 1 项:①有强烈恐惧体验的精神运动性兴奋,行为有盲目性;②有情感迟钝的精神运动性抑制(如反应性木僵),可有轻度意识模糊。

2.严重标准　社会功能严重受损。

3. 病程标准　受刺激后若干分钟或若干小时发病,病程短暂,一般持续数小时至1周,通常1个月内缓解。

4. 排除标准　排除癔症、器质性精神障碍、非成瘾物质所致精神障碍及抑郁症。

(二)创伤后应激障碍

1. 症状标准

(1)遭受对每个人来说都是异乎寻常的创伤性事件或处境(如天灾人祸)。

(2)反复重现创伤性体验(病理性重现),并至少有下列1项:①不由自主地回想受打击的经历;②反复出现有创伤性内容的噩梦;③反复发生错觉、幻觉;④反复发作触景生情的精神痛苦,如目睹死者遗物、旧地重游,或周年日等情况下会感到异常痛苦和产生明显的生理反应,如心悸、出汗、面色苍白等。

(3)持续的警觉性增高,至少有下列1项:①入睡困难或睡眠不深;②易激惹;③集中注意困难;④过分担惊受怕。

(4)对于刺激相似或有关的情景回避,至少有下列2项:①极力不想有关创伤经历的人和事;②避免参加能引起痛苦回忆的活动,或避免到会引起痛苦回忆的地方;③不愿与人交往,对亲人变得冷淡;④兴趣爱好范围变窄,但对与创伤经历无关的某些活动仍有兴趣;⑤选择性遗忘;⑥对未来失去希望和信心。

2. 严重标准　社会功能严重受损。

3. 病程标准　精神障碍延迟发生(即在遭受创伤后数日至数月后,罕见延迟半年以上才发生),符合症状标准至少已3个月。

4. 排除标准　排除情感性精神障碍、其他应激障碍、神经症、躯体形式障碍等。

(三)适应障碍

1. 症状标准

(1)有明显的生活事件为诱因,尤其是生活环境或社会地位的改变(如移民、出国、入伍、退休等)。

(2)有理由推断生活事件和人格基础对导致精神障碍均起着重要作用。

(3)以抑郁、焦虑、害怕等情感症状为主,并至少有下列1项:①适应不良的行为障碍,如退缩、不注意卫生、生活无规律等;②生活功能障碍,如睡眠不好、食欲缺乏等。

(4)存在见于情感性精神障碍(不包括幻觉和妄想)、神经症、应激障碍、躯体形式障碍或品行障碍和各种症状,但不符合上述障碍的诊断标准。

2. 严重标准　社会功能严重受损。

3. 病程标准　精神障碍开始于心理社会刺激(但不是灾难性的或异乎寻常的)发生后1个月内,符合症状标准至少1个月。应激因素消除后,症状持续一般不超过6个月。

4. 排除标准　排除情感性精神障碍、应激障碍、神经症、躯体形式障碍,以及品行障碍等。

【治疗要点】

应激相关障碍的治疗包括心理治疗、环境治疗及药物治疗和其他处理。治疗的关键在于尽可能去除精神因素或脱离引起精神创伤的环境,转移或消除应激源,通过疏泄、解释、支持、鼓励、指导等手段帮助患者摆脱痛苦,接受现实,提高应对能力。

笔记栏

1.心理治疗　是主要治疗手段。应根据患者病情的特点,选用指导性咨询、支持性心理治疗、精神分析治疗、认知行为疗法、行为脱敏治疗、情景暴露等方法。帮助患者分析发病经过,指导患者如何对待有关刺激,调整有缺陷的个性系统,建立有效的心理应对方法。

2.药物治疗　药物治疗的原则是根据症状对症处理,为心理治疗打好基础。对有焦虑、恐惧不安者,可选用抗焦虑药;对有抑郁症状者,可选用抗抑郁药;对有兴奋躁动和激越行为者,可选用心境稳定剂;对有妄想、幻觉者,可应用抗精神病药;对有睡眠障碍者,可选用镇静催眠药。症状消失后可继续服药数周再停药。

3.其他治疗　对于严重自杀自伤企图者或明显冲动、有伤人毁物行为者,可采用电抽搐治疗,以迅速控制症状,确保患者和周围人的安全。对于不能主动进食者或饮食过少者,可给予补充营养,纠正水、电解质平衡等支持疗法,以保证每日所必需的热量。

【护理】

(一)护理评估

对应激相关障碍患者的护理评估主要包括心理、生理、社会行为、人格特征、应激源等方面的内容,其中尤其要注意有无危及生命和安全的行为存在,如自杀、自伤、拒食、拒水、冲动、伤人等。

1.应激源评估　评估应激源的原因、类型、强度、持续时间、发生频率、当时情景、与疾病的关系等。

2.精神状况和行为方式评估

(1)评估精神状况　包括感知觉症状,如有无幻觉、妄想等;情感状态,如有无抑郁、焦虑、恐惧、淡漠等意识状态等。

(2)评估行为方式　有无现存或潜在的冲动、伤人、自杀、自伤、木僵等行为;有无退缩和品行障碍行为。

3.生理功能评估评估　躯体的一般情况和各器官的功能水平,以及营养、饮食、睡眠和排泄等情况。

4.心理应对方式和认知评估　评估患者平时对压力事件的处理方式、所需的时间、对应激事件的认识、对该疾病的态度。

5.社会功能评估　评估患者的人际交往功能、日常生活能力、职业功能、社会角色等状况;评估患者社会支持来源、强度、性质和数量,以及患者家属对本病的认识情况,对患者所持的态度。

(二)护理诊断

1.创伤后综合征　与所发生的事件超过一般人承受的范围,遭受躯体和心理社会的虐待,经历多人死亡的意外事故,被强暴,面临战争,目击断肢、暴力死亡或其他恐怖事件,感受到对自己或所爱者的严重威胁和伤害等有关。

2.急性意识障碍　与强烈的应激刺激、应对机制不良有关。

3.有自杀自伤的危险　与应激事件引起的焦虑、抑郁情绪有关。

4.有暴力行为的危险　与应激事件引起的兴奋状态、敌对有关。

5.有外伤的危险　与意识范围狭窄、兴奋躁动、行为紊乱有关。

6. 有营养失调的危险　与应激事件引起情绪问题导致进食少有关。

7. 睡眠形态紊乱　与应激事件导致的情绪不稳、主观感觉不安、无法停止担心、环境改变、精神运动性兴奋有关。

8. 个人应对无效　与应激持续存在有关。

9. 焦虑　与长期面对应激事件、主观感觉不安、无法停止担心有关。

10. 恐惧　与经历强烈的应激、反复出现闯入性体验症状有关。

(三)护理措施

应激相关障碍的护理包括生理、心理和社会功能等多方面的综合护理措施,由于应激源不同、患者表现不同,因此不同类型的患者其护理应有所侧重。在疾病急性期以保障患者安全,满足患者的基本生理需要,在恢复期根据疾病的不同类型提供不同的应对能力和消除情绪障碍的技巧。

1. 脱离应激源　帮助患者尽快消除精神因素或脱离引起精神创伤的环境,同时提供安静、舒适、安全的环境,减少各种不良环境因素对患者的刺激和干扰。

2. 安全护理　急性应激障碍患者常由于意识障碍、精神运动性兴奋、精神运动性抑制等症状会出现跌倒、出走、伤人、自伤等安全问题;而创伤后应激障碍患者和适应障碍患者常常因情绪低落会出现自杀、自伤行为。因此对于以上患者需严加观察和护理,防止各种安全问题发生,具体措施为:

(1)评估患者意识障碍的程度,防止走失、跌伤或受其他患者的伤害。

(2)评估自杀自伤、暴力行为的危险度,将患者安置于易观察的房间,发现危机状态及时处理。必要时给予适当的保护性约束,做到提前防范,以保证患者及周围人员安全。

(3)对自伤自杀风险评估中重度危险的患者,做到不离视线观察,必要时设专人护理,掌握心理活动的变化,避免患者独处,尤其在夜间、清晨、节假日等容易发生自杀的时段,更要严加防范。

(4)保证环境安全,收集危险物品,定期进行安全检查。

3. 生活护理

(1)维持营养、水、电解质平衡　对抑郁、退缩或木僵状态患者,须专人协助,必要时遵医嘱给予鼻饲饮食或静脉补液,以保证患者的营养供给。

(2)改善睡眠　提供促进睡眠的措施或环境,必要时药物助眠。

(3)协助料理个人生活　做好各项基础护理,避免长期卧床所致的并发症。

4. 心理护理

(1)建立良好的护患关系　运用语言和非语言沟通技巧主动接触患者,关心、接纳、支持患者,耐心倾听,给予合理解释,减少刺激。

(2)给予支持性心理护理　①鼓励患者合理宣泄情绪,倾诉疾病发作时的感受和应对方法,并表示理解,强调患者对应激事件的感受和体验是一种正常的反应;②帮助患者认识疾病的性质,分析病因及对自身带来的危害,如何应对;③树立治愈疾病的信心。

(3)帮助患者纠正负性认知　找出错误认知,以及错误认知评价对情绪反应和行为表现的不良影响,继而矫正认知障碍。

(4)暴露疗法技术　帮助患者正视现实。

笔记栏

(5)帮助患者学习应对技能　①教会患者管理焦虑的方法,如放松训练、思维阻断法等;②帮助患者认清问题,可以采用情景模拟等方法;③帮助患者学会应激处理的各种认知和行为技能,如选择性忽视、转移注意力等;④帮助患者运用社会支持系统应对。

5.家庭干预

(1)帮助患者和家属学习疾病知识,消除模糊观念引起的焦虑、抑郁。

(2)帮助家属理解患者,做到既关心患者,又不过分迁就患者。

(3)指导家属协助患者合理安排工作、生活。

6.药物护理　遵医嘱给相应治疗药物,如抗焦虑药、抗抑郁药、抗精神病药等,并进行药物健康教育知识宣教。

案例分析

患者女性,38岁,本科,会计。以"哭泣、目光呆滞、拒食1 d"来院就诊。入院前1天下午,患者正在上班,邻居大嫂跑到单位告诉她,她9岁的女儿在河边玩耍不慎落水,现已送往某医院。她听后不顾一切地向医院跑去,待到医院后女儿因落水时间过长抢救无效。此时她突然呆若木鸡,不言不语,片刻后则号啕大哭,口中不停地边哭边说:"不,不,这不是真的,我的乖女儿在学校上学呢,她不会死,她不会死。"情绪异常激动,谁都劝说不下,医护人员给予地西泮10 mg静脉注射。患者渐渐安静下来,并昏昏欲睡,数小时后患者醒来,仍不时地号啕大哭,悲痛欲绝。次日,患者表现安静,但表情茫然,目光呆滞,无任何情绪反应,生活不能自理。

患者自幼文静、腼腆、害羞,30岁结婚,婚后次年生了女儿,视为掌上明珠。工作认真负责,做事一丝不苟,多次被评为优秀工作者。

分析:该患者的疾病类型及存在的护理问题有哪些?

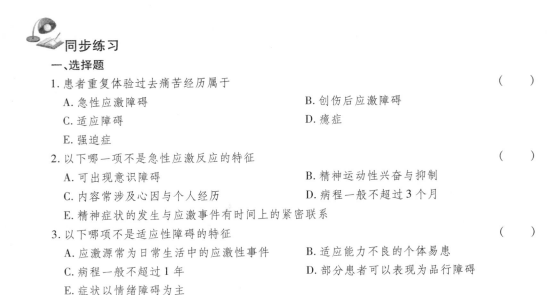
同步练习

一、选择题

1.患者重复体验过去痛苦经历属于　　　　　　　　　　　　　　　　　　　　(　　)

　A.急性应激障碍　　　　　　　　　　B.创伤后应激障碍

　C.适应障碍　　　　　　　　　　　　D.癔症

　E.强迫症

2.以下哪一项不是急性应激反应的特征　　　　　　　　　　　　　　　　　　(　　)

　A.可出现意识障碍　　　　　　　　　B.精神运动性兴奋与抑制

　C.内容常涉及心因与个人经历　　　　D.病程一般不超过3个月

　E.精神症状的发生与应激事件有时间上的紧密联系

3.以下哪项不是适应性障碍的特征　　　　　　　　　　　　　　　　　　　　(　　)

　A.应激源常为日常生活中的应激性事件　B.适应能力不良的个体易患

　C.病程一般不超过1年　　　　　　　D.部分患者可以表现为品行障碍

　E.症状以情绪障碍为主

4.震后获救幸存的母亲,常反复想起在自己身边遇难的女儿,做相关的噩梦,她尽力回避任何与地震、女儿有关的东西,对生活丧失希望和信心,这是　　　　　　　　(　　)

　A.癔症性精神障碍　　　　　　　　　B.癔症性躯体障碍

C. 创伤后应激障碍　　　　　　　D. 急性应激障碍

E. 适应障碍

二、填空题

1. 应激源按性质大体分为 _____、_____、_____、_____ 四类。

2. 应激状态的心理反应表现为 _____、_____、_____ 三个方面。

3. 应激相关障碍临床上分为 _____、_____、_____ 三个类型。

4. 儿童适应障碍多表现为 _____、_____ 等。

三、名词解释

1. 急性应激障碍　　2. 创伤后应激障碍　　3. 适应障碍

四、简答题

1. 简述急性应激障碍的临床表现。

2. 简述应激相关障碍的护理要点。

（新乡医学院第二附属医院　　张凌芳）

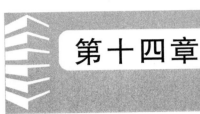

第十四章

神经症患者的护理

🎯 **学习目标**

1. 理解神经症的共同特征。
2. 归纳各种神经症的临床特点和治疗要点。
3. 说出神经症患者的常见护理诊断和护理措施。

神经症又称神经官能症,是一组精神障碍的总称,其临床表现虽然各不相同,但它们都有着一些有别于其他精神障碍的共同特征。正是因为这些共同的特征,所以把这一组疾病统称为神经症。

神经症的共同特征:①病情的波动常与心理因素有关,如应激性的生活事件或无法解决的心理冲突等。患者多在一定的心理刺激下发病,病情的波动亦与精神压力密切相关,顺利时病情减轻,受挫时病情加重。②神经症患者通常都具有某些人格上的特点,成为神经症的易感素质,但人格障碍并不成为主要的临床相关因素。③神经症患者主要表现为焦虑、恐惧、强迫、疑病症状或脑功能失调症状以及多种躯体不适感等,这些症状可以单独存在,但大多数混合存在,尤其是焦虑症状。④神经症患者无任何的器质性基础。神经症是一种大脑功能失调,迄今为止,未发现神经症患者有任何神经系统器质性改变。症状主要表现为脑功能失调症状、情绪症状、强迫症状、分离或转换症状、躯体化症状或神经衰弱症状等,这些症状在不同类型的神经症患者身上常混合存在,但均不伴有器质性病变。⑤患者有相当的自知力,对自己的疾病状况通常有着良好的判断力,常有一种夸大疾病严重程度的倾向,疾病痛苦感明显,有主动反复求治要求,大多能自觉或经过适当解释认识到所患是心理障碍。⑥社会功能相对完好,患者不丧失对外部世界的接触能力,有良好的现实检验能力。⑦病程大多持续迁延,需至少持续 3 个月方可诊断。

神经症的分类:①恐惧症;②焦虑症;③强迫症;④躯体形式障碍;⑤神经衰弱。

【思一思】
抑郁症属于神经症吗?

第一节 恐惧症患者的护理

恐惧症(phobia)是一种以过分和不合理地惧怕外界某种客观事物或主要表现的

神经症。其特征为对特殊物体、活动或情景所产生的强烈惧怕,患者明知这种恐惧反应是过分、不合理的,但在相同场合下仍然反复出现,难以控制。并主动采取回避方式来解除。全国流行学调查显示在15~59岁居民中恐惧症患病率0.59‰,占全部神经症病例的2.7%,男女性别比例为1∶2,城乡患病率相近。

【病因与发病机制】

1. 遗传　研究发现某些恐惧症患者具有较明显的家属聚集性,其中家属中有19%的人患有类似疾病,且女性亲属的患病率较男性亲属高2~3倍。恐惧症患者具有一定人格特征,如害羞、被动、信赖、焦虑等。

2. 生化因素　约50%的社交恐惧症患者,在出现恐怖的同时有血浆肾上腺素含量的升高;惊恐发作则无。

3. 心理社会因素　有些患者在首次发病前可能会有某种精神刺激,资料表明,有近2/3的患者源于儿童时期曾有过的体验,随着年龄的增长,一般至青春期消失,但当人体因疾病而变得软弱或被新的精神刺激所诱发时,过去经历过的恐惧就可能再现出来。条件反射理论认为恐惧症是由于某些无害的事物或情境与令人害怕的刺激多次重叠出现,形成条件反射,成为患者恐怖的对象,促使患者采取某种行为去回避它。如果回避行为使患者的焦虑得到减轻或消除,便合成为一种强化因素,通过操作性条件反射,使这种行为本身固定下来,持续下去。

【临床表现】

恐惧症是指患者对外界某些处境、物体或与人交往时产生异乎寻常的恐惧与紧张不安,并因恐惧引起剧烈焦虑甚至达到惊恐的程度。恐惧症的共同特征是:①某种客体或情境常引起强烈的恐惧;②恐惧时常伴有明显的自主神经症状,如头晕、晕倒、心悸、战栗、出汗等;③对恐惧的客体和情境极力回避,因为要回避常影响正常的生活,愈是回避说明病情愈重;④患者知道这种恐惧是过分的或不必要的,但不能控制。常见的临床类型有以下三种:

1. 场所恐惧症　又称广场恐惧症、旷野恐惧症、聚会恐惧症等,在恐惧症中最为常见,约60%。多起病于25岁左右,35岁左右为发病高峰,女性多于男性。主要表现为对某些特定环境的恐惧,如害怕使用公共交通工具,如乘坐汽车、火车、地铁、飞机。害怕到人多拥挤的场所,如剧院、餐馆、菜市场、百货公司等;对高空、黑暗等产生恐怖,而不愿立足于高处,甚至不敢在高楼上居住,或不敢独自一人处于黑暗之中;害怕排队等候;害怕出远门等。严重的病例,可长年在家,不敢出门,对亲人或配偶依赖突出。若不进行有效的治疗,一般会转入慢性。

2. 社交恐惧症　又称社交焦虑障碍,表现为在社交时患者害羞,感到局促不安、尴尬、笨拙,在大庭广众面前害怕会当众出丑。因此当着他人的面不敢讲话、不敢写字、不敢进食,不敢与人对视,甚至觉得无地自容,因而回避社交,与社会隔绝而仅与家人保持接触,甚至失去工作能力。

3. 特定的恐惧症　指患者对某一特定的事物、动物等有一种不合理的恐惧。如蛇、狗、猫等。多起始于童年,女性多见。

以上各种恐惧症可单独出现,也可合并存在。

笔记栏

【诊断标准】

恐惧症是一种以恐惧症状为主要临床表现的神经症。患者明知没有必要,但仍不能防止恐惧发作,恐惧发作时往往伴有显著的焦虑和自主神经症状。患者极力回避所害怕的客体或处境,或是带着畏惧去忍受。

1. 符合神经症的诊断标准。

2. 以恐惧为主,需符合以下4项:①对某些客体或处境有强烈恐惧,恐惧的程度与实际危险不相称;②发作时有焦虑和自主神经症状;③有反复或持续的回避行为;④知道恐惧过分、不合理,或不必要,但无法控制。

3. 对恐惧情境和事物的回避必须是或曾经是突出症状。

4. 排除焦虑症、分裂症、疑病症。

【治疗要点】

首先采用药物控制惊恐发作,然后用行为疗法消除其回避行为。

1. 行为疗法　是治疗恐惧症的首选方法,包括系统脱敏法、暴露冲击疗法、肌肉松弛训练等,一是消除恐惧对象与焦虑恐惧反应的联系,二是对抗回避行为。

2. 药物治疗　严格地说目前还没有消除恐惧情绪的药物,可选用丙咪嗪150~250 mg/d、苯乙肼45~90 mg/d或阿普唑仑1.2~2.4 mg/d。社交恐惧症患者,在进入公共场所或当众发言之前1 h,口服普萘洛尔20 mg,有良好的镇静作用;可使心悸、颤抖等症状减轻,可以增强患者接受行为疗法的信心。

3. 其他心理疗法　如精神分析法、领悟疗法、催眠疗法,以及支持性心理治疗等。

【护理】

(一) 护理评估

1. 评估主观资料

(1) 恐惧的具体内容包括:恐惧发作的症状、体征,恐惧的程度。评估患者是否有害怕独处、回避的行为。

(2) 了解患者是否有自主神经功能症状,如胸闷、气促、窒息感、心悸、出汗等症状。

(3) 评估患者除恐惧症状外,有无强迫、人格解体等症状。

(4) 了解患者因恐惧症状采取过何种应对措施。

(5) 了解患者对治疗的态度及有何要求。

2. 评估客观资料

(1) 了解患者躯体情况,如意识状态、生命体征、营养状态、大小便情况、睡眠及活动有无异常等。

(2) 了解患者既往健康水平,有无家族史,有无重大躯体疾病,近期有无重大事件发生,以往生活经历等。

(3) 评估患者的人格特点,有无突出的个性特征。

(4) 了解患者对应激的心理应付方式。

(5) 评估患病对社交活动的影响。

(6) 了解患者对疾病的客观感受和自我评价。

(7) 了解患者的家庭、婚姻、子女、生活环境,患者的社会支持系统情况等。

（二）护理诊断

1. 社交障碍　与社交恐怖有关。

2. 个人应对无效　与缺乏信心、无助感有关。

3. 精神困扰　与过度紧张有关。

4. 有孤立的危险　与社交恐怖有关。

5. 自尊紊乱　与因恐惧症状而自卑有关。

6. 情境性自我贬低　与感觉自己无法控制局面有关。

（三）护理措施

1. 心理护理　护士应帮助患者认识其自身的性格特点，纠正各种负面想法，培养良好的个性。鼓励患者接触自己恐惧的事物和情景，根据患者的不同特点选用不同的方法，如有的采用系统性脱敏方法，有的直接面对最高刺激，采取暴露疗法。鼓励患者反复练习，直至适应。患者接触恐惧对象时注意陪同，给予支持性心理护理。教会患者放松的方法，指导在面对恐惧对象和场合时，用放松方法对抗。鼓励患者参加工娱治疗，降低自我专注倾向，转移注意力。还可采用团体方式，让患者彼此讨论社交恐惧发病时情况及其带来的困扰，使患者知道自己的问题不是孤立的，并提供面对面交往的机会。

2. 观察　密切观察患者恐惧的类型、恐惧对象、恐惧发生时间，给予记录。观察患者睡眠情况、情绪变化，有无严重自主神经功能紊乱等，观察用药治疗后的不良反应。

3. 对症护理　当患者出现恐惧情绪时，尽量给予安慰；欲晕厥时，可报告医师给予地西泮或普萘洛尔口服；对新入院患者，详细介绍住院环境和病友，消除其陌生感，尽快熟悉病房环境；患者产生焦虑时，应允许其来回走动，让其表达和倾诉；当患者为了避免紧张不安，产生回避行为时，护理人员要鼓励患者循序渐进接近恐惧对象，避免患者回避社会和社交而产生退缩行为。

4. 健康教育

（1）患者　详细介绍疾病的相关知识，教育患者认识自己错误的认识方式，改变不良性格特征。循序渐进地使自己暴露在恐惧的对象和环境中，正视恐惧的体验，不回避害怕的对象。遵医嘱使用药物辅助治疗。

（2）家属　帮助家属明确患者恐惧的对象，认识恐惧症特点。指导采取正确态度对待患者，鼓励及陪同患者接触恐惧的场合及对象。

第二节　焦虑症患者的护理

焦虑症（anxious neurosis）是一种以焦虑情绪为主的神经症，主要表现为与现实处境不相称的紧张不安和恐惧。多发病于青壮年期，女性发病率比男性高一倍。临床分为广泛性焦虑障碍与惊恐障碍两种主要形式。

【病因与发病机制】

1. 遗传因素　遗传在焦虑症的发生中起一定作用，已有资料支持遗传因素在焦虑障碍的发生中起一定作用，如 Kendler 等（1992 年）研究了 1 033 对女性双生子，认为焦虑障碍有明显的遗传倾向,其遗传度约为30%,且认为这不是家庭和环境因素的影响。

2.生化因素　研究表明焦虑症患者有NE能活动的增强,焦虑状态时,脑脊液中NE的代谢产物增加,使用α_2-受体拮抗剂能使NE增加而致焦虑,而α_2-受体激动剂对焦虑治疗有效。另外,许多主要影响中枢5-HT的药物对焦虑症状有效,表明5-HT参与了焦虑的发生,但确切机制尚不清楚。此外,苯二氮䓬类常用于治疗焦虑症取得良好效果,提示脑内苯二氮䓬受体异常可能为焦虑的生物学基础。

3.心理因素　心理动力学理论认为,焦虑源于内在的心理冲突,是童年或少年期被压抑在潜意识中的冲突在成年后被激活,从而形成焦虑。行为主义理论认为,焦虑是对某些环境刺激的恐惧而形成的一种条件反射。焦虑症患者的病前性格大多为胆小怕事,自卑多疑,做事思前想后,犹豫不决,对新事物及新环境不能很快适应。在有生活压力事件或自然灾害发生的情况下,焦虑症患者比一般人更倾向于把模棱两可的甚至是良性的事件解释成危机的先兆,而出现焦虑症,并且压力事件可使焦虑症状维持下去。

【临床表现】

焦虑症的具体症状包括以下特点,这些症状可以单独出现,也可以一起出现。①身体紧张:焦虑症患者常常觉得自己不能放松,全身紧张;②自主神经系统反应性过强;③对未来无名的担心,担心自己的亲人、财产、健康等;④过分机警:患者对周围环境充满警惕,影响了其他工作,甚至影响睡眠。焦虑症有两种主要的临床形式:惊恐障碍和广泛性焦虑障碍。

1.惊恐障碍　又称急性焦虑症。发作的典型表现常是患者在日常活动中,突然对外界刺激出现强烈恐惧,常伴有睡眠障碍,如入睡困难、睡眠不稳、做噩梦、易惊醒。患者感到心悸,有濒死感,有胸闷、胸痛、气急、喉头堵塞窒息感,因此惊叫、呼救或跑出室外。有的患者还伴有显著自主神经症状,如过度换气、头晕、多汗、口干、面部潮红或苍白、震颤、手脚麻木、胃肠道不适等,也可有人格解体、现实解体等痛苦体验。发作并不局限于任何特定的情况或某一类环境,发作无明显而固定的诱因,以致发作不可预测。发作突然,中止迅速,10 min内达到高峰,一般持续5~20 min,很少超过1 h。发作时意识清晰,事后能回忆发作的经过。此种发作虽历时较短暂,但不久又可突然再发,两次发作的间歇期,没有明显症状。大多数患者在间歇期因担心再次发病而紧张不安,并可出现一些自主神经活动亢进症状,称为预期性焦虑。在发作间歇期,多数患者因担心发作时得不到帮助,因此主动回避一些活动,如不愿单独出门、不愿到人多的场所、不愿乘车旅行等。

【议一议】
　　惊恐发作和癫痫发作有哪些区别?

2.广泛性焦虑障碍　又称慢性焦虑症,也是焦虑症最常见的表现形式。起病缓慢常无明显诱因,有显著的自主神经症状、肌肉紧张和运动性不安,患者难以忍受又无法解脱。

(1)精神性焦虑　精神上的过度担心是焦虑症的核心,表现对未来可能发生的、难以预料的某种危险或不幸事件的经常担心。患者常有恐慌的预感,终日心烦意乱,坐卧不宁,忧心忡忡,注意力难以集中,对日常生活中的事物失去兴趣,导致生活和工作受到严重影响。尽管知道这是一种主观的过虑,但患者不能控制使其颇为苦恼、坐卧不安,似有大祸临头之感。

（2）躯体性焦虑　表现为运动不安与肌肉紧张,患者表现为搓手顿足、来回走动、不能静坐等,手指和面肌有轻微震颤,精神紧张时更为明显。患者可出现紧张性头痛,常表现为顶、枕区的紧压感。躯体症状也可出现胸骨后的压缩感,常伴有气短。有的患者肌肉紧张和强直,特别在背部和肩部,经常感到疲乏。

（3）过分警觉　患者表现为惶恐、易惊吓,对外界刺激敏感,已出现惊跳反应;注意力不集中、记忆力下降;难以入睡和容易惊醒;易激惹。部分患者能体会到自身肌肉跳动、血管搏动、胃肠蠕动等。

【诊断标准】

（1）在过去6个月中对某些事件和活动(比如工作进度、学业成绩)过度担心。

（2）焦虑和担心与至少下面几个症状中的3个(或更多)相联系(至少有某些症状至少在过去6个月中的大多数时间里出现,在儿童中,只要一个症状就可以):①坐立不安;②容易疲劳难以集中注意力,心思一片空白;③易激惹;④肌肉紧张;⑤睡眠问题。

（3）个体发现难以控制自己的担心。

（4）焦虑和担心的内容不是其他神经症障碍的特征内容。

（5）焦虑、担心和躯体症状给个体的社交、工作和其他方面造成了有临床显著意义的困难。

（6）上述症状不是由于药物的生理作用或者躯体疾病所引起,也不仅仅是发生在情绪障碍、精神病性障碍或普遍发展障碍之中。

【治疗要点】

1.心理疏导　包括对疾病的讲解,消除患者的疑虑,指导患者进行一些简单实用的应对焦虑的方法,改变不良的生活方式。

2.认识疗法　对患者可用认知疗法改善对疾病性质不合理或歪曲的认知,减轻患者警觉状态。采用系统脱敏、放松训练等行为疗法改善焦虑引起的躯体症状。两种方法可以结合使用。

3.药物治疗

（1）苯二氮䓬类　是应用最广泛的抗焦虑药物,作用强,起效快,较安全。如地西泮、氯硝西泮、阿普唑仑等。临床应用一般从小剂量开始,逐渐加大到最佳有效治疗量,维持2～6周后逐渐停药,停药不短于2周,以免反跳。为避免依赖,可和三环类抗抑郁药物合用。

（2）丁螺环酮　对广泛性焦虑障碍有效,起效较苯二氮䓬类慢,较少产生药物依赖和戒断症状。

（3）β-肾上腺素受体阻滞剂　如普萘洛尔10～30 mg,2次/d,口服,以减轻患者自主神经功能亢进导致的躯体症状,可与苯二氮䓬类合用。

【护理】

（一）护理评估

1.评估主观资料

（1）评估患者的焦虑及惊恐发作的频率、强度、持续时间和伴随症状;对焦虑及惊恐发作的担心,回避的程度。

（2）患者是否有自主神经功能症状,如胸闷、气促、窒息感、心悸、出汗等症状,症状的严重程度。

（3）了解焦虑的常见相关症状,如睡眠障碍、内感性不适的程度,有无诱发原因。

（4）评估患者因焦虑症状采取过何种应对措施。

（5）患者对治疗的态度及有何要求。

2.评估客观资料

（1）评估患者的一般状况,外表、思维、情感和行为有无改变,惊恐发作时的表现。

（2）了解躯体情况,如意识状态、生命体征、营养状态、睡眠及活动有无异常等;进食情况,有无特殊饮食习惯;排便规律有无改变,有无便秘、腹泻等症状。

（3）患者有无家族史,既往疾病史;以往治疗情况和效果,用药情况及有无药物不良反应;患者的常规化验以及特殊检查结果。

（4）近期有无重大生活事件发生,是否存在威胁性情境、不能适应或预感环境改变;有无身体的威胁（如手术、疾病等）;以往生活经历等。

（5）患者的人格特点,有无胆小怕事、自卑多疑、犹豫不决、适应差等个性特征。

（6）患者的社会支持系统情况,对应激的应付方式。

（7）疾病对社交活动的影响。

（8）患者对疾病的客观感受和自我评价。

（二）护理诊断

1.焦虑　与担心再次发作有关。

2.恐惧　与惊恐发作有关。

3.有孤立的危险　与担心发作而采取回避方式有关。

4.睡眠障碍　与焦虑有关。

5.有营养失调的危险　与焦虑、食欲差有关。

（三）护理措施

1.一般护理　建立良好的护患关系,在尊重、同情、关心患者的同时,又要保持沉着冷静的态度。帮助患者认识焦虑时的行为模式,护士要接受患者的病态行为,不进行限制和批评。鼓励患者用语言表达的方式疏泄情绪,表达焦虑感受。教会患者放松技巧,鼓励多参加工娱治疗,转移注意力,减轻焦虑。

2.观察　观察患者的面部表情、目光、语调、语气等,评估患者的焦虑程度、持续时间和躯体症状。观察用药后病情变化及睡眠情况。对伴自杀倾向的患者要严密观察,防止意外。

3.生活护理　改善环境对住院患者的不良影响,保持病室安静、整洁、舒适,避免光线、噪声等不良刺激。尽量排除其他患者的不良干扰。关注睡眠环境,必要时根据医嘱使用催眠药物。观察用药的情况及不良反应,及时报告医师给予处理。饮食障碍患者,要合理安排饮食,鼓励进食。

4.症状护理　对焦虑患者应耐心倾听其痛苦和不安,可按医嘱给予抗焦虑药物,改善患者的焦虑情绪和睡眠,鼓励患者参加力所能及的文娱活动和体育锻炼。患者出现坐立不安、血压升高、心率增快、口干、头痛等症状时,要说明这些症状往往随着焦虑的控制而缓解,并配合生物反馈疗法减轻躯体不适。患者出现睡眠障碍时,注意保持生活规律,按时作息。避免导致患者情绪激惹的因素或话题,允许患者倾诉自己的情感,允许来回走动,发泄自己的情绪。

5. 健康教育

（1）患者　介绍焦虑症的有关知识,寻找产生焦虑症的原因并避免。使患者明确躯体症状的产生原因,学会控制焦虑的技巧。积极参加各种活动,转移注意力。自信缺乏的患者要充分发挥自己的积极因素,提高自信。

（2）家属　介绍疾病相关知识,协助患者分析产生焦虑的原因。学会对患者支持的方法,主动督促患者参加各种社交活动。在焦虑发作时注意保护患者安全,并给予安慰。

第三节　强迫症患者的护理

强迫症(obsessive-compulsive disorder)是一种以强迫症状为主要临床相的神经症。其共同特点为:①患者意识到这种强迫观念、意向和动作是不必要的,但不能为主观意志加以控制;②患者为这些强迫症状所苦恼和不安;③患者可仅有强迫观念和强迫动作,或既有强迫观念又有强迫动作,强迫动作可认为是为了减轻焦虑不安而做出来的准仪式性活动;④患者自知力保持完好,求治心切。

【病因与发病机制】

1. 遗传因素　该症有一定的家族遗传倾向。研究表明强迫症患者中 A 型血型较高,而 O 型血较低。家系调查表明,强迫症患者的一级亲属中焦虑障碍发病危险率明显高于对照组,但患强迫症的危险率并不高于对照组。患者组父母的强迫症状危险率(15.6%)明显高于对照组父母(2.9%),单卵双生子中的同病率高于双卵双生子。

2. 生化因素　人认为强迫症患者 5-HT 能神经系统活动减弱导致强迫症产生,用增加 5-HT 生化递质的药物可治疗强迫症。

3. 器质性因素　现代脑影像学研究发现,强迫症患者可能存在涉及额叶和基底节的神经回路的异常。

4. 心理社会因素　行为主义理论认为强迫症是一种对特定情境的习惯性反应,患者认为强迫行为和强迫性仪式动作可减轻焦虑,从而导致了重复的仪式行为的发生。生活事件和个体的人格特征(强迫型人格)在疾病的发生中也起了一定的作用。如工作环境的变化、处境困难、担心意外或家庭不和、性生活困难、怀孕、分娩造成的紧张等压力源的存在,可促发强迫症状。患者往往表现为墨守成规、优柔寡断、过分仔细、做事古板、苛求完美、力求准确的个性特征。但亦有 16%~36% 的患者没有强迫性格。

【临床表现】

强迫症状是指一种观念、冲动或行为反复出现,自知不必要,但欲罢不能,为此十分痛苦。

1. 强迫观念　多表现为同一意念的反复联想,患者明知多余,但欲罢不能,这些观念可以是毫无意义的。

（1）强迫怀疑　患者对自己行为的正确性产生疑虑,虽然明知这种怀疑没有必

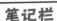

要,但却无法摆脱。如患者离家后怀疑屋门是否锁好、煤气是否关闭、电灯是否熄灭。在此基础上,患者出现强迫行为,总是疑虑不安,常驱使自己反复查对才能放心,严重时可以影响工作及日常生活。

(2)强迫性穷思竭虑 对于日常生活中的琐事或自然现象,明知毫无必要,但无休止地思索。如患者反复思考"天为什么会下雨""先有鸡还是先有蛋"等,但更多的则是日常生活中遭遇某种事情后出现。

(3)强迫联想 患者看到或在脑子里出现一个观念或一个词语时,便不由自主联想到另一观念或词语,而大多是对立性质的,此时叫强迫性对立思维。如看到"温暖"即想到"寒冷",看见"安全",便想到"危险",造成内心紧张。

(4)强迫表象 患者头脑里反复出现生动的视觉体验(表象),常具有令人厌恶的性质,无法摆脱。

(5)强迫回忆 患者对于经历过的事情,不由自主地反复显现于脑海中,虽然明知无任何实际意义,但却无法摆脱。

2.强迫意向 在某些场合下,患者出现一种与当时情况相违背的念头,而且被这种意向纠缠。患者明知这是违背自己意愿的,但却无法控制其出现。如患者见到墙壁上的电插座,就产生"触摸"的冲动;站在高楼上,就有"跳下去"的冲动,但是患者绝不采取行动。患者意识到这种冲动的不合理,事实上也不曾出现过这一动作,但冲动的反复出现却使患者焦虑不安、忧心忡忡,以致患者回避这些场合,损害社会功能。

3.强迫情绪 表现为对某些事物的担心或厌恶,明知不必要或不合理,自己却无法摆脱。

4.强迫行为

(1)强迫性洗涤 因害怕不清洁而罹患某种传染病,患者接触某物后反复洗手,明知手已洗干净,无须再洗,但却无法控制。

(2)强迫性检查 常常表现为核对数字是否有误,检查门、窗、煤气炉是否关好,如患者将门锁上后,担心未锁紧,用钥匙打开验证,每开一次都证明确实已锁牢,但仍不放心,如此反反复复数十次,患者甚感痛苦。

(3)强迫性计数 与强迫联想有关的不可克制的计数。患者不自主地计数一些事物,如计数自己的脚步、路边楼房的玻璃窗、公路旁边的标志灯。患者自知无任何意义,但无法控制。

(4)强迫性仪式动作 是某种并无实际意义的程序固定的刻板的动作或行为,但患者欲罢不能。此种仪式性动作往往对患者有特殊的意义,象征着吉凶祸福,患者完成这种仪式从而使内心感到安慰。如一患者进门时先进二步,再退一步,表示能逢凶化吉;进门时要完成一套动作表示他孩子的病就能逢凶化吉,自己明知毫无意义,但如不做到则焦虑不安。

(5)强迫性迟缓 临床少见。这些患者可能否认有任何强迫观念,缓慢的动机是努力使自己所做的一切都非常完美。由于以完美、精确、对称为目标,所以常常失败,因而增加时间。患者往往不感到焦虑。

【诊断标准】

(1)符合神经症的诊断标准,并以强迫症状为主,至少有下列1项:①以强迫思想为主,包括强迫观念、回忆或表象,强迫性对立观念、穷思竭虑、害怕丧失自控能力等;

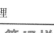

②以强迫行为(动作)为主,包括反复洗涤、核对、检查,或询问等;③上述的混合形式。

(2)患者称强迫症状起源于自己内心,不是被别人或外界影响强加的。

(3)强迫症状反复出现,患者认为没有意义,并感到不快,甚至痛苦,因此试图抵抗,但不能奏效。

(4)社会功能受损。

(5)符合症状标准至少已3个月。

(6)排除其他精神障碍的继发性强迫症状,排除脑器质性疾病特别是基底节病变的继发性强迫症状。

【治疗要点】

1. 心理治疗　可采取行为治疗、认知疗法、精神分析治疗等方法。如系统脱敏疗法、森田疗法。

2. 药物治疗　主要采用三环类药物,如氯米帕明对强迫症状和伴随的抑郁症状都有治疗作用。选择性5-HT再摄取抑制剂如氟西汀、氟伏沙明、舍曲林、帕罗西汀等均可使用。另外伴严重焦虑者可合用苯二氮䓬类药物。难治性强迫症可合用卡马西平等心境稳定剂。

3. 精神外科治疗　对顽固难治而又引起患者极端痛苦的强迫症,可试用精神外科治疗。可破坏患者脑的某些部位如额叶内下侧、扣带回等,对减轻强迫症状和社会适应功能均有一定帮助,但须严格掌握对象。

【护理】

(一)护理评估

1. 评估主观资料

(1)强迫症状发作时有无诱发因素及其类型。

(2)是否存在强迫思维,如穷思竭虑地思考问题;或存在强迫行为,如动作重复、反复检查、反复洗涤及动作仪式化等。

(3)有无焦虑、罪恶感、恐惧感、自卑感等症状,以及强迫症状与这些症状的关系;有无攻击、自伤等其他异常行为。

(4)对自身强迫症状的态度,家属对患者患病的态度及对患者的影响。

(5)患者采取的防御机制,是否经常使用否认、隔离、退缩等方式。

(6)患者社会功能及人际交往是否受到影响及状况。

(7)患者对住院环境的要求,对治疗的态度。

2. 评估客观资料

(1)患者躯体状况、意识状态、生命体征、饮食习惯、营养状况、睡眠及活动有无异常;能否自理个人卫生,如厕时间有无改变;日常生活有何影响,具体的改变方式。

(2)患者既往健康状况,有无重大疾病、家族史、过敏史。

(3)患者近期的生活环境有无变化,近期有无重大生活事件发生。

(4)患者的人格特点,患者有无过分仔细、谨慎、刻板和固执、追求完美等特征。

(5)患者幼年生活环境、教育经历,家庭教育方式与患者成年后行为模式之间的关系。

(6)患者既往应对压力的方式与能力。

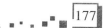

笔记栏

（7）社会支持系统及人际关系状况。

（二）护理诊断

1. 焦虑　与强迫症状有关。

2. 睡眠障碍　与强迫观念有关。

3. 社交障碍　与强迫症状所致活动受限有关。

4. 保持健康能力改变　与强迫行为有关。

5. 生活自理能力下降　与强迫行为有关。

6. 有皮肤完整性受损的危险　与强迫行为有关。

（三）护理措施

1. 生活护理

（1）饮食护理　鼓励患者进食，帮助其选择易消化、富营养和色香味俱全的事物。

（2）睡眠障碍　为患者创造良好的睡眠环境，维持病室的安静。白天督促患者多参加文娱活动，指导患者养成良好的睡眠习惯。必要时遵医嘱给予患者适量的催眠药物。

（3）保持皮肤黏膜完整　每日详细评估患者洗涤处皮肤的情况，了解其损伤的程度，并做交班记录。洗涤时选择性质温和、刺激性小的肥皂，注意水温不能过热或过冷。临睡前，在皮肤涂上护肤的营养霜或药膏。为患者制订每日的活动计划，督促患者多参加文娱活动，转移注意力。尽可能避免让患者在有水的地方停留过长的时间，以减少患者洗涤的次数和时间。对症状顽固者应适当限定其活动范围和施行必要的保护。

2. 心理护理　护士应给予患者有力的支持，使患者获得安全感和信任感，能主动与医护人员配合。在患者接受症状和相互信任的基础上，让患者参与护理计划的制订，使患者感到被关注和信任，减少焦虑情绪和无助感。帮助患者进行放松训练或进行生物反馈治疗，消除精神紧张及精神压力，转移注意力。用行为训练，如厌恶疗法等消除强迫行为及强迫思维。在患者的病情有所改善时，及时予以肯定和鼓励，让患者对疾病的康复抱有乐观的态度。

3. 安全护理　由于疾病久治不愈、反复发作的情况下，患者可出现悲观厌世的情绪，严重者可出现自杀观念和行为。首先应与患者建立有效的沟通，了解患者的内心体验，及时、准确地掌握患者的情绪变化，并采取必要的防范措施。注意沟通技巧，避免使用中伤性的语言和使用粗暴的行为去制止患者的强迫动作和行为。以支持心理治疗为主，坚定患者的治疗信心。观察患者有无反常行为和语言，对有强烈自杀企图和行为的患者进行保护性约束时，要向患者讲清保护的目的，避免患者误解为是对他的惩罚而出现极端的行为反应。

4. 健康教育

（1）患者宣教　介绍强迫症的有关知识。引导患者采取顺应自然的态度，学习应付各种压力的积极方法和技巧。进行自我控制训练和放松训练，学会用合理的行为模式代替原有的不良行为模式，减少强迫症状和焦虑情绪。转移注意力，多关注日常生活、学习和工作，多参加体育锻炼。

（2）家属宣教　帮助家属了解疾病知识和患者的心理状态，正确对待患者。教家属配合患者实施自我控制的强化技能,协助患者安排生活和工作。

第四节　躯体形式障碍症患者的护理

躯体形式障碍(somatoform disorder)是一种以长时间的担心或相信各种躯体症状的优势观念为特点的神经症,常伴有焦虑或抑郁情绪。即便症状的发生和持续与不愉快的生活事件、困难或冲突密切有关,但患者常否认心理因素的存在。本病女性多见,起病年龄多在30岁以前,为慢性波动性病程。

【病因与发病机制】

1. 遗传　部分研究认为躯体形式障碍与遗传易患素质有关。

2. 个性特征　此类患者多敏感多疑、固执、对健康过度关心。患者内向、孤僻,对周围事物缺乏兴趣,对身体变化十分关注,可能成为发病的人格基础。

3. 神经生理　正常个体一般不能感受人体内脏器官的正常活动,以保证个体将注意力指向外界,不为个体各种生理活动纷扰。而患者存在脑干网状结构滤过功能障碍,各种生理变化信息被不断感受,久而久之被患者体会为躯体症状。

4. 心理社会因素　父母对疾病的态度、早年与慢性疾病患者生活在一起是发生躯体化障碍的易感因素。由于躯体症状较精神疾病更容易被别人接受,所以患者更趋向于将心理症状归为躯体原因。

【临床表现】

患者反复就医各种医学检查的阴性结果和医生的再三解释均不能消除其担心。这种躯体症状被认为是心理冲突和个性倾向所致。

1. 躯体化障碍　临床表现为多种、反复出现、经常变化的躯体不适症状,症状可涉及身体的任何部分或器官,各种医学检查不能证实有任何器质性病变足以解释其躯体症状,常导致患者反复就医和明显的社会功能障碍,常伴有明显的焦虑、抑郁情绪。多在30岁以前起病,女性多见,病程至少2年以上。常见症状可归纳为以下几类:

(1)疼痛　为常见症状。部位涉及广泛,可以是头、颈、胸、腹、四肢等,部位不固定。疼痛性质一般不很强烈,与情绪状况有关,情绪好时可能不痛或减轻。可发生于月经期、性交或排尿时。

(2)胃肠道症状　为常见症状。可表现为嗳气、反酸、恶心、呕吐、腹胀、腹痛、便秘、腹泻等。有的患者可对某些食物感到特别不适。

(3)泌尿生殖系统　常见的有尿频、排尿困难;生殖器或其周围不适感;性冷淡、勃起或射精障碍;月经紊乱、经血过多;阴道分泌物异常等。

(4)呼吸、循环系统　如气短、胸闷、心悸等。

(5)假性神经系统症状　常见的有共济失调、肢体瘫痪或无力、吞咽困难或咽部梗阻感、失明、失聪、皮肤感觉缺失、抽搐等。

2. 未分化躯体形式障碍　躯体症状的主诉具有多样性、变异性的特点,其临床表现类似躯体化障碍,但典型性不够,其症状涉及的部位不如躯体化障碍广泛,也不那么丰富。病程在半年以上,但不足2年。

笔记栏

3. 疑病症　又称疑病障碍,主要表现是担心或认为自己患有某种严重的躯体疾病,其关注程度与实际健康状况不相称。不同患者的症状表现不同,有的主要表现为疑病性不适感,常伴有明显焦虑抑郁情绪;有的则较单一或具体。不管何种情况,患者的疑病观念从未达到荒谬、妄想的程度。患者因为这种症状而反复就医,各种医学检查阴性的结论和医师的解释不能消除患者的顾虑。

4. 躯体形式的自主神经功能失调　患者的临床症状主要涉及受自主神经支配的器官和系统如心血管系统、胃肠道系统、呼吸系统和泌尿生殖系统。患者往往有自主神经功能紊乱的症状,如心悸、出汗、口干、脸发红或潮红、上腹部不适、震颤等;同时伴有部位不定、症状多样、描述不清的非特异性症状;而躯体检查和实验室检查都不能表明患者所述的器官和系统存在结构或功能的紊乱。

【诊断标准】

(1)符合神经症的诊断标准。

(2)以躯体症状为主,至少有下列 1 项:①对躯体症状过分担心(严重性与实际情况明显不相称),但不是妄想;②对身体健康过分关心,如对通常出现的生理现象和异常感觉过分关心,但不是妄想。

(3)反复就医或要求医学检查,但检查结果阴性和医师的合理解释均不能打消其疑虑。

(4)社会功能受损。

(5)符合症状标准至少已 3 个月。

(6)排除其他神经症性障碍(如焦虑、惊恐障碍,或强迫症)、抑郁症、精神分裂症、偏执性精神病。

【治疗要点】

1. 心理治疗　是主要治疗形式。其目的在于让患者逐渐了解所患疾病的性质,改变其错误的观念。首先应给予患者支持性心理治疗,患者除诉述众多躯体症状外,漫长的就诊经历导致其情绪紧张而焦虑。医师要特别耐心倾听患者的倾诉,使患者对医师产生信任、对治疗抱有信心。然后纠正患者错误的认知,虽然病痛是其真实的感受,但并不存在器质性病变,对生命、健康不会带来威胁。运用森田疗法使患者了解症状实质并非严重,采取接纳和忍受症状的态度,继续工作、学习和顺其自然地生活。要转移患者对疾病的注意,鼓励患者参加力所能及的劳动和其他社交活动。可协助患者增强对社会环境和家庭的适应能力,指导配偶和亲友对患者正确对待。对某些暗示性较强的患者可以试用催眠暗示疗法。

2. 药物治疗　可用苯二氮䓬类、三环类抗抑郁剂、SSRIs,以及对症处理的镇痛药、镇静药等,单纯心理治疗起效较慢,故抗焦虑、抗抑郁药宜尽早使用。用药时应注意从小剂量开始,并应注意病情恢复后的巩固治疗。

3. 其他　针灸、理疗、气功等可以试用。

【护理】

(一) 护理评估

1. 评估主观资料

(1)焦虑、恐惧、抑郁、强迫、疑病等的心理状态及其具体内容,患者有无反复就医的行为,有无寻求注意等行为。

(2)了解患者对自身症状的态度及认识,对治疗的需求状态。

(3)患者生活中有无不愉快的生活事件、困难或冲突,是否因此痛苦。

(4)患者采取的应对措施。

(5)评估患者对疾病的主观感受和自我评价。

2.评估客观资料

(1)患者躯体症状类型,如恶心、呕吐、反酸等胃肠道症状,瘙痒、烧灼感、麻木感、刺痛感等感觉异常,疼痛等;患者年龄、体格检查及辅助检查结果。

(2)患者的营养状态、大小便情况、睡眠及活动有无异常等。

(3)患者既往健康水平,有无家族史,近期有无重大事件发生,以往有无类似疾病或类似症状的发生。

(4)患者的人格特点,有无突出的个性特征。

(5)患者对应激的心理应付方式。

(6)患者人际交往和社会功能受影响情况。

(7)患者的家庭、婚姻、子女、生活环境状态,有无受到影响,患者的社会支持系统情况等。

(二)护理诊断

1.**有自杀的危险**　与抑郁情绪有关。

2.**社交障碍**　与情绪低落、无兴趣有关。

3.**营养失调(低于机体需要量)**　与抑郁情绪,食欲差有关。

4.**生活自理能力下降**　与抑郁情绪,无力感,无兴趣有关。

5.**睡眠形态紊乱**　与焦虑或抑郁情绪有关。

6.**角色紊乱**　与无自知力,否认躯体疾病的现实有关。

7.**预感性悲哀**　与自感将失去健康有关。

(三)护理措施

1.**心理护理**　护士应以温和友善、接纳的态度对待患者,鼓励患者表达自己的情绪和不愉快的感受,建立良好的护患关系。对患者的疾病及症状不应急于持否定态度,应当根据患者的不同情况,在综合治疗的基础上,采取系统的、循序渐进的方法,让患者了解疾病的病因、特点,进行耐心细致的指导,从而取得满意的效果。以积极和肯定的态度激励患者,充分调动患者的主观能动性。多给予正性评价。鼓励和督促患者多与外界交往,制订社会功能训练计划,在社交和工作学习中找到乐趣,增强战胜疾病的信心,并使其逐步适应社会和承担一定的社会家庭功能,为回归社会打下基础。

2.**生活护理**　护士应协助患者更衣、洗漱、如厕等,同时鼓励患者尽最大能力自行完成。有睡眠障碍者,安排安静的病室,制订合理的作息时间,采取促进睡眠的技巧,保证患者睡眠。

3.**躯体不适的护理**　应注意保持医护人员之间态度一致,勿过分关注、迁就患者,避免做过多的检查和随便给药,以免增强其病理信念。尽量分散患者对躯体症状的注意力,督促患者参加文娱活动,让患者在团体中感受到被他人接纳。避免同类患者住同一病室,以免症状体验相互影响,而强化症状。

4.健康教育

（1）患者　让患者了解本身疾病的性质、诱因、临床症状、治疗和康复事项。引导患者建立正确的健康观念，鼓励患者积极配合治疗，纠正其不良行为，调整生活节奏，合理安排工作、生活与学习。解释药物治疗的重要性，提高服药的依从性。教会患者减轻生活事件压力的方法，调整不良的情绪，增强心理承受能力。

（2）家属　向家属讲解疾病相关知识，使家属了解疾病与压力、情绪等的关系，理解患者，减少家庭内可能存在的各种应激源，主动配合医务人员，支持和督促患者完成药物治疗计划，帮助患者战胜疾病。

第五节　神经衰弱患者的护理

神经衰弱（neurasthenia）是一种以脑和躯体功能衰弱为主要表现的神经症，主要特点是精神易兴奋和脑力易疲乏，以及紧张、烦恼、易激惹等情绪症状和肌肉紧张性疼痛、睡眠障碍等生理功能紊乱症状。症状不是继发于躯体或脑的疾病，也不是其他任何精神障碍的一部分。在我国15～19岁居民中，神经衰弱患病率为13.03%，占全部神经症的58.7%，居各类神经症之首（1982年）。

【病因与发病机制】

神经衰弱的病因和发病机制至今还尚无定论。多数学者认为素质、躯体、心理、社会和环境等因素的综合作用是引起这一疾病的主要原因。

1.社会心理因素　神经系统功能过度紧张，尤其长期心理冲突和精神创伤引起负性情感体验是常见原因。如生活节奏紊乱，过分劳累紧张，学习和工作不适应，家庭纠纷，婚姻、恋爱问题处理不当等。

2.器质性病变　感染、中毒、颅脑创伤、营养不良、内分泌失调等。

3.素质因素　巴甫洛夫认为，高级神经活动类型属于弱型和中间型的人，个性特征表现为孤僻、胆怯、敏感多疑、急躁、易紧张者容易得病。但没有人格缺陷的人，在强烈而持久的精神因素作用下，同样可以发病。

【临床表现】

神经衰弱大多缓慢起病，症状呈慢性波动性，症状的消长常与心理冲突有关。

1.脑功能衰弱的症状　是神经衰弱的常见症状，包括精神易兴奋与易疲劳。

（1）兴奋症状　感到精神易兴奋，表现为回忆和联想增多，对指向性思维感到费力，而缺乏指向的思维却很活跃，且控制不住，因难以控制而感到痛苦，伴有不快感，但没有言语运动增多。这种情况在入睡前较多，有时对声光很敏感。

（2）衰弱症状　脑力易疲劳是神经衰弱患者的主要特征。患者无精打采，自感脑子迟钝，注意力不集中或不能持久，记忆差，脑力和体力均易疲劳，效率显著下降。有以下特点：①疲劳常伴有不良心境，休息不能缓解，但随着心境的恢复而消失；②疲劳常有情境性；③疲劳常有弥散性；④疲劳不伴有欲望与动机的减退；⑤以精神疲劳为主，不一定伴有躯体的疲劳。

2.情绪症状　主要表现为容易烦恼和易激惹等。其内容常与现实生活中的各种矛盾有关,感到困难重重,难以应付。可有焦虑或抑郁,但不占主导地位。这些情绪在健康人中也可见到,一般认为这些情绪症状必须具备下述三个特点才算病态:①患者感到痛苦而求助;②患者感到难以自控,遇事易激动,好发脾气,但事后又后悔,或伤感、落泪;③情绪的强度及持续时间与生活事件或处境不相称。约40%的患者在病程中出现短暂、轻度的抑郁情绪,但不持久,一般不产生自杀意念或企图。

3.心理生理症状　神经衰弱患者常常有大量的躯体不适症状,经各种检查找不到病理性改变的证据。

(1)头痛　常为紧张性头痛,头痛多无固定部位,时间不定,痛时可耐受,偶然可伴恶心,但无呕吐。看书、学习时头痛加剧,如情绪松弛,或睡眠好,得到充分休息,头痛可明显减轻。有时头部有压迫或紧箍感。

(2)睡眠障碍　是患者主诉较多的症状,最常见的是入睡困难,患者感到疲乏、困倦,但上床后又觉兴奋,辗转难眠。其次是多梦、易醒,或自感睡眠浅。还有一些患者缺乏真实睡感,即睡醒后否认自己入睡过。

(3)自主神经功能障碍　可出现心动过速、血压高或低、多汗、有时发冷、厌食、便秘和腹泻、尿频、月经不调、遗精、早泄或阳痿等。

【诊断标准】

神经衰弱是一种功能障碍性病症,临床症状表现繁多,但要诊断本病,应具备以下五个特点:

(1)显著的衰弱或持久的疲劳症状:如经常感到精力不足,萎靡不振,不能用脑,记忆力减退,脑力迟钝,学习工作中注意力不能集中,工作效率显著减退,即使是充分休息也不能消除疲劳感。对全身进行检查,无躯体疾病,也无脑器质性病变。

(2)表现以下症状中的任何两项:①易兴奋又易疲劳;②情绪波动大,遇事容易激动,烦躁易怒,担心和紧张不安;③因情绪紧张引起紧张性头痛或肌肉疼痛;④睡眠障碍,表现为入睡困难,易惊醒,多梦。

(3)上述情况对学习、工作和社会交往造成不良影响。

(4)病程在3个月以上。

(5)排除其他神经症和精神病。

【治疗要点】

1.心理治疗

(1)认知疗法　可促进患者的认知转变,尤其是帮助患者调整对生活的期望,减轻现实生活中的精神压力。

(2)森田疗法　帮助患者把注意点从自身引向外界,以消除患者对自身感觉的过分关注。

(3)其他疗法　气功、瑜伽术、生物反馈训练等,可使患者放松、缓解紧张情绪,并减轻紧张性头痛、失眠等症状。

2.药物治疗　药物治疗一般根据患者症状的特点选择抗焦虑剂为主,可改善患者紧张的情绪,减轻激惹的水平,也可使肌肉放松,消除一些躯体不适感。但抗焦虑剂只有短期使用才有较好的效果,长期服用不仅疗效不显,还易产生药物依赖。如果疲劳症状明显,则以振奋剂和促脑代谢剂为主,或者白天给患者服振奋剂,晚上用安定剂以调节其紊乱的生物节律。振奋剂对疲劳症状有一定疗效。促脑代谢剂疗效不确定。

【护理】

（一）护理评估

1.评估主观资料

（1）失眠、疲劳、头痛、烦躁、多疑等症状，以及患者对这些症状、躯体不适、睡眠状况的主观感受。

（2）有无工作、生活、学习、家庭、经济及人际关系方面的困扰，患者对这些不良刺激的体验及个人应对方式。

（3）社交能力受损情况。

（4）患者对住院环境的要求，选择的体育活动或文娱活动类型。

2.评估客观资料

（1）睡眠与活动时间，睡眠障碍的类型、睡眠时间、睡眠质量、影响睡眠的因素等。

（2）患者其他躯体症状，如营养失调，疼痛或身体不适等，生活自理能力状况。

（3）疾病对患者生活、学习及社交活动等影响程度。

（4）患者对应激的心理应付方式。

（5）患者的家庭、婚姻状况，亲属对患者疾病态度，患者的社会支持系统情况等。

（二）护理诊断

1.睡眠形态紊乱　与焦虑有关。

2.疲乏　与患者主诉疲乏无力有关。

3.疼痛　与患者有躯体不适、疼痛的主诉有关。

4.便秘或感知性便秘　与自主神经功能紊乱有关。

5.营养失调（低于机体需要量）　与食欲缺乏，消瘦有关。

6.情境性自我贬低　与患者自觉做事效率减低、能力不足有关。

7.保持健康能力改变　与个人适应能力差有关。

（三）护理措施

1.心理护理　建立良好的护患关系，护理人员在与患者交往的过程中要以同情、尊重的态度对待患者，与患者建立良好的护患关系。帮助患者认识自己的性格特点，面对现实，接受现实，采用顺应自然的态度。鼓励患者配合治疗，发挥主观能动性，帮助患者与他人建立良好和谐的人际关系，进而调节自己的不良情绪。改变患者的认知，鼓励患者诉说烦恼和苦闷，可用转移法宣泄自己的不良情绪。指导患者学习生物反馈方法进行放松训练。

2.睡眠护理　护理人员应尽量给患者提供适当的睡眠环境，如安静、温湿度适宜的病室，不和其他精神运动性兴奋患者同一病室，指导患者进行睡前准备，如喝热牛奶，用热水泡脚，听轻音乐，睡前不做剧烈运动，忌饮浓茶、咖啡等。禁止患者白天卧床睡眠，鼓励患者日间参加力所能及的文娱活动及体育锻炼从而减轻睡眠障碍。

3.症状护理　患者常有脑力及躯体疲劳的症状，应让患者注意劳逸结合，科学规律地安排日常活动，当存在易兴奋症状时，要尽量创造安静环境，调节患者的不良心境。患者出现头痛时，首先让患者休息，如不能缓解，可遵医嘱给予地西泮或抗抑郁药等服用。患者出现心动过速、血压改变、多汗、便秘或腹泻等躯体不适时，告诉患者随着神经衰弱症状的缓解,躯体不适可逐渐减轻,直至消失。

4.健康教育

（1）患者　介绍神经衰弱的病因、表现等相关知识,培养患者乐观豁达的情绪。帮助患者科学规律地安排生活,劳逸结合,加强体育锻炼。克服不健康的性格特点,正确对待各种困难和挫折,建立并维持健康的正性情绪。

（2）家属　向家属介绍疾病知识,取得家属和社会支持,消除各种不良因素的干扰,利于患者的治疗和康复。协助患者建立良好的人际关系,帮助纠正患者的错误认知。

 案例分析

患者女性,43 岁,外企白领,3 年前因关系不和与丈夫离异,后再婚。有一子,13 岁,早年听话,近期逃学、打架。患者近半年来失眠,心情烦躁,莫名的担心害怕,整天坐立不安,怕自己的儿子被人砍死,怕老公有外遇,甚至说不清楚自己担心什么。同时感觉自己的心跳加快,到医院做心电图等检查为正常。在综合医院治疗近半年无效,经人介绍来精神病医院就诊。

分析:1.该患者最可能的临床诊断是什么?
　　　2.对该患者需采取哪些护理措施?

同步练习

一、选择题

1.在神经症的症状中,不包括　　　　　　　　　　　　　　　　　　　　（　　）
　　A.情绪症状　　　　　　　　　　　　B.感觉过敏
　　C.妄想　　　　　　　　　　　　　　D.躯体不适症状
　　E.精神易兴奋

2.神经症旧称　　　　　　　　　　　　　　　　　　　　　　　　　　（　　）
　　A.神经官能症　　　　　　　　　　　B.神经质
　　C.歇斯底里　　　　　　　　　　　　D.自主神经功能紊乱
　　E.神经病

3.神经衰弱最主要的症状是　　　　　　　　　　　　　　　　　　　　（　　）
　　A.睡眠障碍　　　　　　　　　　　　B.情绪易烦恼
　　C.易疲劳　　　　　　　　　　　　　D.头痛头晕
　　E.肌肉酸痛

4.在CCMD-3中,关于广泛性焦虑症的病期要求是　　　　　　　　　　（　　）
　　A.至少6个月　　　　　　　　　　　B.至少3个月
　　C.至少1个月　　　　　　　　　　　D.至少10个月
　　E.至少1年

5.关于惊恐障碍的叙述,以下哪项不对　　　　　　　　　　　　　　　（　　）
　　A.通常起病急骤,终止也迅速　　　　B.每次一般历时5~20 min,很少超过1 h
　　C.诊断要求1月内至少有3次发作或首发后继发害怕再发的焦虑持续1个月
　　D.症状不是继发于其他躯体或精神障碍
　　E.发作期间大多伴有意识障碍

6.关于强迫症的描述哪项不对　　　　　　　　　　　　　　　　　　　（　　）

A. 强迫观念   B. 强迫意向

C. 强迫行为   D. 有意识的自我强迫和反强迫

E. 病前癔症性格多见

7. 强迫症与恐惧症的区别在于   ( )

A. 出现焦虑反应   B. 明知不对难以控制

C. 是否回避   D. 有无精神因素

E. 有无自主神经症状

8. 患者女性,30 岁,已婚,教师。10 个月前行诊断性刮宫,术后有阴道出血。当听到同事说有癌症的可能时,感到紧张、心慌、气促。之后反复出现紧张、烦躁、坐立不安、心悸、气急、怕疯、怕死,且间歇期逐渐缩短。家族史、既往史、体检、实验室检查无特殊。病前性格多疑多虑、易急躁。自知力存在。该患者最可能的诊断是   ( )

A. 强迫症   B. 焦虑症

C. 恐惧症   D. 疑病症

E. 神经衰弱

9. 患者女性,38 岁。患者向来小心谨慎,只要一拿钱,就重复数个不停,买东西前,要先列清单,并反复检查清单,生怕会有遗漏。出门后,门与灯虽已关了,但她仍不放心,一而再,再而三地重复检查。此患者为   ( )

A. 强迫行为   B. 强迫意向

C. 强迫联想   D. 强迫思想

E. 强迫回忆

10. 徐某,女性,30 岁,每次出门时,必先向前走两步,再向后退一步,然后才走出门,否则患者便感到强烈的紧张不安。自感无法控制而去门诊就医。该患者的临床表现属于   ( )

A. 强迫意向   B. 强迫检查

C. 强迫性仪式动作   D. 强迫性迟缓

E. 强迫性计数

二、填空题

1. 焦虑症有两种主要的临床形式,分别为_____和_____。

2. 脑功能衰弱的症状是神经衰弱的常见症状,包括_____与_____。

三、名词解释

1. 神经症   2. 惊恐障碍   3. 焦虑症   4. 广泛性焦虑障碍   5. 强迫症

四、简答题

1. 简述神经症的共同特征。

2. 简述神经症的治疗原则。

(南阳医学高等专科学校   曲亚丽)

第十五章
心理因素相关生理障碍患者的护理

学习目标

1. 理解进食障碍的病因及发病机制。
2. 能够讲述睡眠障碍的临床分型及临床表现。

心理因素相关生理障碍是指一组发病与心理社会因素有关,以睡眠、进食及性行为等基本生理功能异常为主的障碍。包括三类障碍:进食障碍、非器质性睡眠障碍、非器质性性功能障碍,本章重点介绍前两类。

第一节　进食障碍患者的护理

进食障碍是以进食行为异常为显著特征的精神障碍,主要由神经性厌食症、神经性贪食症和神经性呕吐组成。该病常见于青少年和成年早期人群中,且以女性为主,男女比例约为 1:10。国外资料显示该病患病率为 0.2%~1.5%,国内尚无确切流行病学资料,但临床资料显示该病发病率有增高的趋势。神经性厌食症的高峰期在 14~19 岁,发病率为 1%~3%。贪食症患者发病年龄较之稍晚,高峰期为 15~21 岁。据调查 60% 贪食症患者有厌食症病史。进食障碍的预后不理想,有 40%~60% 患者有复发的倾向。

【病因与发病机制】

进食障碍的病因及发病机制尚未完全阐明,可能与社会因素、心理因素、生物学因素均有关系。

1. 社会因素　现代社会文化把女性的身材作为举止文雅、自我约束、有吸引力的象征,因此众多女性追求身体苗条。家庭教育方式不当,家庭过度保护和干涉,对父母过于依赖,家庭破裂,家庭中有节食减肥、酗酒抑郁者,或家庭中存在过多谈论减肥和体型美的环境。

2. 心理因素　怕胖的恐惧心理使患者具有"以瘦为美"的审美观念,并且在此基础上形成了对体形感知的特定歪曲。Mxkenzie 等人(1993 年)发现暴食的女性总是觉

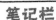

得自己的身材偏胖,并且,她们的理想体重总是比相同身材的对照组要瘦一些。进食障碍患者的自我控制感较低,并且缺乏自信(Bruch,1973 年)。精神动力学认为个人幼年早期的不幸经历,尤其是性心理发育上的创伤性经历在发病中也有一定作用。目前认为厌食症与贪食症有相似的心理机制。

3. 生物学因素　进食行为有关的神经内分泌中枢功能失调则可能是进食障碍的生物学基础,如下丘脑-垂体-性腺轴等系统异常。此外,神经递质例如 5-羟色胺和去甲肾上腺素以及免疫调节功能在进食障碍患者中也可能存在异常。同族的同病率高于普通人群,提示遗传因素也起一定的作用。

【临床表现】

1. 神经性厌食

(1)限制型　为达到自己理想中的体重,患者采用的措施是严格限制饮食。患者会发展至完全避免食用高蛋白或高糖分的食物,常以清水煮菜叶充饥。多数患者对各种食物的热量了如指掌,对食谱有严格的要求。在有人监视时,患者往往会趁家人不注意,迅速吐掉嘴里的食物。

(2)暴食-导泻型　部分患者采用进食后立即用手指刺激咽后壁进行催吐或服用大量泻药、利尿剂和减肥药的方式防止体重增加。这种代偿行为患者常常隐蔽地进行,需要注意观察才能发现。或者是采用过度运动以避免体重增加,如每日不停地跑步、走动、游泳、做健美操或做家务等,甚至拒绝休息或坐卧。活动强度多与体力极不相符,使人感到患者是在自我折磨、自我惩罚。

(3)"惧胖"的超价观念与体像障碍　超价观念是在意识中占主导地位的错误观念,尽管有一定的现实基础,但观念是过度的、偏激的。本病的核心症状是对肥胖的强烈恐惧和对体型体重的过度关注,形成了"惧胖"的超价观念。有些患者即使已经骨瘦如柴仍认为自己太胖,或认为身体的某一部位过于肥胖,如腿太粗、臀部太大等,即使他人百般劝说也无济于事,这种现象称为体像障碍。有些患者虽否认有怕胖的心理,但即使自己体重已很低,仍不肯进食和改善健康状况。

(4)生理功能发生紊乱　由于长期热量摄入不足,导致各种生理功能改变,患者因而出现一系列的躯体并发症。轻者表现为消瘦、皮肤干燥、脱发、代谢减慢、便秘、闭经、畏寒、头痛、多尿和睡眠障碍等;严重者表现为器官功能低下、水和电解质紊乱。当严重营养不良、水和电解质失衡不能纠正时,可导致死亡。在各种躯体并发症中,性功能异常是最常见的症状。女性患者常表现为闭经、月经稀少或初潮不来。约 20%的女性患者,其闭经出现在体重下降之前,所以常因闭经就医,而非治疗进食障碍。除月经紊乱外,性欲减退、第二性征发育停滞等症状及特征也较常见。在患者体重低于正常体重 60%以下时,死亡率较高。

(5)情绪障碍　大约 2/3 的厌食症患者合并一种或多种精神障碍,其中最常见的是抑郁症状,表现情绪不稳,情绪低落,容易冲动,严重者有自杀观念。其次为焦虑症状或惊恐发作,恐惧也较常见。部分患者存在强迫观念和行为,表现为一定要说服别人,强迫他人进食,或进食时按特定的顺序和要求进行。

2. 神经性贪食

(1)不可抗拒的进食欲望和频繁暴食　不可控制的发作性暴食是本病的主要特征。暴食常常在不愉快的心情下发生。暴食发作时,患者有无法自控的、大量进食的强烈欲望。表现为进食时,患者吃得又多又快,甚至来不及咀嚼就咽下,其进食量远大于一般人的平均水平,且进食时伴失控感,每次均吃到腹部胀痛或恶心时才能停止进食。所进之食多为高热量的松软甜食和含油多的食物。在食物不充足时,个别患者见到可食之物就往嘴里放,甚至是自己的呕吐物。患者进食时常常避开他人,在公共场所则尽量克制进食。

(2)过度代偿性行为　患者对自己的体像非常关注,很在意他人对自己体形的评价,因此为抵消暴食引起的体重增加,患者常采用自我诱吐、导泻、过度运动的方法以清除摄入的热量。自我诱吐是借催吐剂、饮水或用手指刺激咽后壁发生,因此患者手背上常带有特征性的损伤。随着病程的发展,部分患者甚至可以不借助任何方法,而随心所欲地吐出食物。由于暴食和代偿行为的相互抵消,患者的体重虽有波动,但大多仍处于正常范围内。

(3)生理功能受损　贪食症患者体重在早期可能会稍高于正常,在后期会低于正常,但患者体重也可能在正常范围内,在美国 DSM-Ⅳ 中把体重指数(body mass index,BMI)是否低于 17.5 作为区分厌食症与贪食症的主要依据。但频繁的呕吐和泻药、利尿剂的滥用,也可引起一系列躯体并发症,如水、电解质平衡紊乱,胃酸和呕吐物所致的牙釉质腐蚀,少数病例可发生胃、食道黏膜损伤。

(4)情绪障碍　贪食症患者的心理障碍较厌食症患者突出。暴食前,患者通常会有抑郁情绪或因进食冲动所致的内心紧张焦虑。暴食可以帮助患者缓解这种紧张感,但过后患者会感到更加抑郁,甚至悔恨、内疚。

【诊断标准】

贪食症和厌食症可同时发生于同一个体上,大约 50% 的厌食症患者合并贪食症状。

1. 厌食症的诊断

(1)患者有意识地过度控制体重或减轻体重的行为。

(2)体重显著低于正常,低于标准体重 15% 或更低,BMI≤17.5。BMI 是体重指数,BMI=体重(kg)/身高(m²),正常值 18.5~22.5。

(3)"惧胖"的超价观念与体像障碍。

(4)女性闭经(至少持续 3 个月),性欲减退;男性性功能低下,青春期前的患者性器官呈幼稚型。

(5)本病不是任何躯体疾病所致,也不是其他精神障碍的继发症状。尤其要排除以下几种情况:

1)躯体疾病　慢性消耗性疾病如结核、脑部肿瘤导致的食欲丧失、下丘脑综合征或消化系统障碍,如克罗恩病、吸收不良综合征。

2)其他精神障碍　抑郁症的食欲下降和体重减轻;强迫症继发强迫观念的进食缓慢和挑食、偏食;精神分裂症继发于幻觉妄想的拒绝进食等。这些障碍均没有"惧胖"的超价观念与体像障碍,因此可以进行鉴别。

2. 贪食症的诊断

(1)发作性不可抗拒的进食欲望和行为,每周≥2 次,持续至少 3 个月。

(2)有"惧胖"的超价观念与体像障碍。

(3)常采用过度的代偿性行为,诱吐、导泻等。

(4)不是神经系统器质性病变所致的暴食,也不是癫痫、精神分裂症继发的。

【治疗要点】

1. 治疗原则 进食障碍的治疗方法主要以心理治疗为主,还须辅助药物治疗和营养支持治疗。多数进食障碍的患者可在门诊进行治疗,但当患者出现严重营养不良、电解质紊乱或有严重的自伤、自杀行为时,应及早住院治疗,以免造成更严重后果。

2. 主要措施

(1)心理治疗 心理治疗的方法包括认知疗法、行为治疗、精神分析治疗和家庭治疗、团体治疗等。认知疗法主要针对患者的体像障碍,进行认知行为纠正。行为治疗通过充分利用正强化和负强化的方法,调动患者自己的积极性,重建正常的进食行为。精神分析治疗可以探索患者发病的深层次原因,采取相应的措施让患者领悟进而矫正进食行为。对存在家庭矛盾冲突的患者应配合家庭治疗,尤其对于发病年龄早的病例有一定效果。家庭治疗主要是帮助患者家属正确认识该症的发病原因,避免对患者进食问题的过分关注和不安,纠正对患者不恰当的处理方式,以解决家庭矛盾和促进家庭功能。

(2)药物治疗 目前尚无确切有效的药物治疗进食障碍。米氮平在缓解厌食症患者焦虑抑郁情绪的同时还有增加食欲的作用;舒必利对单纯厌食者效果较好;丙米嗪、阿米替林对伴暴食诱吐者效果较好;氟西汀对伴有抑郁症状者效果较好;还可以用其他心境稳定剂。药物虽不能直接改善患者怕胖的观念,但对患者的恐惧、易激惹、抑郁等情绪均有明显疗效,可间接促进患者行为的改善,并可用于治疗伴发其他精神障碍的患者。

(3)营养支持治疗 制订患者每餐进食的量,尽量减少或制止呕吐行为,禁止使用导泻药。对于营养不良或电解质紊乱的患者,要纠正水、电解平衡和给予足够维持生命的能量。

【病程和预后】

神经性厌食症的病程变异较大,有的一次发作不久即完全缓解,但更多的则是迁延多年不愈。完全治愈的病例不多,部分患者症状虽有好转,但仍会持续存在体像障碍、进食障碍和心理问题。预后不良的因素包括患有慢性病、有贪食特征、过分严重的体重减轻、儿童期社会适应差、父母关系不良等。预后通常呈"三分规则",即 1/3 完全康复、1/3 部分缓解、1/3 迁延不愈。本病的病死率为 10% ~15% ,死因主要是营养不良及其并发症,包括肺炎、心律失常、心力衰竭和肾功能衰竭,或自杀,也可由于水、电解质失衡而发生猝死。

神经性贪食症较厌食症的预后好,但症状也可迁延数年。如无电解质紊乱或代谢低下等并发症时,对患者的生命没有严重伤害。通常约 30% 患者可完全缓解,40% 患者残留部分症状。

【护理】

(一)护理评估

1. 生理功能 要点包括:①体重变化情况;②营养状况,包括生命体征、各项营养指标;③饮食习惯和结构,包括种类、量、偏好以及对食物的认识;④进食情况,限制或暴食开始的时间、频率等;⑤代偿行为,催吐剂、导泄剂和其他催吐方法的使用情况,为减轻体重所进行的活动的种类和量。

2. 精神症状　主要包括:①认知,所认为的理想体重和对自身体型的看法;②情绪调控能力,有无恰当的情绪宣泄途径;③情绪状况,有无抑郁、焦虑、恐惧,有无自杀、自伤倾向。

3. 心理社会状态　主要包括:①心理评估,进食行为心理特点、其他情绪行为特点、对疾病的认识、对治疗的态度、动机;②社会环境,成长环境、经历、职业特征,病前个性行为特点、家庭关系、人际关系等。

（二）护理诊断

1. 营养失调(高于机体需要量)　与不可控制的暴食有关。

2. 营养失调(低于机体需要量)　与限制或拒绝进食或代偿行为有关。

3. 体液不足　与摄入不足或过度运动、引吐导泻行为导致消耗过多有关。

4. 应对无效　与感觉超负荷、支持系统不得力、对成长过程的变化缺乏心理准备有关。

5. 活动无耐力　与饮食不当引起的能量供给不足有关。

6. 有感染的危险　与营养不良导致机体免疫力下降有关。

7. 家庭应对无效、妥协或无能　与家庭关系矛盾有关。

（三）护理措施

1. 生活护理　为患者设置舒适的环境,密切观察饮食与排泄情况并及时记录,指导或协助患者做好清洁护理。

2. 进食护理　进食护理是进食障碍患者的护理重点,目的是保证营养,恢复并维持正常体重。

（1）制订饮食方案　①评估患者达到标准体重和正常营养状态所需的热量。②与营养师一起制订饮食计划和体重增长计划,确定目标体重和每日应摄入的最低限度、热量以及进食时间。饮食方案在原则不变的基础上充分参考患者意见。摄入热量一般从每天800~1 500 kcal(1 kcal=4.2 kJ)开始,每2~3 d增加200~300 kcal,逐渐增加正常。对厌食严重者,需从最小量开始,逐步缓慢增量,食物性质也应从液体、半流质、软食、普食的顺序过渡,以每周增加0.5~1 kg为宜,通常目标体重宜为标准体重的85%~90%,以防患者过度关心体形,而抗拒治疗。食物种类宜选择高热量、清淡、高纤维素食物。

（2）执行饮食计划　①向患者讲解低体重的危害,并解释治疗目的,以取得患者配合。②鼓励患者按照计划进食。如果患者严重缺乏营养又拒绝进食,在劝其进食的基础上可辅以胃管鼻饲或胃肠外营养。③每日定时使用固定体重计测量患者体重,并密切观察和记录患者的生命体征、出入液量、心电图、实验室检查结果(电解质、酸碱度、血红蛋白等)直至以上项目指标趋于平稳为止。同时评估皮肤和黏膜的色泽、弹性和完整性。如有异常,及时向医生反馈。④进食时和进食后需严密观察患者,以防患者暴食、呕吐、导泻、过量运动、药物滥用等清除行为。

3. 心理护理　心理护理是围绕进食的行为与心理进行的,通常需要行为治疗与认知疗法密切结合,在改善进食相关的行为过程中调整患者的认知,尤其是体像障碍与超价观念,如果住院治疗最好参与团体治疗。在心理护理过程中,也要运用心理学的

【议一议】
如何为进食障碍患者制订饮食方案?

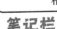

原理与技术及时处理患者焦虑、恐惧或抑郁的情绪。

4.用药护理　要监督患者及时用药,仔细观察药物的不良反应。

5.健康教育

(1)对患者的教育　针对进食障碍的特点、病因,尤其是对身心的危害进行健康宣教,宣传健康的审美观点,介绍健康的饮食方案,教育患者掌握恰当的应对情绪不良的技巧。进食障碍在康复过程中极易复发,这也是患者彻底治愈的最大障碍,需要教会患者处理应激事件的策略,以预防复发。

(2)对家庭的教育　家庭环境对进食障碍有非常显著的影响,帮助家庭找到导致疾病的不良因素并帮助家庭消除这些因素。引导家庭关注患者的病情,并鼓励家属参与家庭治疗和集体治疗。教育家庭成员如何对患者进行教育管理,提倡疏导而不是制约;对必要的照顾技巧进行示范并提供练习机会;指导家庭与患者加强沟通,并采用恰当的沟通方式,达到良好的沟通效果。一般家庭教育分为三个阶段:第一阶段是了解贪食或厌食的家庭背景;第二阶段是解除家庭对患者的过度保护,鼓励患者独立生活,逐步控制进食障碍;第三阶段是预防贪食或厌食复发。

第二节　非器质性睡眠障碍患者的护理

睡眠是大脑的一种高级功能,人类的睡眠和觉醒是与自然界昼夜变化大致同步的一种生物节律。这种昼夜节律的变化是人体生物体系的重要功能之一,它为个体提供了恰当的生理及心理环境,使人们在夜间有良好的休息,在白天能进行适当的活动。如果正常睡眠的启动和调节过程发生障碍,就会产生各种睡眠障碍。

【病因与发病机制】

睡眠障碍的原因复杂,可以概括为以下三个方面:①心理素质,敏感、多疑、做事要求完美,生活过于严谨,容易情绪化、性格急躁等特点的人容易罹患失眠。②诱发因素,各种生活事件(包括正性与负性事件),外界环境的影响,如声响、环境的改变、光线刺激等,躯体的病痛,如疼痛、瘙痒、频频咳嗽、夜尿、吐泻、饥饿等。③维持因素,包括对卧室或床形成的负性条件反射、不良睡眠卫生习惯、依赖镇静催眠药物、继发性获益等因素。

【临床表现】

非器质性睡眠障碍可表现为失眠症、嗜睡症、发作性睡病、梦魇症、睡行症等。

1.失眠症(insomnia)　是指原发性失眠,表现为持续相当长时间的对睡眠的质和量的不满意,并在心理上产生恶性循环,从而使本症持续存在。失眠症是最常见的睡眠障碍,一般人群中的患病率为10%～20%。

(1)睡眠异常　可表现为入睡困难、睡眠不深、易惊醒、自觉多梦、早醒、醒后不易再睡、醒后感到疲乏或缺乏清醒感,以上症状可混合存在。最常见的症状是难以入睡,其次是早醒和维持睡眠困难,如经常早醒、醒后不易再睡、多梦等。有些患者出现睡眠知觉障碍(也叫主观性失眠、矛盾性失眠、睡眠感缺失),患者主诉严重失眠,但没有客观睡眠异常的证据,脑电监测与旁人观察均显示处于睡眠状态。

（2）对睡眠的过分关注与过高的期望 失眠患者往往会产生对失眠的恐惧和对失眠所致后果的过分担心，而致就寝时紧张、焦虑，无法入睡。这种"失眠—焦虑—失眠"的恶性循环导致失眠症状持续存在，久治不愈。对睡眠质量期望过高，达不到自己理想中的状态即认为是失眠。患者甚至将睡觉当成生活中最重要的事。研究显示，多数失眠患者并非真正睡眠减少，感觉入睡困难是因为睡前的焦虑、抑郁等不良情绪常造成患者对时间认知上的偏差。

2. 嗜睡症（hypersomnia） 是指日间睡眠过度，或反复短暂睡眠发作，或觉醒维持困难的状况，无法用睡眠不足来解释，且影响患者的正常社会功能。睡眠过多是本病的核心症状。

3. 发作性睡病（narcolepsy） 也叫睡眠觉醒节律紊乱是指在日常活动中从相对清醒状态突然地（1～2 min 内）进入深度睡眠状态，如果正在站立则会出现猝倒，时间持续数分钟至十几分钟。每天均可发作数次，发作后自然醒来或被他人唤醒，清醒后常有持续数小时的精神振奋。多导睡眠监测图（polysomnography，PSG）显示患者从清醒直接进行 REM 睡眠期。发作性睡病可以在无任何诱因的情况下发作，但一些环境单调会增加发作的可能性，另外焦虑、恐惧等负性情绪，也可诱发该病。

4. 梦魇症（nightmare disorder） 是指在睡眠过程中被噩梦所惊醒，梦境内容通常涉及对生存、安全的恐惧事件，如被怪物追赶、攻击或伤及自尊的事件。儿童在白天听恐怖故事、看恐怖影片后，常可发生梦魇。成人在应激事件后，如遭遇抢劫、强暴等灾难性事件后可经常发生噩梦和梦魇。睡眠姿势不当和某些镇静催眠剂也可以引起梦魇发生。患者醒后对梦境中的恐惧内容能清晰回忆，伴有心跳加快和出汗，但患者能很快恢复定向力，处于清醒状态，部分患者难以再次入睡。PSG 显示梦魇多发生在睡眠 REM 睡眠期。

5. 睡行症（sleepwalking） 俗称梦游症，是睡眠和觉醒现象同时存在的一种意识模糊状态。主要表现为患者在睡眠过程前 1/3 的深睡期，突然起身下床徘徊数分钟至半小时，或进食、穿衣出家门等，一般不言语，问之不答。一般历时数分钟，少数持续 0.5～1 h，继而自行上床或随地躺下入睡，次日醒后对所有经过不能回忆，若在睡行期内强行唤醒，患者可感到恐惧。儿童期偶有睡行发作者，大多于青少年时期自行停止。成年人若经常出现睡行发作，则需要排除精神运动性癫痫的可能。

【诊断标准】

睡眠障碍是一种以失眠为主的睡眠质量不满意状况，其他症状均继发于失眠，包括难以入睡、睡眠不深、易醒、多梦、早醒、醒后不易再睡、醒后不适感、疲乏，或白天困倦。失眠可引起患者焦虑、抑郁，或恐惧心理，并导致精神活动效率下降，妨碍社会功能。

1. 症状标准
（1）几乎以失眠为唯一的症状，包括难以入睡、睡眠不深、多梦、早醒，或醒后不易再睡，醒后不适感、疲乏，或白天困倦等。
（2）具有失眠和极度关注失眠结果的优势观念。
2. 严重标准 对睡眠数量、质量的不满引起明显的苦恼或社会功能受损。
3. 病程标准 至少每周发生 3 次，并至少已 1 个月。
4. 排除标准 排除躯体疾病或精神障碍症状导致的继发性失眠。

【治疗要点】

1. **失眠症的治疗**　针对失眠症通常需要采取综合措施:①一般治疗,针对失眠的病因,消除或减少造成失眠的各种因素,培养良好的睡眠习惯。②心理治疗,可以用认知疗法来调节患者对睡眠的错误看法;使用行为疗法让患者身心放松;使用森田疗法,采纳"忽视症状,忍受痛苦,顺其自然,为所当为"的理念。心理治疗的最终目的是使患者能够忽视失眠症状、将注意力集中在外部世界,从而为睡觉创造良好的心理环境。③药物治疗,镇静催眠药可作为治疗失眠症的辅助手段,但避免长期用药,一般以1~2周为宜,尤其是慢性失眠患者,长期用药往往无效,并可导致药物依赖。对于顽固性失眠患者,药物治疗可以使患者找到睡眠的感觉,使身心放松,增加患者的信心,可以首先考虑使用一些有效的催眠药,同时进行心理治疗效果会更佳。

2. **嗜睡症治疗**　主要为对症治疗。首先消除发病的诱导因素,可适当给予中枢神经兴奋剂如哌甲酯、苯丙胺等。药物应从小剂量开始,症状改善后及时停药。其次可辅以支持疗法和疏导疗法,以达到治疗和预防疾病的目的。白天主动安排短时小睡,也可减少甚至终止嗜睡发作。

3. **发作性睡病治疗**　发作性睡病尚无特效疗法,主要的治疗方法是减少症状发作,常用药物为中枢神经兴奋剂,如哌甲酯、右旋安非他明和匹莫林。还可用其他抑制REM睡眠期的药物,如抗抑郁药。

4. **梦魇症治疗**　首先向家属及患者解释该病的特点及发生原因,消除或减轻发病的诱发因素,减少心理压力。发作频繁者,可用苯二氮䓬类药物加深睡眠,对某些患者有效。

5. **睡行症治疗**　对睡行症的治疗包括减少发作次数和防止发作时意外事故的发生。首先向家属及患者解释该病的特点,减轻心理压力。确保其睡眠环境的安全性,如睡前关好门窗,收拾好各种危险物品,清除障碍物等,以防患者睡行发作时外出走失或引起伤害自己及他人的事件。偶尔少数几次发作者无须治疗。发作频繁者,可用苯二氮䓬类药物加深睡眠,对某些患者有效。

【护理】

(一)护理评估

对睡眠障碍患者的评估应是多方面的,包括生理、心理和药物史,有的患者还需要接受多导睡眠仪的测试以及其他睡眠生理功能的检查。

1. 生理功能评估

(1)睡眠异常表现　有无早醒、睡眠维持困难、入睡困难、睡眠时数、入睡方式、深度,使用药物的情况。必要时可用匹兹堡睡眠质量指数量表评定被试者最近1个月的睡眠质量。该表由19个自评条目和5个他评条目组成。通过此表可以了解患者的睡眠质量、睡眠潜伏期、睡眠持续时间、睡眠效率、睡眠紊乱、服用药物情况和白天功能状态。此表已在我国进行了信度和效度检验。

(2)主观睡眠质量评估　用来辨别患者入睡前出现在大脑中特别严重影响情绪的非理性思想念头。此表由30个问题及5个分量表组成。分量表分别为:引起失眠原因的细微概念、诱发或加重失眠后果的不良原因、对睡眠的不现实期望、对知觉控制减弱以及对帮助睡眠的方法的不正确信念和认识。

（3）有无自主神经症状　心慌、胸闷、胃肠胀气、消化不良等。

（4）多导睡眠监测仪　监测仪可以在患者睡眠状态下连续并同时记下多个参数，形成多导睡眠图可以显示常用的睡眠参数，如卧床时间、运动时间、总睡眠时间、入睡后觉醒时间、睡眠期时间、睡眠效率（％）、睡眠潜伏期、REM睡眠潜伏期，还可以眼电、肌电、呼吸等指标，可以客观评价患者睡眠质量、进入睡眠时间、睡眠效率及睡眠各期的情况。

2. 精神症状评估

（1）是否焦虑、恐惧、抑郁等精神症状。原发性失眠患者由于受失眠的影响，焦虑情绪比较明显，部分患者还会有抑郁情绪。必要时可用焦虑自评量表和抑郁自评量表评估。

（2）有无其他精神障碍。

（3）对睡眠的认知，对睡眠时间与质量有过高的期望值，对睡眠质量过高关注等。

3. 心理社会评估

（1）有无诱导失眠的社会事件　如工作的调动，负性生活事件等。

（2）性格特征　性格是否敏感、多疑，是否对事物要求完美等特点。

（3）人际关系　与周围人是否有人际冲突或人际不和谐。

（4）生活习惯　有无不良的生活习惯与不良的睡眠卫生习惯，如经常吸烟、饮酒、饮浓茶、饮咖啡的习惯。

（二）护理诊断

1. 睡眠形态紊乱　与社会心理因素刺激、焦虑、睡眠环境改变、药物影响等有关。

2. 焦虑　与睡眠形态紊乱有关。

3. 疲乏　与失眠、异常睡眠引起的不适状态有关。

4. 恐惧　与异常睡眠引起的幻觉、梦魇有关。

5. 个人应对无效　与长期处于失眠或异常睡眠有关。

（三）护理措施

1. 失眠患者的护理　重在心理护理，通过各种心理护理措施，帮助患者认识失眠，纠正不良睡眠习惯，重建规律的、高质量的睡眠模式。

（1）消除诱因　了解失眠的生理、心理以及社会层面的因素，帮助或指导患者消除引起失眠的原因。为患者提供有利于睡眠的病房环境，护理人员尽量避免夜间操作，操作时要做到"四轻"。

（2）心理护理　心理护理的重点在于建立良好的护患关系，加强护患间的理解和沟通，了解患者深层次的心理问题。

（3）用药指导　失眠患者常常自行用药，造成药物耐受和药物依赖。指导患者在专业人员的指导下用药，切忌自行选药和随意停药。用药不可同时饮酒，否则会增加药物成瘾的危险性。

2. 其他睡眠障碍的护理　对嗜睡症、发作性睡眠、睡行症等睡眠障碍患者无特殊性的护理措施，主要任务是保证患者症状发作时的安全，消除或减轻发病的诱发因素以减少发作次数，以及消除患者和家属的恐惧心理。

3. 健康教育

笔记栏

【思一思】
如何为睡眠障碍患者进行健康宣教?

（1）睡眠知识宣教　向患者讲解睡眠周期相关知识,做梦是深睡眠的表现,以此引导患者认识睡眠,以正确的态度对待失眠。教育患者对睡眠过高的期望会影响睡眠,不给睡眠施加压力。不把白天发生的不愉快都归咎于失眠,对短期内的睡眠不好,不要悲观,学会承受睡眠缺失的后果。

（2）睡眠卫生　教育患者养成良好的睡眠习惯:①生活规律,将三餐、睡眠、工作的时间尽量固定。②睡前2 h避免易兴奋的活动,如看紧张刺激的电视节目、长久谈话、进食等。避免浓茶、咖啡、巧克力、可乐等兴奋剂。③白天多在户外活动,接受太阳光照。④用熟悉的物品或习惯帮助入睡,如听音乐、用固定的被褥等。⑤睡前使用诱导放松的方法,包括腹式呼吸、肌肉松弛法等,使患者学会有意识地控制自身的心理生理活动。⑥营造最佳的睡眠环境,避免光线过亮或直射脸部;维持适当的温度和湿度;保持空气流通;避免噪声干扰;选择舒适的寝具。⑦镇静催眠药物的正确应用。

案例分析

患者女性,76岁,睡眠差、多梦9年余。患者于10年前因丈夫患癌症,当时白天黑夜地照顾丈夫,睡眠规律打乱,并且心理压力很大,由于当时只顾照顾丈夫,没太在意自己。1年半后丈夫去世,留下自己,生活失去目标,整日一个在家里,晚上躺在床上很长时间不能入睡,夜间易醒,凌晨两三点即醒来,早晨起来感觉夜晚几乎没有睡觉,白天无精打采,干什么事情都没有精力。早晨脑子里的第一件事是昨晚未睡好觉,下午四五点钟就开始想晚上睡觉如果睡不着怎么办,睡觉之前还觉得很疲乏,但头一挨枕头就精神起来了,大脑里浮想联翩,一直睡不着,越睡不着越急,后来一看到床就有些紧张,总是担心又是睡不着觉。自认为失眠对自己的影响太大,导致自己的生活不如别人,很少参与外界活动,整日为失眠而犯愁。

分析:1.该患者失眠的原因是什么?
　　　2.讨论该患者主要的护理措施。

同步练习

一、选择题

1.非器质性睡眠障碍可表现为　　　　　　　　　　　　　　　　　　　　　（　　）
　A.失眠症　　　　　　　　　　　　　　　B.嗜睡症
　C.发作性睡病　　　　　　　　　　　　　D.梦魇症
　E.睡行症

2.神经性厌食的治疗措施包括　　　　　　　　　　　　　　　　　　　　　（　　）
　A.心理治疗　　　　　　　　　　　　　　B.躯体支持治疗
　C.餐前使用胰岛素促进食欲　　　　　　　D.可使用抗精神病药物
　E.可使用抗抑郁药

二、填空题

1.进食障碍是以进食行为异常为显著特征的精神障碍,主要由_____、_____和_____组成。

2.嗜睡症是指日间_____,或反复短暂睡眠发作,或觉醒维持困难的状况,无法用_____来解释,且影响患者的正常_____。_____是本病的核心症状。

笔记栏

三、名词解释

1. 失眠症　2. 嗜睡症

四、简答题

1. 进食障碍的病因有哪些?

2. 失眠症的治疗措施有哪些?

（新乡医学院第二附属医院　严　芳）

第十六章
人格障碍与性心理障碍及其患者的护理

🐾 **学 习 目 标**

1. 理解人格障碍和性心理障碍形成与发展的病因、类型和诊断标准。
2. 能够讲述人格障碍和性心理障碍的分类及临床表现。

第一节　人格障碍患者的护理

人格障碍(personality disorder,PD)是指人格特征显著偏离正常,使患者形成了一贯的、反映个人生活风格和人际关系的特有的行为模式。这种模式极端或者明显偏离特定的文化背景、一般认知方式(尤其在对待他人方面),不能良好地适应社会环境,明显影响其社会功能和与职业功能,并已经具备临床诊断意义,常自感精神痛苦。患者虽然无认知功能缺损,但不良的行为模式难以矫正。通常开始于幼年,青年期定型,并长期持续发展至成年或终身,仅少数患者成年后可能在程度上有所减轻,多数患者一直持续到成年甚至终身。由各种躯体疾病(例如脑外伤、脑病、一氧化碳中毒、慢性酒精中毒)、精神障碍导致的人格特征偏离正常,应作为原发疾病的症状,称为人格改变。

【病因与发病机制】

人格障碍形成的病因很复杂,目前很大程度上认为心理发育影响、生物学因素、不良的社会和环境因素的影响等都对人格的形成起着关键的作用。现有很多理论认为人格障碍的病因是由于个体在寻求与社会相协调的身份时遭受挫折和失败而引起的。如幼儿心理发展过程中受到精神创伤,特别是父母关系破裂或童年时期失去了父母并缺少能替代父母的人进行照顾,以及家庭环境的不和睦、不适当的教育方式和社会环境当中不良社会风气的影响等,都会对人格障碍的形成和发展起着关键的作用。

【临床表现】

根据 CCMD-3 的分类,常见人格障碍的主要表现如下:

1. 偏执型人格障碍(paranoid personality disorder)　以偏执和猜疑为特点。表现为对周围的人和事敏感多疑,总怀疑别人心存不良,敌意、歧视、无同情心、傲慢、嫉妒心强,因而看问题比较主观片面,同时又自我估计过高。对于工作上的不顺心、事业上的失败和挫折,从不反省自己的缺点和过失,总是归咎于别人有意与他作对所导致。易于将功劳归于自己,将错误推给别人,听不进别人的任何批评意见,总感觉受到别人欺负,别人对他不忠实。甚至对他人善意的动作歪曲而采取敌意和轻视。为了个人利益,到处上告、上访,甚至写控告信,有不达到目的誓不罢休的坚强意志。忽视或不相信与其想法不符的客观证据,因而很难以说理或事实来改变患者的想法。

【议一议】
偏执型人格障碍的表现有哪些?

2. 分裂型人格障碍(schizoid personality disorder) 以观念、行为和外貌装饰的奇特、情感冷淡及人际关系明显缺陷为特点。表现为行为古怪而偏执、孤独不合群。对人冷漠,缺乏起码的关爱与温暖,没有知心朋友,没有社会交往,别人对他的评价没有丝毫感触。沉默喜静,与世无争,对任何事情都兴趣索然。但一般尚能认知现实。有很多的白日梦或幻想,但一般未脱离现实。在表达攻击或仇恨上表现得无力,在面对紧张情况或灾难时,表现得漠不关心、无动于衷。

3. 反社会型人格障碍(antisocial personality disorder) 以行为不符合社会规范、经常违法乱纪、对人冷酷无情为特点,男性多于女性。撒谎、不负责任、欺骗、伤害他人则习以为常,在做了违法乱纪的事情之后,缺乏内疚感、罪责感,也无羞耻之心,反而强词夺理,为自己的错误强加辩解。对人冷酷无情、粗暴、不诚实。有时爱挑起事端、斗殴、攻击别人。患者不能吸取教训,包括惩罚在内,都不能悔改。智力一般正常,大部分人表现得有主见、有才能,能在短时间内赢得别人的好感和信任,但长期交往会产生不良后果,在一个集体中此类障碍的人数很少,但危害性很难大。

4. 冲动型人格障碍(impulsive personality disorder) 又叫攻击型人格障碍。男性明显高于女性。是以阵发性情感爆发,伴明显冲动性行为为主要特点。情感极不稳定,易激惹,易与他人发生冲突,常常因为小事暴跳如雷,不能自控,甚至对他人使用暴力攻击。其冲动不可预测,冲动发作时不计后果,其人际关系不稳定,偶尔对人极好,偶尔极坏。

5. 表演型(癔症性)人格障碍(histrionic personality disorder) 以过分情感用事或夸张言行来吸引他人注意为特征。其行为过分做作、夸张,犹如演戏,受暗示性强。具有生动的表情,喜欢幻想,喜欢感情用事,表面上显得热情大方、讨人喜欢,但缺乏真诚感,易变得幼稚。行为特点是自吹自擂,装腔作势。渴望自己的言行能引起他人的注意,虚荣心强,以自我为中心,自我放纵,常对一些小事情绪反应过于强烈,有时无故发脾气。偶有挑逗、诱惑异性的倾向。

6. 强迫型人格障碍(compulsive personality disorder) 以过分严格要求与完美主义及内心的不安全感为特征。男性多于女性2倍。自信心不足,总有一种不完美之感,过分小心谨慎,遇事循规蹈矩,按部就班,不容易改变,很少有创新思维。事事都追求尽善尽美和完美精确,他们还常要求别人根据自己的思维模式和习惯行事,有时影响他人的自由。

7. 焦虑型人格障碍(anxious personality disorder) 以经常感到紧张害怕、提心吊胆、不安全及自卑为特征。

8. 依赖型人格障碍(dependence personality disorder) 主要特点是过分依赖他人。他们虽然有很强的工作能力,但缺乏自信心,缺乏独立能力,遇事没有主见,事事依赖别人,常感到自己无助、无能和缺乏精力。

笔记栏

【诊断标准】

1. 人格障碍的共同特征

（1）开始于童年、青少年或成年早期，并一直持续到成年乃至终身。

（2）可能存在脑功能的损害，但一般没有明显的神经系统病理形态学改变。

（3）人格显著偏离正常，从而形成与众不同的行为模式，如情绪不稳、易激惹、情感肤浅或冷酷无情等。

（4）主要表现为情感和行为的异常，其意识状态和智力均无明显的缺陷，一般没有幻觉和妄想。

（5）对自身的人格缺陷常无自知之明，难以从失败中吸取教训。

（6）一般能应付日常工作和生活，能理解自己行为的后果。

（7）各种治疗手段对人格障碍效果欠佳，医疗措施难以奏效，再教育的效果也有限。

2. 诊断标准

（1）症状标准　个人的内心体验与行为特征在整体上与其文化所期望和所接受的范围明显偏离，这种偏离是广泛、稳定和长期的，起始于儿童期或青少年期，并至少有下列 1 项：①认知（感知及解释人和事物，由此形成对自我及对待他人的态度和行为方式）的异常偏离；②情感（范围、强度及适当的情感唤起和反应）的异常偏离；③控制冲动及满足个人需要的异常偏离。

（2）严重标准　特殊行为模式的异常偏离，使患者感到痛苦和社会适应不良。

（3）病程标准　开始于童年、青少年期，现年 18 岁以上已持续 2 年。

（4）排除标准　人格特征的异常偏离并非躯体疾病或精神障碍的表现及后果。如果躯体疾病及精神障碍所致人格特征偏离正常是原发疾病的症状则称为人格改变。

【治疗要点】

1. 治疗原则　人格障碍的治疗以心理治疗为主，药物治疗为辅。

2. 主要措施

（1）心理治疗　人格形成之后很难改变，但适应环境能力的训练，选择适当职业的建议与行为方式的指导，对产生矛盾冲突情境的判断，人际关系的调整与改善，以及优点特长的发挥等，有助于人格障碍的矫正。但治疗需要较长时间与耐心，同时要防止患者的依赖与纠缠。

（2）药物治疗　小剂量抗抑郁、抗焦虑与抗精神病药物均可对症酌情选用，如强迫型人格障碍使用氯米帕明，偏执型使用舒必利，冲动型使用碳酸锂、苯妥英钠或普萘洛尔、卡马西平等。

【护理】

（一）护理评估

1. 精神症状

（1）认知　评估患者是否有认知方面的问题，如多疑、敏感、被害感等。

（2）情感　评估患者情感活动的情况，如抑郁、焦虑、恐惧、紧张、欣快、情感不稳、冷漠、愤怒、敌视等，了解情感活动与思维内容、环境是否协调一致，情感活动与个人性格特征的关系。

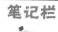

（3）意志行为　评估患者意志和行为活动的情况，有无故意恶作剧行为、暴力行为、冲动行为以及自伤行为、自残行为，是否有奇特的外貌装饰、怪异行为等。

（4）性格特征　评估患者的性格特点、工作态度、人际关系、社会交往以及与周围人关系的情况。

2.社会心理　评估患者家庭支持系统、经济状况、性格、工作学习环境、社会支持系统，与同事家人能否正常相处，父母及家庭成员对患者的影响，患者的家庭氛围，各成员之间是否关系融洽，患者在家中的地位等。

3.生理　评估患者的睡眠和饮食等情况，患者用药情况，有无物质滥用、药物不良反应，是否愿意接受治疗，身体检查结果，病史与家族史。

（二）护理诊断（以反社会性人格障碍为例）

1.有暴力行为的危险　与反社会性人格、冲动性人格有关。

2.自我概念紊乱　与相对稳定的、不能适应社会要求的人格有关。

3.个人调适不良　与不适当的个人行为、不当的人际交往模式有关。

4.社交障碍　与异常的人格特征、行为方式有关。

5.思维过程改变　与一贯地偏离正常的人格特征有关。

（三）护理措施

1.生活护理　患者无其他疾患的情况，一般生活能够自理。

2.症状护理

（1）针对暴力行为的护理　①维持环境的安全，避免刺激，清除危险物品；②观察患者的行为变化，告诉医生，依情况给予劝说、药物控制或约束；③鼓励患者以言语表达敌意的感受，不采取攻击性行为；④指导患者学会控制情绪，发泄愤怒的方法；⑤鼓励患者评价约束后的感受，让患者了解自己约束前的攻击破坏行为，制订控制暴力行为的措施；⑥当出现暴力行为先兆时，尽可能安排男性工作人员在场；⑦指导患者在焦虑、愤怒时，以他人能接受的方式发泄内心的恶劣情绪；⑧必要时按医嘱给予镇静药物；⑨出现暴力行为，工作人员必须采取一致的坚决态度应对，并有效控制局面。

（2）针对冲动行为的护理　①以温和、坦诚、接纳的态度对待患者，与其建立良好的护患关系；②了解患者的感受及想法，观察患者发生冲动的相关因素，以采取有效的护理措施；③与患者制订行为限制的条例，并告知违反规定的后果，以增强其自控能力，防止发生冲动行为；④鼓励患者参加集体活动，简化冲动行为的相关因素对患者的不良影响；⑤鼓励患者在无法控制自己时，能立即寻求帮助；⑥出现冲动行为时，要及时用坚定的语调、简明的语言劝说患者，必要时可适当约束或隔离；⑦鼓励患者参加公益、文艺、体育等群体活动，使患者感受到自我价值，增强自信心，通过集体活动学习他人的良好行为。

3.心理护理

（1）主动接触患者，理解患者，接纳理解患者的感受，满足其合理要求，以取得信赖。

（2）建立良好的护患关系，适时地以诚恳的态度明确告知患者，不能接纳其反社会行为，与患者讨论、分析不良行为对人对自己的危害，并鼓励其改进。

（3）要求患者尊重他人的人格和人权，对个人需要不能只考虑自我满足，避免由

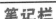

此引发的不适当的人际交往和不良行为,必须学会遇事要为别人着想,逐步做到能根据实际情况,适当延迟满足个人的欲望。

(4)做行为治疗时,要注意了解患者的优缺点,创造条件让其表现个人的合理行为,并及时给予正强化。

4. 康复治疗和护理　提供适宜的环境,制订特定的规则和限制,定期召开会议,开展集体治疗,使患者学习按规范进行日常生活、人际交往、参加工作、劳动等,以利于建立起新的行为模式。

5. 健康教育

(1)生活指导　一般来说,与人格障碍形成密切相关的品行障碍,在幼年或少年阶段即可出现,并贯穿整个生命过程。因此,预防显得尤为重要。应重视儿童早期教育,家庭、幼儿园、学校要对孩子的不良行为及时给予纠正;社会应大力开展心理健康知识的宣传,实现家庭和谐,使孩子在民主和谐的家庭气氛中健康成长;学校教育要提倡团结友爱、互相帮助;社会要创造一个良好的人际关系和生活氛围,从而有利于人格的健康成长和不良行为的纠正。

(2)疾病知识指导　人格障碍的特点决定了患者行为方式的改变非常缓慢。治疗及护理的目标应重视长期目标。短期目标必须与现实情况相符合。若治疗期间未达到目标,应将情况介绍给家属和社会相关机构,使治疗能继续下去。

第二节　性心理障碍患者的护理

性心理障碍(psychosexual disorder)也称变态,泛指以两性行为的行为和心理明显偏离正常,并以这类性偏离作为性兴奋、性满足的主要或唯一方式为主要特征的一组精神障碍。除此之外与之无关的精神活动并无其他明显异常。主要包括性偏好障碍、身份障碍和性指向障碍三种类型,涵盖了性身份异常、性对象异常、性目的异常、性行为手段方法异常四个方面。它包括窥阴症、恋物症、异性装扮症等多种类型。其共同特征是性兴奋的唤起、性对象的选择以及两性行为方式等出现反复、持久性异乎常态的表现。

【病因与发病机制】

1. 生物学因素　研究表明少数同性恋者存在内分泌异常或性染色体畸变。有的学者认为人体最初的出生前发育具有两种性别的基础,这些原始两种性别的残余及异性性激素的残余可能是同性恋的生物学基础。但目前尚未发现有明确的生物学异常。

2. 心理因素　在性心理障碍中占主导地位。弗洛伊德认为性心理障碍患者从其病史上研究,往往在童年时期性心理发育过程中曾经受到某些挫折或困难。例如,长期与同性相处,无意看到了成人交合的场面而受到了惊吓,幼年期的异性挚友被强制分离,父母过分溺爱等,儿童在面临这些困难时往往采取了一些心理防御机制,使性心理发展过程"固着"或"退化"在某个阶段上,如退化以幼儿式的性行为在成年持续出现,就变成了性心理障碍,如同性恋、恋物症、窥阴症、异装症。

3. 社会因素　性心理障碍的产生与文化背景有一定的关系,如有些社会认为同性恋伤风败俗,而有些社会对同性恋行为认为可以相对宽容。我国明清晚期,富豪阶层曾一度出现同性恋流行。目前在我国多数人认为同性恋不会成为主流文化和被广大民众所接受。

【临床表现】

1. 性身份障碍(gender identity disorder) 心理上对自身性别的认识与解剖生理上的性征恰好相反,表现为偏爱异性打扮,或强烈渴望参加异性的游戏或娱乐活动,并拒绝参加自己本身生理性别的常规活动,或者固执地否定自己的生殖解剖结构,明确表示自己现有生殖器令人讨厌,或认为它们即将消失或者最好没有。持续存在改变本身性别的解剖生理特征以达到转换性别的强烈愿望,其性爱倾向为纯粹同性恋。绝大多数为男性,他们厌恶自己的性器官,要求通过手术转换性别,这叫易性症(transsexualism)。

2. 性偏好障碍

(1)恋物症(fetishism) 反复出现收集某些异性使用过的无生命物体的企图,它受强烈的性欲望与性兴奋的联想所驱使,几乎仅见于男性。在强烈的性欲和性兴奋的联想驱使下,反复出现通过闻嗅异性身体接触的物品(如乳罩、内裤、丝袜等),抚摸并以手淫,或在性交时由自己或要求性对象持此物品,以获得性满足。也有部分患者以异性躯体的某部分(如异性的足趾、头发、腿等)作为性唤起及性满足的刺激物。恋物症患者一般并不钟情于物品的原有主人,而是仅仅对这些物品感兴趣,赋予无穷的性想象。对专为刺激生殖器官而设计的用品的爱好,不属此诊断。

(2)异装症(transvestism) 也称恋物性异装症,是恋物症的一种特殊表现形式。表现对异性穿衣打扮特别喜爱,反复出现穿戴异性服饰的强烈欲望,并付诸行动,由此可引起性兴奋,当这种性行为受到抑制时可引起明显的焦躁情绪。患者并不要求改变自身性别的解剖生理特征。他们的性欲指向一般仍对异性感兴趣,大多数患者在异性恋生活上没有困难,有的患者只表现为性欲偏低。本症几乎仅见于男性。通常始于5～14岁,并伴有手淫行为。

(3)露阴症(exhibitionism) 是一种反复发作或持续存在的倾向,表现为反复出现在陌生异性面前或向公共场合的人群暴露自己的生殖器,以达到引起性兴奋的强烈欲望,可伴有性唤起并伴以手淫,但对所选暴露对象并无进一步性活动的要求(与强奸犯以露阴作为性挑逗的一种手段,进而实行强奸行为明显不同)。通常发生在公共场合,并与对方保持一定的安全距离。

(4)窥阴症(voyeurism) 反复窥视异性裸体、下身或他人的性活动,以满足引起性兴奋的强烈欲望,可当场手淫或事后回忆窥视场景并手淫,以获得性满足。没有暴露自己的愿望,也没有同受窥视者发生性关系的愿望。本症几乎仅见于男性,常在15岁前开始,少数可兼有露阴或恋物行为,半数在成年后初次发病,多数没有异性恋,少数异性恋者,已娶妻生子,但以窥阴等偏离方式作为性满足的主要或唯一来源。观看淫秽音像制品获得性的满足,不属于此症。

(5)摩擦症(frotteurism) 男性患者在人多拥挤的场合或趁对方不注意,伺机以自己的阴茎或身体的某一部分,反复地靠拢异性,接触和摩擦异性身体的某一部分,以达到性兴奋的目的。没有与摩擦对象性交的要求,也没有暴露自己生殖器的愿望。常伴有露阴症。

(6)性施虐(sadism)与性受虐症(masochism) 性施虐症是指反复、强烈的性渴求、性想象,涉及对性爱对象施加心理或躯体性伤害行为的一种性活动的异常偏好,并作为性兴奋、性满足的主要手段。至少持续半年时间。其手段为捆绑、引起疼痛和侮辱等，甚至可造成伤残或死亡。与之相反，性受虐症是以承受这类伤害或痛苦以获得性兴奋、性满足。提供这种行为者为性施虐症。以接受虐待行为来达到性兴奋者为性受虐症。两者可以单独存在，也可以并存。性施虐症患者男性居多，性格多怯懦，具有性卑劣感，对妇女怀有仇恨心。性受虐症患者男女均有，女性居多。

（7）混合型性偏好障碍　最常见的组合是恋物症、易装症及施虐-受虐症。应根据对性偏爱的不同类型，以及对个人的重要性依次列出各种并列的亚型。

3. 性指向障碍

（1）同性恋（homosexuality）　指正常生活条件下，从少年时期就开始对同性人员持续表现性爱倾向，包括感情、思想及性爱行为。对异性虽可有正常的性行为，但性爱倾向明显缺乏或减弱，因此难以建立和维持与异性成员的婚姻关系。男性同性恋者偏重于性乐趣的追求，女性同性恋者偏重于情感的追求。对同性持续表现性爱倾向，同时对异性毫无性爱倾向者称素质性同性恋（真性同性恋）。素质性同性恋的被动一方有矫治成功的可能性，而主动的一方矫治成功的可能性很小。

（2）双性恋（bisexual）　指在正常生活条件下，从少年时期就开始对同性和异性两种成员均持续表现性爱的迷恋倾向，包括思想、感情及性爱行为，因此难以建立和维持和谐的婚姻关系。

【诊断标准】

1. 性心理障碍诊断标准

（1）对常人不引起兴奋的某些物体、对象或情境，有强烈的性兴奋作用，因此努力去追求，或采用异常性行为方式满足性欲，或有强烈改变自身性别的欲望。

（2）除性生理方面异常外，其他与之无关的精神活动均无明显障碍。

（3）并非其他精神障碍所引起。

2. 性身份障碍的诊断

（1）符合性心理障碍的诊断标准。

（2）对自身性别的解剖生理特征表示厌恶，要求变换为异性的解剖生理特征（如使用手术或异性激素）。

（3）可排除其他精神障碍所致的类似表现。

（4）无生殖器官解剖生理畸变与内分泌异常。

（5）女性的性身份障碍、男性的性身份障碍：CCMD-3规定两种障碍均具备上述明显的临床症状表现，且症状至少已持续6个月才能诊断。CCMD-3规定易性症诊断，应排除其他精神障碍所致的类似表现，无生殖器解剖生理畸变与内分泌异常。转换性别的认同至少已持续2年。并非其他精神障碍（如分裂症）的症状或与染色体异常有关的症状。

【治疗要点】

1. 治疗原则　性心理障碍主要是心理治疗，有精神症状时使用相应药物。

2. 主要措施

（1）心理治疗　心理治疗时，根据患者的情况，采用相应的治疗方法，精神分析疗法是治疗性心理障碍最主要的疗法，其他支持性心理疗法可辅助治疗。还可以应用行

第十七章
童年和少年期精神障碍及其患者的护理

🐾 **学习目标**

1. 理解童年和少年期精神障碍的病因与发病机制。
2. 说出童年和少年期精神障碍的临床表现和诊断要点。
3. 能够找出童年和少年期精神障碍的护理诊断并进行有效的护理措施。
4. 能够对童年和少年期精神障碍的患者进行健康指导。

童年和少年期精神障碍是指常起病于儿童、青少年时期,由各种原因引起的精神障碍,包括精神发育迟滞、言语和语言发育障碍。儿童和成人不同,处于生长发育的关键时期,生长发育的过程非常复杂,在这个过程中,很容易受到来自遗传、性别、营养、环境、社会、教育等诸多因素的影响导致发育障碍、行为偏异或心理精神障碍。由于此期各类精神障碍往往表现不典型,易被忽视,尤其是幼年儿童的精神障碍,如未能及时诊断和治疗,会影响下一阶段的精神健康,并可能继发其他精神障碍,影响患者的一生,因此儿童青少年精神问题,应该受到特别关注。护理人员应该提高对儿童精神障碍的认识、早期发现、早起诊断,及时治疗。

本章主要介绍几种常见的:精神发育迟滞、儿童孤独症、注意缺陷多动障碍、品行障碍、抽动障碍、特发于童年的情绪障碍。

第一节 精神发育迟滞患者的护理

精神发育迟滞(mental retardation,MR)是一组起病于中枢神经系统发育成熟(18岁)以前,以智力发育低下和社会适应困难为临床特征的心理发育障碍。也是导致残疾的主要原因之一。分为不同程度的精神发育不全和智能损害。我国1988年8个省对0~14岁儿童的流行病学调查,患病率为1.2%,在城市约0.7%,农村约1.4%,男性略多于女性,以低收入、低文化家庭中常见。

【病因与发病机制】

从胎儿到18岁以前影响中枢神经系统发育的因素都可能导致神经发育迟滞,目前已明确的病因主要有以下几个方面：

1. 遗传因素　如脆性 X 染色体综合征、唐氏综合征。

2. 遗传代谢性疾病　如苯丙酮尿症、半乳糖血症、戈谢病、家族性黑蒙性痴呆、脂质沉积症、黏多糖病、脑白质营养不良等常见。

3. 先天性颅脑畸形　如先天性脑积水、家族性小头畸形、神经管闭合不全。

4. 围生期有害因素　如母孕期发生感染，受到药物、毒物、放射线和电磁波的刺激、妊娠期疾病和并发症、分娩期并发症、母亲妊娠年龄偏大、新生儿疾病等。

5. 出生后的因素　如出生后的脑损伤、脑炎、脑出血、重度营养不良及不良的环境因素刺激等都有可能导致精神发育迟滞。

【临床表现】

智力通常也称智能，用智商来反映。通常智商测查结果在 85 分以下为异常。其中 70～85 分为边缘智力水平。低于 70 分为精神发育迟滞。WHO 根据智商（intelligence quotient，IQ）将精神发育迟滞分为以下四个等级：

1. 轻度　最常见，在全部精神发育迟滞中占 85%。轻度患者占发育迟滞患者的 4/5，智商在 50～69 之间，患儿发育早期即可表现出智力发育较同龄儿童迟缓，特别是语言发育延迟，词汇不丰富，理解能力和分析能力差，抽象思维不发达。就读小学以后学习成绩差，经常不及格或者留级，最终勉强完成小学的学业。患者能进行日常的语言交流，但对语言的理解和使用能力差。通过专业训练后能从事一些简单的非技术性工作，可学会一些谋生技能和家务劳动，有一定的社会交往能力，日常生活可自理。

2. 中度　智商在 35～49 之间，在全部精神发育迟滞中占 1%。患者从幼年开始智力、语言及运动发育明显落后于同龄正常儿童，词汇贫乏，阅读、理解、计算能力差，抽象思维能力明显缺陷，缺乏学习能力，难以在普通学校学习。不能适应普通小学的就读。能完成简单劳动，但质量差、效率低。在指导和帮助下可学会自理简单生活。某些患儿合并躯体缺陷或神经系统疾病。

3. 重度　智商在 20～34 之间，在全部精神发育迟滞中占 4%。患者在出生后即可出现明显的发育延迟，经过训练最终能学会简单语句，但不能进行有效的语言交流。不会计数，不能学习，不会劳动，日常生活需人照顾，无社会行为能力。可同时伴随显著的运动功能损害或脑部损害，常伴有神经系统异常，如癫痫、先天畸形等。

4. 极重度　智商在 20 以下，在全部精神发育迟滞中占 1%。完全没有语言能力，对危险不会躲避，不认识亲人及周围环境，以原始性的情绪，如哭闹、尖叫等表达需求，生活不能自理，大小便失禁。常合并严重脑部损害，伴有躯体畸形。多在婴幼儿期因原有疾病或继发感染而死亡。

部分精神发育迟滞患者可能伴随一些精神症状，如注意缺陷、情绪易激动、冲动行为、刻板行为或强迫行为。有的患者同时存在一些躯体疾病的症状和体征，如先天性卵巢发育不全、先天性睾丸发育不全患者有第二性征发育障碍，结节性硬化患者有皮脂腺瘤、白斑、甲周纤维瘤和颗粒状斑等皮损，80%～90% 患者可能有癫痫发作。

【诊断标准】

（1）智力明显低于同龄人水平，一般智商在 70 以下。

（2）社会适应能力不足，个人生活能力和社会适应能力有明显缺陷。

（3）起病于 18 岁以前。

【治疗要点】

精神发育迟滞患者治疗非常困难,一旦发生很难逆转,主要治疗原则是以训练教育促进康复为主,药物治疗为辅。包括病因治疗、对症治疗和促进脑功能发育的治疗。

1.药物治疗

（1）病因治疗　适合于病因明确者。如对半乳糖血症和苯丙酮尿症给予相应饮食治疗,对先天性甲状腺功能低下者给予甲状腺激素替代治疗,对先天性脑积水、神经管闭合不全等颅脑畸形可考虑相应外科治疗,脆性 X 染色体综合征采用叶酸治疗。

（2）对症治疗　对于有明显精神症状的患儿,根据需要可选用适当的药物治疗。对活动过度、注意力障碍和行为异常者可采用抗精神药物治疗,如精神运动性兴奋、攻击或冲动行为、自伤或自残行为者可选用氟哌啶醇、氯氮平、奋乃静具有镇静作用的抗精神病药物。药物的治疗剂量视患者的年龄和精神症状的严重程度而定。对合并明显的注意缺陷和活动过多的患者,可选用哌酯或苯异妥因等改善注意缺陷的药物。

（3）促进脑功能发育的治疗　主要有益智药和脑代谢改善药,如谷氨酸、γ-氨基酸、吡拉西坦等。

2.教育训练　由学校教师、家长、临床心理治疗师以及职业治疗师相互配合进行,根据精神障碍患者智残程度、身体状况的不同,采取可行的教育训练和医学康复医疗综合措施,提高他们适应社会生活的基本能力和技能。包括协助轻度患者完成小学文化教育,并学会相应的社会功能,如辨认钱币、购物、打电话、看病、乘坐公共交通工具、基本劳动技能、回避危险和处理紧急事件等,并在少年期开始进行相应的职业训练,使其成年后能独立生活。对于中重度患者,着重训练其生活自理能力或如何配合他人照料自己的生活及社会适应能力,如洗漱、换衣,与人交往的正确举止与礼貌。给予一定的语言训练,使其能尽量正确地表达自己的需求和愿望,避免受外伤等。对极重度精神发育迟滞患者几乎无法实施任何教育训练。

【护理】

（一）护理评估

1.主观资料　评估患者的智力水平、社会适应能力、情感表达及行为方式等。

2.客观资料　语言能力、生活自理能力、发病原因、以往健康状况和辅助检查结果等。

（二）护理诊断

1.有受伤的危险　与认知、情感障碍有关。

2.有冲动行为的危险　与认知、情感障碍有关。

3.生活自理缺陷(进食、沐浴、穿着、如厕等)　与智力低下有关。

4.语言沟通障碍　与语言发育障碍有关。

5.社交障碍　与社会适应不良有关。

6.父母角色冲突　与语言发育障碍、社会适应不良有关。

7.家庭角色改变　与语言发育障碍、社会适应不良有关。

（三）护理措施

1.安全护理　患儿的居室应安全、简单、整洁,室内严禁存放危险物品,制止影响患儿安全的一切活动,密切观察病情,保证患儿的安全。

2. 生活护理　训练患儿生活的必要技能,如洗脸、洗澡、如厕、穿衣服、整理床铺、吃饭、洗碗、收拾餐具、扫地等,帮助患儿安排好日常生活,培养良好的习惯。

3. 饮食护理　为患儿创造良好的饮食环境,保证患儿的饮食供给,餐前应使患儿情绪稳定,必要时协助进餐,以保证进食量的充分,防止发生营养不良,同时要纠正个别患儿暴饮暴食、偏食、挑食的行为。

4. 心理护理　精神发育迟滞的患儿一般比较胆怯,很难沟通,护理人员应该掌握正常儿童心理发展规律,掌握和熟悉患儿的病情,尽量与患儿建立良好的护患关系。对儿童的动作、行为、语言进行早期观察。护理上采取督促、协助、替代等不同的方法进行有效沟通。保证治疗方案的实施。

5. 社会功能护理　护士应指导家长从符合孩子的智力水平的基础开始,循序渐进地进行早期训练。发现落后应做智力测验,进一步观察在哪些方面落后,尽早进行训练,包括动作、行为、发音、认知活动、思想品德、劳动技能。轻度智力发育迟滞的患儿生活尚能自理,中、重度以上的患儿自理困难,理解力差,需要更多的帮助。但处于生长发育期的他们,智力及其各项功能还在逐渐地发展。所以,对精神发育迟滞患儿的训练应从早期开始。通过提问、做游戏、做简单劳动等方式激发孩子的思维能力和认知能力,帮助他们认识周围的世界,适应周围的环境,提高语言及认知功能的发展。

6. 学校教育　由于患者的认知水平低,对事物的分析和处理能力差。往往会出现一些不自觉或不符合社会常规的行为和活动,甚至会出现犯罪行为。按照普通学校的品德教育的准则。尊重精神障碍患者与严格要求相结合、集体教育和个体教育相结合,根据精神障碍患者的不同情况进行不同处理。缺陷行为和不道德行为不是一回事,要区别对待,多给予他们鼓励、表扬,减少批评和惩罚。训练孩子自身保护和防御的能力。尤其是女性患儿,应指导与异性交往时的注意事项,避免性骚扰。

7. 健康教育

(1)精神发育迟缓的预防

1)一级预防　做好婚前检查、孕期保健,坚持常规的产前检查,预防难产急产。确诊胎儿有遗传疾病时应终止妊娠。

2)二级预防　对婴幼儿定期进行检查,对可疑患者进行定期随访,及早干预;对精神发育迟滞儿童,及时进行强化和教育训练,积极预防各类情绪和行为障碍。

3)三级预防　指导家长对儿童行为及生活进行辅导,对患儿进行特殊教育及咨询服务。帮助患儿克服在行为和个性问题上表现出的困难,为今后的生活创造条件。

(2)针对家属指导　从观念上正确对待,家属要正确面对现实,无论精神发育迟滞有多严重,要充满爱心并接受他们,尊重他们。用正确的心态,帮助患儿享有正常儿童生活的一切权力,家长情绪不佳或遇到困难时,千万要冷静,不要迁怒于孩子;介绍精神发育迟滞患儿在生活上的特殊需要,指导家属如何满足患儿的特殊需要;指导家属教养精神发育迟滞患儿的知识与技巧,以科学的态度教育和训练患儿。

第二节　儿童孤独症患者的护理

儿童孤独症又称自闭症,属广泛性发育障碍中的一种类型。以男性多见,起病于婴幼儿,多在5岁以内有明显异常。主要表现为不同程度的社会交往障碍、言语交流障碍、兴趣狭窄以及存在刻板重复的动作行为方式。多数患儿伴有不同程度的智力发育落后。部分患儿在智力普遍低下的背景下,某一方面的智力相对较好或非常好。

【病因与发病机制】

确切病因不明,可能与以下因素有关:遗传、围生期(产伤、宫内窒息)、免疫系统异常、神经内分泌和神经递质功能失调。

【临床表现】

1. 社会交往障碍　社会缺陷是孤独症的核心表现。患儿在婴幼儿时期就表现极度孤独,回避与父母以及他人的目光接触,对父母的拥抱行为和爱抚行为表现无动于衷甚至予以拒绝,给人最突出的印象是孤僻。不依恋父母,不愿与同龄儿童交往。对活动、游戏等缺乏兴趣和主动性,甚至躲避,不能建立伙伴关系,缺乏情感反应,难以与他人培养起感情。

2. 语言障碍　患者语言发育明显落后于同龄儿童,表现为言语理解和言语发育障碍,更主要是言语运用能力损害,这也是多数患者就诊的主要原因,一般在两三岁时还不能说出有意义的单词和最简单的句子。孤独症患儿的言语障碍有多种表现形式,包括模仿言语、自语、重复语言、代词使用混乱、不会提问、说话内容与情景脱离、说话无节奏或缺乏抑扬顿挫,有时过度低声细语,有时又大声喊叫,发出怪声或缄默。有些患儿有言语但不会主动与人交谈,不会进行应答式交谈,不会提出问题与维持话题,有些患儿终生无言语。

3. 兴趣范围狭窄和刻板的行为模式　孤独症患儿拒绝改变重复刻板的行为,表现为每天要吃固定的饭菜,出门一定走固定的某条路线,每天使用相同的便器,固定的时间和地点大、小便,始终用同样的被子和枕头,如果有改变就会哭闹不安甚至出现反抗行为。常伴有特殊的兴趣或迷恋,对一般儿童所喜欢的玩具缺乏兴趣,但对某些物品却有特别的兴趣和迷恋,如瓶盖、车轮、旋转的东西(如电风扇)、门锁等达到着迷的程度。

4. 智能障碍　孤独症患者75%～80%伴有不同程度的智力低下。患者的智力损害模式具有特征性,即智力的各方面发展不平衡,操作性智商较言语性智商高。由于代偿作用,某些患者的机械记忆、空间视觉能力发育非常好。例如,某些患者对日历、列车时刻表的记忆力相当好。

5. 感知觉障碍　患儿表现对视觉和听觉刺激反应迟钝或过敏,有些患儿对疼痛刺激反应迟钝,但对触痒却不能忍受,对犬吠声、吸尘声等则烦躁不安。很多患者喜欢看发光的物体或旋转的物体或对某些物品能闻到一种特殊臭味。

【诊断标准】

了解患者发育状况和行为特点,若发现患者在3岁以前起病,如具有社交障碍、言语发育障碍、兴趣狭窄和行为刻板基本特征,一般不难诊断。应注意与精神发育迟滞及精神分裂症患者的鉴别。

【治疗原则】

1.心理治疗　教育和行为疗法是治疗儿童孤独症最有效治疗方法。从言语和沟通进行训练,对患儿使用简明、具体、容易理解的语言,指导患儿与其他小朋友做游戏、交往。强化已经形成的良好行为,干预危害社会和影响自身的异常行为,如刻板行为、攻击性行为、自伤或自残行为等予以矫正。认知疗法适用于年龄较长、智力损害较轻的患者,目标是帮助患者认识自身存在的问题和同龄人的差异,激发自己的潜能,发展有效的社会技能。

2.药物治疗　目前尚无特效药,主要用于控制某些行为症状及并发症,常用药物有:

(1)中枢兴奋药　适用于合并注意缺陷和多动症患者,常用药物有哌甲酯或苯异妥英。

(2)抗精神病药物　小剂量、短期使用,在使用过程中应注意观察药物的不良反应,常用药物有:①氟哌啶醇,对冲动、多动、刻板等行为症状,情绪不稳、容易发脾气等情感症状以及精神病性症状有效;②氯氮平,能减轻多动、自伤、攻击行为、依恋非生命物体、社交障碍等症状。

(3)抗抑郁药物　能减轻重复刻板行为、强迫症状,改善情绪问题,提高社会交往技能。

(4)其他　苯巴比妥、硝西泮、卡马西平等用于合并癫痫发作者。

【护理】

(一)护理评估

1.主观资料　由于患儿语言发育障碍,主要靠父母及他人的客观观察提供资料。

2.客观资料　生活自理能力,与周围人交往能力以及影响程度,智力发育状况,感知觉反应等。

(二)护理诊断

1.社交障碍　与发育障碍有关。

2.语言沟通障碍　与语言发育障碍有关。

3.生活自理缺陷　与智力低下有关。

4.有父母不称职的危险　与疾病知识缺乏有关。

5.适应能力改变　与智力低下有关。

6.有伤人、自伤行为的危险　与认知功能障碍、情绪不稳有关。

(三)护理措施

1.生活技能训练　将每一种基本的生活技能分成许多小的动作单元,在训练过程中按照这些小的动作单元循序渐进,由简至繁地完成,在具体训练时要手把手地教患儿每一个动作,让患儿直接感受每个动作的肌肉运动,以后逐步减少帮助,直至患儿独立完成,其中包括穿脱衣服、饮食、大小便习惯、洗手、洗脸等训练。

2. 语言交往训练

（1）简单的交谈　与患儿交谈时尽量使用简单明确的语言。可利用情景或患儿提出要求时进行,反复训练使患儿在想满足某种要求时,能够用语言表达自己的愿望。

（2）游戏活动　选择适当的运动项目使患儿在活动中边说边做,渗透语言训练,把语言的训练融入生活的每个环节,生活中做什么就说什么,有目的地让患儿说出身边的人和事,句子由简到繁,循序渐进地发展。

（3）从视、听、看中感受　利用看电视、听音乐、讲故事等让孩子感受语言,帮助他们将生活中的人和事与语言相联系,加强对语言的理解能力,创造语言环境,另外,还可带孩子到公园、野外等公共场所去感知大量事物,丰富患儿的词汇和生活经验,增强患儿对语言的理解能力。

（4）通过多种形式的训练　呼吸训练、口型和发音训练、对答和模仿训练等提高患儿的言语表达能力和理解能力,训练中反复示范,并及时给予鼓励。

3. 行为问题的矫正

（1）根据症状特点矫正　孤独症患儿经常用尖叫和发脾气来表达他的要求,而没有言语表达,为防止这种情况发生,不要在孩子尖叫或发脾气时满足他的要求,应当不予理睬,将其放在另一房间离开其他人,以淡化其不良行为,在他安静的时候给予奖励和表扬。

（2）用替代、转移方式矫正　孤独症患儿中有少数儿童有攻击行为,部分儿童有自伤行为,这些行为多数是情绪体验的表达方式。一些自伤行为令儿童愉快,对个体不造成大的伤害（如持续使劲鼓掌、晃手等）则不需过分纠正,否则会加重情绪躁动不安。对身体有害的行为则要以替代或转移注意力的方式制止。

4. 社会交往训练

（1）注意的训练　用一些患儿感兴趣的动作吸引孩子,让其注视说话人的脸,并逐渐延长注视时间,反复多次,并及时给予强化,使患儿对训练者的存在、言语、目光等有所注意。

（2）表情动作的学习　孤独症患儿理解和表达感情的能力很差,可以利用实际动作、照片、镜子训练患儿理解身体动作及表情,如让患儿看不同表情照片,并告诉患儿表情的名称。还可对镜子进行模仿,练习各种表情,对患儿的正确回答及时予以强化、鼓励,逐渐减少提示,直到正确辨别和理解为止。

（3）提高语言交往能力　可利用情景或患儿提出要求时进行,反复训练使患儿在想满足某种要求时,能够用语言来表达自己的愿望。还可以让患儿进行传话训练,传话开始宜短,之后逐渐延长。如此训练将使患儿能主动与他人建立关系,改善交往。

（4）利用游戏改善交往　首先要和患儿建立亲密的关系,观察和关心患儿的兴趣、爱好,做患儿喜欢、感兴趣的事给他看。以后逐渐扩大患儿交往的范围,待患儿能够参加集体游戏时,游戏内容要逐渐注入购物、乘车等日常活动。让患儿扮演不同角色,掌握各种角色的行为方式,学习和掌握各种社会规范,使他们逐步学会如何与他人交往,完成日常活动,为成年后的自立打好基础。帮助患儿学习各种姿势性语言如点头、摇头等。

5. 增强安全意识护理　由于孤独症是一种全面的发育障碍,患儿对危险不知深浅,因此在训练中应注意保护患儿,随时对患儿强化什么是安全的,什么是不安全的,防止对自己及他人造成伤害。如不玩火、不单独过马路、外出不乱跑等,不断强化安全意识。

6.健康教育

(1)针对患儿　根据患儿的心理需求,正确对待患儿并满足其合理要求,建立社会支持系统;在专业人员的指导下,组织患儿参加联谊活动或相关社会团体,从中得到友谊、同情、支持和帮助;由专门老师负责对患儿制订个别教育计划,除课堂上要给以特别关注外,课下尽可能进行辅导训练,对患儿进行合理、适宜的教育;改善患儿康复教育条件、生存环境和认知水平等,为参加社会创造条件。

(2)针对家属　指导家属掌握基本的药物知识,注意患儿服药过程中的不良反应;向患者家属讲明孤独症的疾病知识、病因,了解不同年龄患儿心理卫生的知识,提供指导及训练方法;指导患儿家属掌握特殊教育和训练的基本方法,在患儿的教育训练工作中,家长是重要的环节,要求家长摆正心态,不要隐瞒孩子患病的事实而将孩子与外界隔离,这样会使患儿的病情加重。应给孩子创造更多与外界空间接触的机会,使其逐步融入正常的社会生活。

第三节　儿童多动症患者的护理

儿童多动症又称注意缺陷多动障碍(attention deficit and hyperactivity disorder, ADHD),主要临床特点是明显的注意力不集中和注意持续时间短暂,活动过多和冲动,常伴有学习困难或品行障碍。一般起病在4岁以前,多在3岁左右。男性多发,男女比例约为9：1。

【病因与发病机制】

本病病因至今尚未完全明确,目前认为与以下因素有关:

1.遗传因素　注意缺陷与多动障碍具有家族聚集现象,遗传度为75%～91%,研究发现,单卵双生子注意缺陷与多动障碍同病率为80%,患儿血缘亲属中患病率明显高于寄养亲属。

2.器质性损害　多动症患儿有轻微脑损伤,神经生理学通过脑电图观察,发现患儿有中枢神经系统成熟延迟或大脑皮层觉醒不足的特点。

3.神经递质的异常　神经生化研究认为本病患儿存在神经递质及酶的异常,如去甲肾上腺素的代谢产物3-甲氧基4-羟基苯乙二醇降低。

4.其他　母亲在妊娠期和围生期受到不良因素的影响,婴幼儿期的发育障碍,家庭环境和心理社会因素,儿童的血铅水平、血锌水平对诱发和促进多动症也有一定影响。此外,发现部分患儿血铅水平升高,血锌水平降低,但头发中锌含量高。

【临床表现】

1.注意障碍　是本病的最主要症状。表现为注意时间短暂,注意力不集中,易受外界刺激影响而分散,一件事没有做完,注意就提前离开,频繁地从一种活动转向另一种活动,上课时不能专心听课,不能按时完成作业,经常丢三落四,遗失东西。

2.活动过多和冲动　患者经常显得很不安宁,手足的小动作多,在座位上扭来扭去,在教室或其他要求安静的场所擅自离开座位,到处乱跑或攀爬,难以从事安静的活动或游戏,仿佛精力特别旺盛。做事不计后果,缺乏思考。说话不顾场合,缺乏耐心,情绪不稳定,容易过度兴奋,容易因受挫而情绪低沉或出现反抗或攻击行为,要求必须立即满足,否则就哭闹、发脾气。

3. 学习困难 多动症患儿的智力水平大都正常或接近正常,因注意缺陷和多动影响了患者在课堂上的听课效果、完成作业的质量,致使学业成绩差,其学业成绩与患儿的智力水平不相称。部分多动症患儿存在知觉活动障碍,此外还有诵读、拼音、书写或语言表达等方面的困难,多动症患儿未经认真思考就回答,认识欠完整,也是造成学习困难的原因之一。

4. 神经和精神的发育异常 患者的精细动作、协调运动、空间位置觉等发育差,常常导致动作笨拙,如翻掌、对指运动、系鞋带、扣纽扣不灵便、视听转换困难、听觉综合困难、空间位置感觉障碍等神经系统体征,还可伴有言语发育迟滞、言语异常等。智力测验显示部分患儿的智商偏低。

5. 品行障碍 有报道约50%的多动症患者合并品行障碍,表现为攻击性行为,如辱骂、打人、伤人、破坏物品、虐待他人和动物、性攻击、抢劫等,或一些不符合道德规范和社会准则的行为,如说谎、逃学、流浪不归、纵火、偷盗、欺骗以及对异性的猥亵等行为。

【诊断标准】

儿童在7岁前开始出现明显的注意缺陷和活动过多,并且在家庭、学校及其他场合都有这些表现,持续6个月以上,对社会功能(如学习成绩、人际关系等)产生不良影响,则可诊断本病。学习困难、神经精神发育异常不是诊断依据,但有助于明确诊断。如果患儿同时伴有品行障碍的临床表现,且达到诊断品行障碍的程度,诊断为多动症合并品行障碍。

【治疗要点】

根据患者及家庭的特点制订综合性的治疗方案。目前以药物治疗为主,效果较好。

1. 药物治疗 药物治疗可降低活动水平,改善注意障碍,在一定程度上提高学习成绩,中枢兴奋剂是治疗多动症首选的药物。目前认为多动症的功能缺陷为大脑皮质觉醒不足,而中枢兴奋剂能增强中枢儿茶酚胺类神经递质活性,刺激网状激活系统、边缘系统、丘脑以及其他控制注意、觉醒度、抑制过程活动的脑区,从而提高觉醒度。临床常用的药物有哌甲酯(利他林)、匹莫林。中枢兴奋剂仅限于6岁以上患者使用。本类药物可影响生长发育,通常节假日不上学时可停药。中枢兴奋剂无效时可改用其他药物。如三环类抗抑郁药或小剂量氟哌啶醇等治疗。

2. 心理治疗 主要有行为治疗和认知行为治疗两种方式。患者通常缺乏恰当的社会交往技能,与同伴关系不良,不知如何发起、维持和结束人与人之间的交流过程,对别人有攻击性语言和行为,自我控制能力差。行为治疗利用操作性条件反射的原理,及时对患儿的行为予以正性或负性强化,使患者学会适当的社交技能,认知行为治疗主要解决患者的冲动性问题。心理治疗形式有个别治疗或小组治疗,小组治疗的环境对患者提高社交技能更有益。

3.特殊教育　患儿应列入特殊教育的范畴。需针对患儿的特点进行教育,避免歧视、体罚或其他粗暴的教育方式,要恰当运用表扬和鼓励方式提供患儿的自信心和自觉性,通过语言或中断活动等方式否定患儿的不良行为。掌握如何用强化方式鼓励患儿的良好行为,如何用干预方式消除患儿的不良行为的技巧。

多动症预后较好,大多数患儿随着年龄增长症状可逐渐减轻或消失,但也有少数病例持续到成年期,存在一些精神方面的障碍,包括反社会型人格障碍、物质依赖、酒药依赖等问题。导致预后不良的因素有合并品行障碍、阅读困难、情绪障碍、不良的家庭和社会心理因素、智力低下等。

【护理】

(一)护理评估

1.主观资料　控制不住自己的行动。

2.客观资料　①评估患儿有无活动过多、注意力不集中、丢三落四、情绪不稳、易冲动或破坏物品、人际关系紧张等;②评估患儿的家庭和学校的教育态度;③评估既往病史、以往治疗情况;④评估相关的辅助检查结果。

(二)护理诊断

1.社交障碍　与注意障碍、多动有关。

2.有暴力行为的危险　与情绪不稳有关。

3.营养失调(低于机体需要量)　与活动过度有关。

4.生活自理缺陷　与活动过度、注意缺陷、年龄过小有关。

(三)护理措施

1.基础护理

(1)提供舒适安静的环境　规定合理的作息时间,培养生活规律,保证充分的睡眠。注意室内温度及患儿保暖,防止并发症发生。

(2)培养良好习惯　从每件小事培养患儿专心习惯,如吃饭时不要边吃饭边看书,保持患儿的营养摄入量,除协助喂食外,可以固定餐桌进食。协助个人卫生,必要时可在训练和督导下进行。

(3)参加社会活动　组织患儿参加一些需要精力的活动,如登山、打球、跳高等,以发泄患儿多余的精力,训练和帮助患儿进行人际沟通。

2.安全护理

(1)提供安全的环境　为患儿提供一个安全的环境,病室中的物品应简化,防止患儿粗大的动作或精细协调动作笨拙导致损伤。

(2)防暴力危险　防范患儿由于社交障碍和冲动行为,而遭到他人的威胁与伤害。

(3)病情观察　密切观察,严防病情变化发生意外。

(4)服药的护理　督促患儿按时服药,观察药物疗效及不良反应。

3.心理护理　护理人员对患儿要具有爱心,与患儿建立良好的护患关系了解患儿的心理状态,了解有无心理压力及烦恼,并争取家长和老师的主动配合。按照医嘱进行心理治疗和行为治疗,帮助患者有效地应对心理压力。

4.教育和训练　适用于伴有品行障碍或其他心理问题,父母不同意接受药物治疗或父母教育方式不恰当的患者。教育和训练可采取单个家庭或小组的形式,内容主要有:给父母提供良好的支持性环境,让他们学会解决家庭问题的技巧,学会与孩子共同制订明确的奖惩协定,想办法避免与孩子之间的矛盾冲突,掌握正确引导孩子行为的方法。

5.健康教育

(1)针对患者 将有相同问题的儿童集中在一起,充分发挥大家相互之间积极的一面相互影响和作用,而避免和化解消极方面;训练和帮助患儿的人际沟通和应对技巧,如学会善于与小朋友游戏和谦让。

(2)针对家属 ①向家长讲解多动症的有关知识,消除家长对多动症的误解和疑虑。②与家长一起帮助患儿消除可能的心理压力与烦恼。③应指导家长和老师共同参与帮助多动症的孩子。④指导父母学会进行前后一致的正性行为矫正方法。如注意母孕期与围生期保健,减少脑损伤机会;从出生后要注意对婴儿的训练,如哺乳、睡眠、大小便等均应培养规律化;从小要给儿童充分的爱心,不应粗暴打骂,也不应娇宠;对多动儿童前述教育原则应是早期采用,以防止病情发展;对问题儿童,应尽早咨询儿童精神科医师,以早期得到帮助。

第四节　品行障碍患者的护理

品行障碍(conduct disorder)指儿童少年期出现的持久性反社会行为、攻击性行为和对立违抗性行为,这些异常行为严重违反了相应年龄的社会道德准则和规范,较正常儿童的调皮或少年的逆反行为更为严重。品行障碍分为反社会性品行障碍、对立违抗性障碍和其他或待分类的品行障碍。

【病因与发病机制】

品行障碍主要由生物学因素、家庭因素和社会环境因素相互作用所致。

1.生物学因素 一般认为反社会行为倾向可能与遗传有关,研究发现单卵双生子中的同病率高于双卵双生子,父母有违法或犯罪行为的孩子的反社会行为出现率高。中枢5-HT水平低的个体对冲动的控制力低,容易出现攻击行为。

2.家庭因素 不良的家庭因素是品行障碍的重要因素,如父母患精神疾病、家庭成员之间缺乏情感交流,对孩子过分放纵、冷漠、粗暴,父母经常吵架、分居,家庭不和谐等。

3.社会环境因素 社会因素的不良影响,如经常接触暴力或观看黄色网站。结交一些有吸烟、酗酒、打架、敲诈、欺骗等行为的朋友,都与品行障碍发生有关。

【临床表现】

1.反社会行为 指一些不符合道德规范及社会准则的行为。表现为偷窃、勒索或抢劫他人钱财;强迫他人与自己发生性关系,或有猥亵行为;虐待他人或对他人故意进行躯体伤害;故意伤人、纵火;经常撒谎、逃学、离家出走,不顾父母的禁令而经常在外过夜;从事犯罪行为,参与社会上的犯罪团伙,一起干坏事等。

2.攻击行为 表现为对他人的人身或财产的攻击,如经常挑起或参与斗殴,采用打骂、折磨、骚扰及长期威胁等手段欺负他人;虐待弱小、残疾人和动物;故意破坏他人或公共财产等,当患儿情绪不良时,也常以这些攻击性方式来发泄内心痛苦与矛盾,男性多表现为躯体性攻击,女性多表现为言语性攻击。

3.对立违抗性行为 指对成人特别是家长所采取的措施明显的不服从、违抗或挑衅,如无故地经常说谎;暴怒或好发脾气,怨恨他人,怀恨在心或心存报复;不服从、不理睬或拒绝成人的要求或规定;因自己的过失或不当行为而责怪他人,与人争吵、与父母或老师对抗;故意干扰别人,违反校规或集体纪律,不接受批评等,多见于 10 岁以下儿童。

4.合并问题 常合并注意缺陷或多动障碍、抑郁、焦虑、情绪不稳或易激惹,也可伴有发育障碍,如言语表达和接受能力差、阅读困难、运动不协调、智商偏低等。患者一般以自我为中心,好指责或支配别人,故意招人注意,自私,为自己的错误辩护,缺乏同情心。

【诊断标准】

(1)品行障碍分为反社会性品行障碍和对立违抗性障碍。如患儿同时具有反社会行为、攻击性行为和对立违抗性行为的临床表现,持续半年以上,明显影响同伴、师生、亲子关系或学业,品行问题与发育水平明显不一致,诊断为反社会性品行障碍;若患儿在 10 岁以下,仅有对立违抗性行为,而没有反社会行为和攻击性行为,则诊断为对立违抗性障碍。

(2)起始于儿童少年期,病程持续 6 个月以上。

(3)日常生活和社会功能明显受影响。

(4)排除躁狂发作、抑郁发作、儿童多动症等其他疾病。

【治疗要点】

以心理治疗为主,药物治疗为辅。要分别对患儿及家庭进行。

1.家庭治疗 主要是协调家庭成员之间,特别是亲子间的关系。纠正父母对子女不良行为所采取的熟视无睹或严厉惩罚的方式。指导父母用适当的方法与子女进行交流,用讨论或协商的方法、正面行为强化、辅以轻度惩罚的方法对子女进行教育。减少家庭内的生活事件及父母自己的不良行为。家庭治疗必须取得父母的积极参与和合作才能得以实现,取得成效。

2.行为治疗 主要针对患儿进行。采用阳性强化法、消退法和游戏疗法等。逐渐消除不良行为,建立正常的行为模式,促进社会适应行为的发展。

3.认知疗法 重点在于帮助患儿发现自己的问题、分析问题、考虑后果,并找到解决问题的办法。

4.药物治疗 尚无特殊药物治疗,可视患儿具体情况分别给予对症治疗。冲动、攻击性行为严重者选用小剂量氯丙嗪、氟哌啶醇或卡马西平等药物。伴有活动过多者可选用哌甲酯、匹莫林等中枢兴奋剂。对情绪焦虑者可用地西泮等抗焦虑剂。

少数患儿预后较好,多数预后不良。预后不良常与下列因素有关:精神发育迟滞或其他神经精神疾病,不良的家庭因素和心理社会环境因素未得到改善,与有违法犯罪行为者结成团伙;发病年龄早,临床表现形式多样,发生频率高,在家庭、学校和社会等多种场合出现有反社会行为,合并多动症等。部分患儿的行为问题持续到成年期,致使成年期就职、婚姻、人际关系等方面的困难,其中约半数发展为成年期违法犯罪或人格障碍。

【护理】

(一)护理评估

评估有无不良的家庭和社会因素影响、患儿人际关系、情感问题、教育程度,以及反社会行为、攻击行为和不服从、违抗、挑衅行为等。

(二)护理诊断

1. 社会退缩行为　与焦虑不安、难以适应环境有关。

2. 攻击行为　与冒险、情感易激动有关。

3. 违法犯罪行为　与自私、对立违抗、挑衅有关。

4. 有暴力行为的危险　与冒险、情感易激动有关。

5. 社交障碍　与自私、对立违抗有关。

6. 父母不称职　与缺乏育儿知识有关。

(三)护理措施

1. 对儿童的社会退缩行为　要消除其焦虑情绪,教给其社会技能,培养良好的社交行为模式。

2. 对有品行障碍和攻击行为　可采取如下方式:

(1)不强化　使患儿感到对他人的行为未引起旁人的注意,而减少负性强化,促使攻击行为减少。

(2)警告　可让患儿与无攻击行为的儿童在一起,或让他们看到有攻击行为的儿童受到的惩罚,从而减少攻击行为。

(3)行为治疗　可运用正性强化法,在良性行为后加以强化,如给予肯定、表扬、奖励以增强亲社会行为;鼓励患儿参加集体游戏或合作游戏,强化良性行为,以适应社会需要。也可采用消退法即用漠视不理睬等消退的方法减少和消除儿童的不良行为。

3. 心理护理　护理人员应该有耐心,真诚关爱和同情患儿,与患儿建立良好的护患关系,取得患儿的信任和合作。用适当的方式对患儿讲解疾病的性质,让患儿对自己的病态行为有正确认识,以支持、肯定和给予希望的语言与患儿交流,使患儿树立战胜疾病的信心。

4. 健康教育

(1)针对患儿　帮助和培养解决问题的技巧训练,如发现问题、分析问题、考虑结果从而减少不当行为的出现;组织患儿定期参加各种技能培训活动,帮助他们适应和处理人际中遇到的各种问题;帮助患儿确立正确的是非和道德观念,学会正确处理个人与他人、家庭、社会的关系,逐步走向社会化,让患儿了解到,个人的行为必须得到社会的认可,否则必将被社会抛弃,走向犯罪。

(2)针对家属　组织家属定期参加疾病的知识讲座,向家属讲解有关疾病的病因、相关因素、预防措施、治疗和护理知识,提高家长的识别和处理能力,正确认识疾病,协调家庭关系等,让家属明白:在患儿的康复过程中最有效的干预者就是患儿的父母;家庭环境因素是少年品行障碍成因中最关键的因素;提高父母的文化素养,以改善和提高患儿的家庭教育;家长在养育和管教上,应善于引导和教育,不可过度溺爱,也不宜放任自流;家庭成员应多与患儿进行情感互动,有效发挥家庭的情感和社会化功能,以保证社会的安定。

第五节　抽动障碍患者的护理

抽动障碍(tic disorder)是一组主要发病于儿童期,表现为运动肌肉和发声肌肉抽动的疾病。抽动的特征是身体某部位肌肉或某些肌群突然的、快速的、不自主的、反复的非节律性收缩运动,如眨眼、皱额、歪嘴、摇头、耸肩或肢体运动抽动等,可伴有发声抽动、情绪障碍、注意力不集中或强迫症状等。各种形式的抽动均可在短时间受意志控制,在应激下加重,在睡眠时减轻或消失。抽动多发生于儿童时期,少数可持续至成年。根据发病年龄、临床表现、病程长短和是否伴有发声抽动而分为:①抽动症;②慢性抽动或发声抽动障碍;③抽动秽语综合征。

【病因与发病机制】

目前,具体病因不清楚,考虑可能与遗传、精神因素、躯体因素、神经递质代谢障碍、发育障碍等有关。此外,围生期并发症、有心理卫生问题的孩子患抽动障碍的发生率高。

【临床表现】

1. 短暂性抽动障碍　又称抽动症,是临床上最常见的抽动亚型。主要表现为简单的运动抽动,首发部位为眼、面肌,如眨眼、皱额、露齿、咬唇、缩鼻、摇头、耸肩、点头等不自主抽动,或是此消彼现或向上肢、下肢部位发展;少数患儿为简单性发声抽动,表现为反复咳声、哼气或清嗓等;个别患儿为复杂运动抽动,表现为眼的表情和转动、面部动作和表情、头部的姿势和动作;神经系统检查阴性,发音器官无相应病灶;多不伴有其他行为症状和强迫症状,不影响儿童的学业及社会适应,这类抽动障碍起病于学龄早期,4～7岁儿童最常见,男性儿童居多。抽动症状在1 d内多次发生,至少持续2周,但不超过1年。

2. 慢性抽动或发声抽动障碍　多数表现为简单的运动抽动,少数为简单或复杂的发声抽动,抽动症状与短暂性抽动障碍不同之处是不但累及面肌、颈肩肌,还有上下肢抽动,但运动抽动和发声抽动并不同时存在,而且症状相对不变,可持续数年甚至终身。

3. 抽动秽语综合征　这是一类症状复杂多样、严重的类型,临床特征为进行性发展的多部位运动抽动和发声抽动。运动抽动常从眼、面开始,逐步发展到肢体,以至全身多部位肌肉抽动。发声抽动常有多种具有爆发性反复发声,清嗓子和呼噜声,也可发生污秽下流的词句。两者不一定同时存在。症状往往影响日常生活和学习。

4. 其他症状　部分患者伴有重复语言和重复动作,模仿语言和模仿动作,强迫性格和强迫症状,有些患儿合并注意缺陷与多动障碍,情绪不稳定、易激惹、破坏行为和攻击行为、睡眠障碍等症状。

患儿智力大多数正常,少数智力偏低。

【诊断标准】

若童年期开始出现运动抽动和发声抽动,排除舞蹈症、肝豆状核变性、癫痫性肌阵挛、药源性不自主运动和其他锥体外系病变,结合实验室检查,未发现神经系统疾病或其他疾病,可诊断为抽动障碍。

【治疗要点】

根据临床类型和严重程度选用治疗方法。对于短暂性抽动障碍或轻型症状仅采用心理治疗,对慢性抽动或症状严重者,以药物治疗为主,结合心理治疗。若患者因心理因素引起,则应积极去除心理因素

1.药物治疗　氟哌啶醇为首选药物,控制抽动症效果明显。大多数患儿有效,但患儿用药过程中可产生瞌睡、静坐不能、锥体外系不良反应、认知迟钝等不良反应,而影响学习及服药。剂量不宜过大,宜小剂量开始缓慢增量;匹莫齐特,一种选择性中枢多巴胺拮抗剂,疗效及不良反应与氟哌啶醇相似。其他药物如硫必利、可乐定、奋乃静等也可选用。

2.心理治疗　主要有家庭治疗、认知疗法和行为治疗。家庭治疗和认知疗法的目的是调整家庭系统,让患儿和家属了解疾病的性质,症状波动的原因,消除人际环境中可能对症状的产生或维持有作用的不良因素,减轻患者因抽动症状所继发的焦虑和抑郁情绪,提高患者的社会功能。

【护理】

(一)护理评估

1.主观资料　出现不自主动作、咽部不适。

2.客观资料　评估患儿有无不自主抽动、秽语、情绪障碍、社会适应困难、既往健康情况、相关辅助检查等。

(二)护理诊断

1.有自伤的危险　与肌肉不自主运动或运动障碍有关。

2.情绪障碍　与不能自主控制的运动有关。

3.社交障碍　与情绪不愉快、兴奋、活动过度以及社会适应不良有关。

4.学习困难　与注意缺陷有关。

5.生活自理缺陷　与兴奋、活动过度有关。

(三)护理措施

1.安全和生活护理　采取安全措施,让患儿在轻松、和睦的环境中学习和生活,避免症状的负向暗示,以利于减少抽动。对严重连续不断发生抽动或由于抽动造成躯体损伤的患儿,需专人护理,以防受伤。同时还要保证患儿充分的休息、充足的营养和水分的摄入。

2.心理护理　消除紧张因素,及时纠正不良习惯;消除自卑感,让同学、老师、家长给予同情、谅解和帮助,但不能娇惯、自我中心,形成不良个性。

3.遵医嘱用药　注意观察和处理用药后的不良反应。

4.康复护理　协调患儿安排好学习计划,鼓励边服药治疗边参加学习和各种文体活动;避免因家庭环境单调,缺乏同龄儿童之间的活动,也缺乏约束的条件,从而产生

娇惯、任性、自我中心或自暴自弃,形成孤僻、不合群的个性。

5.健康教育

（1）生活指导　进行科普宣教,特别是成人应给予患儿支持和帮助,这对消除心理困扰、促进康复具有重要意义,为患儿提供安全的饮食、生活环境。

（2）疾病知识指导　重视儿童卫生保健工作,预防各种感染、中毒、脑外伤等疾病,减少抽动发生和防止抽动加重;告诫家属和老师千万不可过分关注患儿的抽动表现并避免语言暗示,或为此责备、惩罚、歧视患儿,注意减少负性强化。

第六节　儿童情绪障碍患者的护理

儿童青少年的情绪障碍发生在儿童少年时期,与社会心理因素、儿童的发育和境遇有一定的关系,多表现为焦虑、抑郁、恐惧、害羞、强迫等异常情绪的一组疾病。本病对患儿的日常生活和学习存在明显的不良影响,病程多呈短暂性,女性发病率高于男性。本病症状类似于成人神经症,由于发生在儿童,称为儿童神经症。目前一些学者发现,儿童的这些症状与成人的神经症有着本质的区别,因而改称为特发于童年的情绪障碍。

【病因与发病机制】

产生原因很多,遗传易感素质、社会心理因素均有重要影响。幼儿时期胆怯、敏感或过分依赖的习惯,家长对孩子过度保护或过分严格苛求、态度粗暴等。幼年时期遭受精神创伤、躯体疾病或过度紧张疲劳、学习负担过重,都可能使儿童发生情绪障碍。

【临床表现】

1.分离性焦虑障碍　多起病于6岁以前。主要表现为与其亲人离别时出现过分地焦虑或惊恐不安,担心亲人可能遭受意外,害怕他们一去不复返,因害怕分离不愿去上学,如送患儿去上学,就诉说头痛、腹痛等,检查又无异常体征。也可出现过度的情绪反应,如烦躁不安、哭闹、发脾气、淡漠或社会性退缩,夜间如果依恋对象不在身边就不愿就寝,或因做噩梦而被惊醒。

2.恐惧症　多发生在学龄前的儿童,是指儿童对日常生活中一般的客观事物或处境产生过分的恐惧、焦虑,达到异常程度,如害怕黑暗、怕死、怕动物等,虽然安慰解释,仍不能消除恐惧,甚至回避、退缩而影响患者的正常生活、学习和社交活动。

3.强迫症　较为常见,表现反复的、刻板的强迫观念或强迫动作,如过分反复洗手、强迫计数、强迫性检查、强迫性回忆、强迫性顾虑等。患儿自知这些思想和动作是不必要的、无意义的,但自己无法克制。

【诊断标准】

有上述临床表现之一,病程持续1个月以上,并严重干扰其正常生活、学习和社交活动,同时排除其他原因如精神分裂症、情感性精神障碍、癫痫性精神障碍、心境障碍等所致焦虑、恐惧症状后方可做出诊断。

【治疗原则】

治疗原则是以心理治疗为主,配合小剂量抗焦虑药或抗抑郁药。心理治疗方法有支持性心理疗法、家庭治疗、行为治疗和游戏治疗等。药物治疗可选用安定、多塞平、氟西汀等。注意观察药物不良反应,当病情缓解后逐渐减少药物剂量,酌情停药,一般不需要长期用药。

【护理】

(一)护理评估

1. 主观资料　评估患儿的主观感受、主要的精神症状以及情感活动。

2. 客观资料　评估其性格特点,如胆怯、敏感多疑、情绪不稳;家庭、成长背景;既往有无类似症状发生及相关的辅助检查。

(二)护理诊断

1. 焦虑　与担心和亲人分离有关。

2. 恐惧　与过分胆小有关。

3. 生活自理障碍　与恐惧有关。

4. 社会功能障碍　与情绪障碍有关。

5. 行为障碍　与强迫症状有关。

(三)护理措施

1. 一般护理　建立良好的护患关系,提供舒适环境,让患儿感到温暖、舒适、安全,以便安心住院。

2. 特殊护理

(1)建立良好的护患关系　让患儿主动述说情绪障碍的原因,了解患儿困难,解除精神压力,消除焦虑、恐惧心理。焦虑、抑郁和恐惧可同时防治,应善于从患儿的各种不适的主诉中鉴别精神症状和躯体症状,避免漏诊和误诊。

(2)培养患儿健全的人格　增加与社会接触的机会,指导患儿正确对待疾病,克服紧张、不安情绪,有意识地安排一些集体活动,改善不良情绪,适当参加体育锻炼及户外活动,以增强体质。

(3)宣传儿童精神卫生知识　使其家长掌握教育孩子的正确方法,不要责骂、训斥、恐吓孩子。

(4)对症护理　对强迫症患儿应分析其人格特征,帮助提高自我评价、自我调节和自我控制的能力。了解强迫症的性质,使患儿增强信心,并努力配合治疗护理,争取早日康复。

(5)行为治疗　除药物治疗外结合行为治疗,主要采取各种形式的松弛训练,年龄大的患儿,可以用生物反馈疗法,也可用认知疗法和支持心理治疗为主,同时加强心理护理,帮助消除各种不利因素。

3. 健康教育

(1)生活指导　正确引导教师和父母对儿童的教育方法,向教师和家长宣传有关儿童精神卫生知识,并在日常学习生活中,使儿产生焦虑、恐惧方面的言语行为应不断纠正和加以克制,促使患儿逐步消除情绪障碍的各种表现;焦虑情绪可以"传播",因此对有焦虑个性倾向的父母要进行心理干预,帮助其认识本身的个性弱点及对患儿的不良影响;家庭和学校老师应建立联系,对患儿的"表现"应取得校方理解和支持,除创造良好的学习环境,注意教学方法外,尽可能减轻患儿精神上的各种压力,促进患

笔记栏

儿建立自尊心和自信心,从而获得正常儿童的人际交往和社会适应能力。鼓励儿童培养广泛的兴趣爱好,积极参加各种有益的活动。

(2)疾病知识指导　家长和教师要理解和同情患儿,有些临床症状表现内容涉及思想道德品行问题,注意这都归属于症状内容,切不要和品行不端混为一谈。对孩子的微小进步要给予充分肯定,锻炼孩子的独立社交能力,切忌过分地溺爱和恐吓。对待较小的孩子恢复上学的开始几天,最好不要由母亲伴送入学,而由其他人伴送,以减少与母亲分手时的焦虑、恐惧;教会父母有关药物知识及用药方法和不良反应的表现。随时观察和评价患儿用药后的情况,如发生药物不良反应随时向医生反映,及时给予对症处理;预防患儿轻生,应及时观察患儿的异常言谈和行为表现,以详细了解和掌握患儿的心理变化,如果患儿一旦流露出"不想活了"的想法,要加强安全监护,防止意外发生。

 案例分析

患儿,8岁,经常自己玩一些小瓶,并反复排列,不与其他儿童交往,也不与任何伙伴一起玩耍,父母叫他的名字时常常没有反应,从不与他人分享快乐,也不愿与人接近,8岁还不会与人摆手再见,也不会提出话题主动与人交谈。患儿对玩具和动画片不感兴趣,却经常看天气预报,有时专注于旋转的风车,风车不旋转时就哭闹不安。还不会用勺子吃饭,也不会穿脱衣服。父母将其带入医院检查。

分析:1. 提出初步的疾病诊断。

2. 如何进行生活自理能力、情感交流、语言沟通的训练?

 同步练习

一、选择题

1. 以下有关童年和少年期行为和情绪障碍的描述哪一条是错的　　　　　　　　( )

   A. 特发于童年和少年期

   B. 随着年龄增长多数患者的症状缓解或消失

   C. 症状不会持续到成人

   D. 治疗和干预不及时会影响预后

   E. 病因包括生物学、心理和社会因素

2. 以下描述注意缺陷多动障碍的症状中哪一条是错的　　　　　　　　　　　( )

   A. 需要静坐的场合难于静坐

   B. 上课时玩东西,与同学讲话

   C. 好插嘴,别人问话未完就抢着回答

   D. 遵守秩序和纪律

   E. 不能安静地玩耍

3. 导致注意缺陷多动障碍预后不良的因素中以下哪一项是错的　　　　　　　( )

   A. 合并品行障碍　　　　　　　　　B. 智力偏高

   C. 合并情绪障碍　　　　　　　　　D. 合并阅读困难

   E. 有不良的家庭和心理社会因素

4. 以下品行障碍的病因哪一项是错的　　　　　　　　　　　　　　　　　　( )

A.家庭不良因素 　　　　　　　　B.社会环境中不良因素

C.中枢多巴胺神经递质水平高 　　D.中枢5-HT神经递质水平降低

E.围生期并发症

5.以下品行障碍的临床表现中哪一条不属于反社会性行为 （　　）

A.强迫与他人发生性关系 　　　　B.对他人进行躯体虐待

C.偷窃贵重物品或大量钱财 　　　D.勒索或抢劫他人钱财,或入室抢劫

E.逃学

6.以下哪一条不是抽动症状的共同特点 （　　）

A.有节律性 　　　　　　　　　　B.短时间内受意志控制

C.不随意 　　　　　　　　　　　D.应激情况下发作较频繁

E.重复

7.抽动障碍最常合并以下哪类症状 （　　）

A.幻觉 　　　　　　　　　　　　B.惊恐发作

C.强迫症状 　　　　　　　　　　D.智力低下

E.妄想

8.当前对孤独症最有效、最主要的治疗方法是 （　　）

A.教育和训练 　　　　　　　　　B.认知心理治疗

C.药物治疗 　　　　　　　　　　D.心理治疗加药物治疗

E.行为治疗

9.关于精神发育迟滞不正确的描述是 （　　）

A.智力发育低下 　　　　　　　　B.社会适应困难

C.起病与生物、心理及社会因素有关 　D.属于广泛性发育障碍

E.起病于大脑发育成熟以后

10.关于孤独症的病因哪项不对 （　　）

A.遗传因素 　　　　　　　　　　B.围生期因素

C.免疫系统异常 　　　　　　　　D.神经内分泌和神经递质系统异常

E.教育方法不当

二、填空题

1.儿童多动症最主要的临床表现是_____。

2.精神发育迟滞分为_____、_____、_____和_____4个等级。

3.临床上儿童情绪障碍常见_____、_____和_____3种类型。

三、名词解释

1.精神发育迟滞　2.注意缺陷多动障碍　3.抽动障碍　4.儿童孤独症

四、简答题

1.简述精神发育迟滞的临床表现。

2.抽动障碍的主要临床表现与诊断要点有哪些?

3.精神发育迟滞患儿的安全护理有哪些?

（南阳医学高等专科学校　曲亚丽）

第十八章 司法精神病学鉴定与相关护理

🐢 学习目标

1. 说出司法精神病学内容和分类。
2. 能够分辨出司法精神病学鉴定中的责任、行为能力问题。
3. 能对司法精神病学鉴定的受鉴者采取必要的护理措施。

第一节　司法精神病学内容和分类

美国 Rosner(1982 年)制定的司法精神病学专业分类如下:

1. 刑事司法精神病学　包括受审能力、责任能力、抗辩能力、限定责任能力、服刑能力、精神错乱辩护,由于精神错乱裁决为无罪人的释放问题等。

2. 民事司法精神病学　包括儿童监护、双亲能力、终止双亲权力、儿童虐待、儿童忽视、精神病性残废判决、遗嘱能力、精神障碍患者过失、失职行为、个人外伤诉讼问题等。

3. 精神病学的法律规定　如隐私保密性治疗权利、拒绝治疗权利、自愿住院、非自愿住院。专业法律责任性、伦理学准则等。

4. 司法精神病学中的特殊问题　包括精神障碍患者的危险性评价、催眠术、麻醉分析等在涉及法律实物时的应用,司法精神科医师的责任和作用等。

5. 监狱精神病学　包括拘禁精神障碍患者的治疗计划、治疗安排,拘禁状态的心理学、伦理学问题等。

6. 法律的根本性问题　如法律的本质,联邦、州立司法系统结构,刑法、民法的基本程序,审判、处罚等理论和实践,责任(行为)能力等。

7. 典型案例。

第二节　司法精神病学性质及与其他学科的关系

司法精神病学是精神病学的分支,司法精神病学鉴定除了要对有关当事人做出医学专业诊断外,还需要做出有关法律能力的评定,所以司法精神病学与法律有密切的关系。这就要求承担司法精神病学鉴定任务的精神科医师除了必须具备扎实的专业理论基础和丰富的临床经验以外,还必须掌握与司法精神病学有关的法学知识。

承担司法精神病学鉴定工作的精神科医师还要学习、研究犯罪心理学。犯罪心理学是研究正常犯罪的心理特点和过程;司法精神病学是研究病态犯罪的心理特点和过程,所以必须以犯罪心理学作为基础。

司法精神病学工作者必须以法学理论为指导,以法律规定为准绳,为法律服务,维护司法公平、公正和法律尊严,因此必须学习国内、国际有关法律规定。司法精神病学必须依靠精神科医师和各领域法学工作者的密切协作。

第三节　司法精神病学鉴定中的责任能力问题

责任能力即是刑法学概念中所表述的刑事责任能力,是指当事人实施了刑事法律所禁止的行为,应当承担的法律后果。刑事责任是当事人的违法行为侵害了国家利益,对国家承担的法律责任,以司法机关追究刑事责任的方式体现。同时也依法进行刑事诉讼活动,以保护诉讼参与人的合法权益。按照刑事犯罪当事人承担刑事责任的程度,分为具有责任能力、无责任能力和部分责任能力或限定责任能力三种情况。

(一)具有责任能力

一个正常人具有辨认周围环境、事物、人物及其相互关系并调节和控制自己行为的能力,即能理解自己的行为是否符合社会的要求,意识到自己对其所负的责任,具有这种能对本人行为负责的能力,即称为具有责任能力。具有责任能力的行为人能够正确认识自己行为的性质、意义、作用和后果,并能依据这种认识自觉选择和控制自己的行为,对自己所实施的违反刑法规定的危害社会行为承担刑事责任。具有责任能力的行为人实施了危害社会的行为,是判定其犯罪的先决条件,应当负刑事责任,受到法律的制裁。

(二)无责任能力

同时具备以下两个标准,可判定为无责任能力:

1. 医学标准　行为人患有某种精神障碍,且处于疾病的发病期。

2. 法学标准　行为人对自己所实施的危害社会的行为丧失辨认或控制能力。

医学标准是判定无责任能力的客观依据,法学标准说明精神障碍的性质和严重程度,两个标准必须共同具备,即精神障碍只有达到了不能辨认或控制自己行为的严重程度时,才能判定为无责任能力。无责任能力的人实施了危害社会的行为,不负刑事责任,但应当责令其家属或监护人严加看管和医疗,在必要的时候,由政府部门强制医疗。

(三)部分责任能力或限定责任能力

处于有责任能力与无责任能力中间的责任能力不完全状态,称为部分责任能力或限定责任能力。

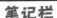

第四节　行为能力和无行为能力问题

行为能力是指民事法律关系主体以自己的行为按照法律规定取得民事权利和承担民事义务的能力或资格。我国民法规定把行为能力分为三级：无行为能力、限制行为能力和有行为能力。《中华人民共和国民法通则》（1986年）第十三条规定："不能辨认自己行为的精神病人是无民事行为能力人，由他的法定代理人代理民事活动。不能完全辨认自己行为能力的精神病人是限制民事行为能力人，可以进行与他的精神健康状况相适应的民事活动；其他民事活动由他的法定代理人代理，或者征得他的法定代理人的同意。"第十四条规定："无民事行为能力人、限制民事行为能力人的监护人是他的法定代理人。"第十九条规定："精神病人的利害关系人，可以向人民法院申请宣告精神病人为无民事行为能力人或者限制民事行为能力人。"评定行为能力是民事条件司法精神病学鉴定的基本要求。

有民事行为能力的当事人能理解民事行为的实质，能正确做出真实意思的表达，意味着当事人有能力从事民事行为，同时也能对自己的合法或非法行为负责。

无民事行为能力的当事人既不能辨认本人行为，同时也丧失了控制本人相应行为的能力，也不能对本人相应行为负责。被判定为无行为能力的人，一般应确定专人作为其监护人，以被监护人的名义进行活动，维护被监护人的合法权益。当疾病显著好转或恢复健康时，可以部分撤销或撤销监护，恢复为限制行为能力人或有行为能力人。

行为能力评定要根据医学条件和法学条件，医学条件确定是否是精神障碍患者，法学条件是判定其辨认能力的状况。此种精神障碍患者的概念应理解为有精神障碍的精神障碍患者。在具体判定行为能力时，可以根据当事人能否行使民事权利及承担民事义务，能否理解事件的性质及事件的后果和影响，是否具有保护自己利益的能力，能否对事件做出正确的、主客观一致的表达等几个方面进行判断。

第五节　司法精神病学鉴定的实施

（一）司法精神病学鉴定的适用情况

为避免错案，维护司法公平、公正，公安、检察、司法机关如怀疑当事人可能患有精神疾病或可能伪装精神疾病，可委托鉴定部门进行司法精神病学鉴定；如当事人及其家属、监护人或辩护人有疑问，也可向司法部门提出进行司法精神病学鉴定的要求。

当事人或有关人员进行司法精神病学鉴定应符合以下几个方面：

1. 有精神病史或家族史　曾到精神病专科医院或综合医院的精神科就诊或住院治疗。

2. 案发前有精神异常表现　如性格怪异、情绪不稳、行为冲动、睡眠节律异常、智力或行为异常、抽搐发作等。

3. 刑事案件作案过程违反常规　如作案动机不明确，作案前无周密计划，作案时对时间、地点、场所、对象无明确选择，作案手段和所用凶器随意选取，作案后无自我保护意识和表现,作案后出现精神异常疑为原精神障碍加剧或为逃避法律制裁而伪装精神病,老年人作案前品质良好或有人格改变、智力下降等疑为老年痴呆症的早期或脑血管疾病。

(二)司法精神病学鉴定的组织

司法精神病学鉴定要由鉴定小组来完成,原则上至少要由 3 人组成,并须具备下列条件:

(1)鉴定小组成员必须是专业基础扎实、临床经验丰富的精神科医师。

(2)必须熟悉并充分理解相关法律知识。

(3)必须具备实事求是的工作态度,严肃认真的工作作风,客观、公正的立场,为维护法律尊严而敢于坚持真理的高尚人格。

(三)司法精神病学鉴定的程序

司法精神病学鉴定首先要由司法部门申请,可以是司法部门主动申请,也可以是由当事人或其家属、监护人、辩护人向司法部门提出要求,再由司法部门委托鉴定机构进行鉴定。鉴定程序如下:

(1)司法部门委托鉴定机构并递交卷宗,提供有关案件的案情,当事人的同事、同学、朋友、邻居、老师、同案犯、监狱工作人员等提供的证明材料。

(2)由 3 名以上符合条件的精神科医师组成鉴定小组。

(3)鉴定小组查阅资料、广泛调查,收集鉴定依据。

(4)鉴定小组成员集体对当事人进行检查,共同讨论,做出疾病诊断和鉴定结论。

(5)按照法律要求写出鉴定书。

第六节　司法精神病学鉴定的受鉴者护理程序

司法精神病学鉴定时对受鉴者的护理是精神疾病司法鉴定的一个重要组成部分,是按照司法精神病学的有关要求,运用临床护理学的基本知识,对实施危害社会行为患有或可疑患有精神疾病、可疑伪装精神疾病的当事人、诉讼参与人、关押及服刑犯人在进行司法精神病学鉴定的过程中所采取的特殊护理程序。司法精神病学鉴定时的护理要针对不同类型案件及被鉴定人的各自特点,了解被鉴定人作案过程中及目前的精神状态,观察有无伪装精神疾病的痕迹,并对上述情况及时记录,为精神疾病司法鉴定提供依据,对司法鉴定病房依据有关规章制度进行管理,确保被鉴定人以及医护人员自身的安全,排除各种来自外界的干扰,以利于鉴定工作顺利完成。

由于司法精神病学鉴定护理对象及护理内容的特殊性,所以要求承担护理任务的护士要具有高度的政治觉悟、良好的医德、高度的组织纪律性和法制观念、实事求是的科学工作态度、敏锐的观察能力;能够保守案情秘密,遵守有关法律回避制度;除具备一般的精神疾病护理知识外,还应具备一定的法医精神病学、犯罪心理学、法学及社会学方面的知识。

一、司法精神病学鉴定相关护理的观察及评估

(一)观察方法

可以通过与受鉴者交谈和对受鉴者进行体格检查直接观察,也可以通过对受鉴者的书信等文字材料、手工制品的观察间接了解其精神活动,重点是运用神经病学、心理学及犯罪心理学、精神病学的专业方法进行观察。

(二)观察内容

1. 一般观察　性别,年龄,体温、脉搏、呼吸、血压等生命体征,发育与体形,营养状况,面容与表情,体位、姿势、步态,饮食、睡眠、大小便情况,个人卫生状况和生活自理能力,对接触、检查和住院的合作程度,皮肤、头部及其器官、颈部、胸部、腹部、脊柱和四肢等身体各个部位的观察。

2. 意识状态　按程度及表现不同可分为嗜睡、意识混浊、昏睡、昏迷、谵妄状态、梦样状态等类型的意识障碍。

3. 心理学及精神病学观察

(1)意识活动　对时间、地点、人物的定向力,癫痫发作,人格改变等。

(2)外貌和姿态　仪表是否整洁,衣着及修饰是否怪异,年貌是否相符,有无做作及作态行为,对周围环境的态度如何。

(3)注意力　有无注意力增强或减退,有无注意的主动性、稳定性、持久性显著下降及伴随的记忆力下降,注意的范围有无缩小或扩大,有无注意力涣散、注意固定,有无注意迟钝。

(4)情感活动　有无情感高涨、情绪低落、焦虑、激情等。

(5)感知觉　有无错觉、幻觉、感知综合障碍等。

(6)思维　有无思维联想速度、结构、范围、活动形式等方面的障碍。

(7)意志和行为　有无意志活动增强或减退,有无被强加的意志行为,有无强迫性意向;有无精神运动性兴奋或精神运动性抑制等。

(8)智能　对事物的理解、分析、综合、抽象能力,计算能力,社会适应能力,生活自理能力,劳动能力及一般常识有无改变,记忆力有无改变。

(9)自知力　自知力有无改变,是否承认自己有病,能否意识到自己的病态表现。

4. 伪装精神病者观察要点　伪装精神病者可以表现为意识障碍、情感障碍、幻觉、妄想、兴奋躁动、缄默木僵、联想过程障碍、遗忘、痴呆、失眠、仪表不整等多种精神异常,但多有症状骤然出现和终止、过度夸张、易受外界影响而改变、发作有间歇性、情感反应灵活、强调自己有病等特点,但均不能持久,经仔细观察或有关测试易被识破。

二、司法精神病学鉴定受鉴者护理措施

(一)一般护理

(1)被鉴定者要安排在易观察的病房内,由专人对其进行 24 h 不间断监护,被鉴定人的活动要时刻处于护士的视线之中,随时掌握各种变化。

(2)护士在与被鉴定者接触、交谈时,要注意对案情的保密,不暴露自己的观点,

不歧视被鉴定人,如认为被鉴定人可能为伪装精神障碍患者,不能贸然指出其伪装表现,应让其充分表现思想行为,仔细观察,以利发现破绽,应及时向鉴定医师如实反映情况。

(3)护士要对被鉴定人的日常起居、饮食、睡眠、个人卫生等进行细致的护理。

(4)护士要仔细观察被鉴定者躯体和心理的各种细微变化,如有异常情况要详细做好记录并向医师反应,以及时给予处理。

(二)特殊护理

(1)要适当限制被鉴定者的活动,必要时隔离,禁止与其他精神障碍患者接触,从而避免其模仿其他精神障碍患者症状。

(2)严禁被鉴定者家属探视及相互之间书信往来。

(3)对被鉴定者实行封闭管理,消除其病房内一切安全隐患。

(4)对情绪抑郁甚至有自残、自杀倾向的被鉴定者,要严密观察、精心护理,耐心疏导,并详细交接班。

(5)对兴奋躁动甚至有冲动攻击行为的被鉴定者,要严加防范,加强自我保护,必要时对其采取控制措施。

(6)心理护理,护士要认真倾听被鉴定者谈话,深入了解其心理活动,对其进行耐心的心理指导,以使鉴定顺利进行,得出正确的鉴定结论。

案例分析

被鉴定人仓某,女,生于1961年,大学本科,已婚。2003年12月20日17时到邻居李某(女)家中闲聊,期间,在无任何争吵的情况下,突然冲动,用被害人家中的擀面杖猛击李某的头部数十次,李某倒地后,仓某又去李某的厨房取刀,李某利用间歇夺门逃出报警。仓某丈夫在受害人李某被医院接走后进入李某家,发现其妻子躺在李某的床上割腕自杀。

分析:该患者是否需要进行司法鉴定?为什么?

同步练习

一、选择题

1.我国民法规定把行为能力分为　　　　　　　　　　　　　　　　　　　(　　)

　　A.一级　　　　　　　　　　　　　　B.二级

　　C.三级　　　　　　　　　　　　　　D.四级

　　E.五级

2.司法精神病学鉴定要由鉴定小组来完成,原则上要　　　　　　　　　(　　)

　　A.2人完成　　　　　　　　　　　　B.4人完成

　　C.6人完成　　　　　　　　　　　　D.3人完成

　　E.5人完成

二、填空题

1.责任能力即是刑法学概念中所表述的_____。

2.部分责任能力为处于_____与_____中间的责任能力不完全状态。

3.刑事犯罪当事人承担刑事责任程度分为_____、_____、_____三种情况。

4.被鉴定者要安排在易观察的病房内,有专人对其 _____ 不间断监护。

三、名词解释

1.行为能力　　2.犯罪心理学　　3.司法精神病学

四、简答题

1.司法精神病学鉴定受监者的特殊护理有哪些?

2.司法精神病学鉴定的程序包括哪些内容?

（南阳医学高等专科学校　曲振瑞）

附　录

CCMD-3 分类

0　器质性精神障碍[F00～F09,表示 ICD-10 编码,以下均与此相同]

00　阿尔茨海默(Alzheimer)病[F00]

01　脑血管病所致精神障碍[F01]

02　其他脑部疾病所致精神障碍[F02]

02.1　脑变性病所致精神障碍[F02]

02.2　颅内感染所致精神障碍[F02.8]

02.3　脱髓鞘脑病所致精神障碍[F02.8]

02.4　脑外伤所致精神障碍[F07]

02.5　脑瘤所致精神障碍[F02.8]

02.6　癫痫所致精神障碍[F02.8]

02.9　以上未分类的其他脑部疾病所致精神障碍[F02.8]

03　躯体疾病所致精神障碍[F02.8]

03.1　躯体感染所致精神障碍[F02.8]

03.2　内脏器官疾病所致精神障碍[F02.8]

03.3　内分泌疾病所致精神障碍[F02.8]

03.4　营养代谢疾病所致精神障碍[F02.8]

03.5　结缔组织疾病所致精神障碍[F02.8]

03.6　染色体异常所致精神障碍[F02.8]

03.7　物理因素所致精神障碍[F02.8]

03.9　以上未分类的其他躯体疾病所致精神障碍[F02.8]

1　精神活性物质所致精神障碍或非成瘾物质所致精神障碍[F10～F19;F55]

10　精神活性物质所致精神障碍[F10～F19]

10.1　酒精所致精神障碍[F10]

10.2　阿片类物质所致精神障碍[F11]

10.3　大麻类物质所致精神障碍[F12]

10.4　镇静催眠药或抗焦虑药所致精神障碍[F13]

10.5　兴奋剂所致精神障碍[F14;F15]

10.6　致幻剂所致精神障碍[F16]

10.7　烟草所致精神障碍[F17]

笔记栏

笔记栏

笔记栏

参考文献

［1］蔡篮.精神科护理学［M］.北京:北京出版社,2011.

［2］李红丽.精神科护理学［M］.上海:上海科学技术出版社,2010.

［3］高国丽.精神科护理学［M］.2 版.西安:第四军医大学出版社,2014.

［4］王荣俊.精神科护理学［M］.合肥:安徽科学技术出版社,2010.

［5］郝伟,于欣.精神病学［M］.7 版.北京:人民卫生出版社,2013.

［6］赵幸福,张丽芳.精神病学［M］.北京:中国医药科技出版社,2016.

［7］武跃明.精神科护理学［M］.3 版.西安:第四军医大学出版社,2013.

［8］刘哲宁.精神科护理学［M］.3 版.北京:人民卫生出版社,2013.

［9］雷慧.精神科护理学［M］.3 版.北京:人民卫生出版社,2014.

［10］张雪峰.精神科护理学［M］.北京:高等教育出版社,2003.

［11］罗劲梅,何俊康.精神障碍护理学［M］.南京:南京大学出版社,2014.

［12］张瑞星.精神障碍护理学［M］.郑州:河南科学技术出版社,2012.

噎食急救护理

冲动干预技术

小事拾遗：---

学习感想：---

　　学习的过程是知识积累的过程，也是提升能力、稳步成长的阶梯，大家的注释、理解汇集成无限的缘分、友情和牵挂，请简单手记这一过程中的某些"小事"，再回首时定会有所发现、有所感悟！

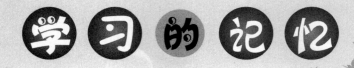

姓名：＿＿＿＿＿＿＿

本人于20＿＿＿年＿＿＿月至20＿＿＿年＿＿＿月参加了本课程的学习

此处粘贴照片

任课老师：＿＿＿＿＿＿＿ ＿＿＿＿＿＿＿ 班主任：＿＿＿＿＿＿＿

班长或学生干部：＿＿＿＿＿＿＿ ＿＿＿＿＿＿＿ ＿＿＿＿＿＿＿

我的教室（请手写同学的名字，标记我的座位以及前后左右相邻同学的座位）